MIDDLE RANGE

이론개발과 적용을 위한

중범위 간호이론

대상자 – 간호사, 간호실무, 환경 영역

편집위원
김달숙 · 안숙희

공동저자
강경아 · 고성희 · 김달숙 · 김명애
김수진 · 박형숙 · 안숙희 · 이경숙
임숙빈 · 전명희 · 정복례

NURSING THEORY

도서출판 대학서림

이론개발과 적용을 위한

중범위 간호이론

대상자-간호사, 간호실무, 환경영역

저자소개 (가나다 순)

강경아	삼육대학교 간호학과
고성희	전북대학교 간호대학
김달숙	충남대학교 간호대학
김명애	계명대학교 간호학과
김수진	전남대학교 간호대학
박형숙	부산대학교 간호대학
안숙희	충남대학교 간호대학
이경숙	강릉원주대학교 간호학과
임숙빈	을지대학교 간호대학
전명희	대전대학교 간호학과
정복례	경북대학교 간호대학

도서출판 대학서림

서 문

본서의 출간은 간호학과 간호실무의 발전이라는 관점으로 접근할 때 가장 큰 당면 과제로 떠오르는 간호 실무에 사용할 수 있는 간호 이론을 어떻게 개발하는가?와 간호 이론으로서 기능하며 간호 실무에 직접 적용할 수 있는 간호이론은 있는가? 있다면 어떤 것이 있는가?에 대한 질문으로부터 시작되었다. 이에 따라 본 책은 두 가지 목적으로 출간되었다.

1. 간호 이론 개발에 관심을 갖고 있거나 현재 이론 개발에 참여하거 있거나 이론 개발을 주도하고 있는 간호 대학원생, 간호학자, 간호 실무자들에게 이론 개발의 방법과 과정을 간접적으로 경험하게 한다.
2. 간호 실무에 직접 적용할 수 있는 간호 이론을 소개한다. 이는 간호 실무 종사자가 임상 실무에서 쉽게 이론을 사용할 수 있도록 소개하는 것에 초점을 둔다. 그 이론이 무엇에 대하여 어떻게 설명하고 있는 지에 대한 정보를 실무 종사자들이 알 수 있도록 이론의 내용을 소개한다.

이 목적을 달성하기 위하여 본 책은 메타 패러다임과 간호이론과 간호 실무는 상호 연계되어야 하며 그 각각은 간호학적 조망 또는 간호학의 구조 안에서 이해 · 정의되어야 한다는 것을 기본 아이디어로 설정하였다. 이러한 기본 아이디어로 접근할 때 간호학의 주제(subject matter)로서의 메타패러다임 개념들은 간호학적 조망 안에서 창안된 개념이어야 하며, 간호 이론은 간호학적 조망으로 창안된 메타패러다임 개념들과 그 부속 개념들에 대한 이론이어야 하며, 간호 실무는 그러한 간호학적 조망과 간호학적 조망 안에서 창안된 메타 패러다임 개념들과 그 부속 개념들에 대한 이론에 근거하여야 한다. 결과적으로 이 연계는 간호 실무에 사용할 수 있는 간호 이론의 개발과 간호 실무에 간호 이론의 적용의 문제로 귀착된다.

따라서 본서는 간호 실무에 직접 사용할 수 있고, 이론으로서 형태를 갖추고 있어 연구 가설을 끄집어내어 검증할 수 있고 그 결과를 임상 실무에 근거로 사용할 수 있는 것으로 간호이론가들에 의하여 주장되었으며, 간호학의 미래를 예측하는 것으로 그 개발의 필요성이 강조된 중범위 간호이론을 중심으로 편집되었다. 또한 테스트가능하고 직접 간호에 사용할 수 있는 상황 특수이론도 여기에 포함시켰다. 일부 상황 특수이론은 이론가에 따라 중범위 간호이론에 분류되기도 하였다. 따라서 이 책에서 소개되는 이론은 간호이론가들에 의하여 중범위 간호이론과 상황특수이론에 분류된 이론들이다. Hesook Suzie Kim(2000)이 병원에 입원한 환자의 건강 간호 상황에 대한 시나리오로부터 간호에 고유한 의미를 갖고 있거나 간호의 문제가 되는 현상들과 개념들을 찾아내고 그 개념들을 자신이 창안한 간호학의 학문의 주제 유형학의 기본 틀인 대상자 영역, 대상자-간호사 영역, 실무 영역, 환경 영역에 분류시킴으로써 간호 실재에 존재하는 현상을 분류할 수 있는 또는 다른 학문과 간호학을 구별할 수 있는 간호학의 주제임이 타당 화된 Kim의 네 영역을 간호학의 학문 주제에 대한 유형학으로 택하였다. 따라서 본서는 Kim의 네 영역의 유형학에 기본하여 중범위 간호이론들을 분류하였다. 본 책에서는 대상자 영역보다 간호학자나 간호사들에 의하여 크게 관심이 주어지지 않았으며 실제 그 수에서 떨어지는 **간호사 - 대상자 영역, 실무 영역, 환경 영역**의 **중범위 간호이론**들을 소개하였다. 이 책에서 소개되는 중범위 간호이론은 Hesook Suzie Kim(2006)이 중범위 이론으로 분류 선택한 40개와 그 외 다른 책들에서 중범위 이론으로 소개된 이론 9개, Im(2005)의 문헌에서 상황특수이론으로 소개된 문헌 1개가 포함된 총합 50개중 간호사 - 대상자 영역 (8개), 실무 영역(11개), 환경 영역(1개)에 분류시킨 총합 20개이다. 분류는 각 이론에서 설명하려고 하는 핵심 개념을 중심으로 이루어졌다. 각 영역의 정의와 각 영역에 속한 하부 개념과 각 이론에서 설명하려고 하는 핵심 개념을 비교 참조하여 각 이론들은 분류되었다.

또 하나 앞에서 제시한 본 책의 출간 목적을 달성하기 위한 편집의 형태에 대하여 소개한다. 본 책에서 소개되는 각 중범위 간호이론들의 이론 개발 과정과 이론의 소개에 대한 명확한 전달과 이해를 이끌 수 있는 편집을 이끌 수 있는 방법으로 선택된 것은 Im(2005)의 통합 접근 방법(Integrative approach)의 이론 개발 단계이다. 통합 접근 방법은 연구, 실무, 이론에 있는 모든 지식의 최선의 병합을 통한 통합을 통하여 이론으로서 기능을 할 수 있는 이론을 개발하는 방법이다(Meleis, 2007). 통합 접근 방법은 1. 이론 개발을 위한 기본 가정을 점검 2. 다양한 출처를 통한 관심 현상의 탐색 3. 이론화 과정 : 시작 단계/개발 과정/개발과정에서 나온 결과의 통합, 발견, 형상화, 평가, 돌아보기 4. 레포팅, 공유, 타당화의 네 단계로 이루어진다.

본 책에서는 **1. 이론의 가정 2. 이론의 출처 3. 이론 개발 과정 : 시작 단계/개발 과정/통합. 타당성 확인 및 정련화 단계 4. 이론 소개**의 단계로 수정하여 각 중범위 간호이론들의 개발 과정과 이론에 대한 소개를 하였다.

이 책의 발간과 함께 중요하게 언급되어야 할 부분은 저작권과 관련된다. 저작권은 특히 그림의 사용과 관계되었다. 본서에서 소개되는 중범위 간호이론들의 저작권을 가지고 있는 출판사에 사용에 대한 승인을 받고 사용하는 것을 기본으로 하였다. 저작권료를 지불하고 사용에 대한 승인을 받은 중범위 간호이론 14개, 사용료 없이 승인을 받은 이론 1개, 총합 15개는 출판사의 저작권과 관련하여 승인을 받은 경우다. 2개의 중범위 간호이론은 저자로부터 사용에 대한 승인을 받았다. 그러나 3개의 중범위 간호이론은 출판사에 저작권 승인과 관련한 응답이 없어 승인을 못 받았다. 3개의 사용에 대한 승인을 받지 못한 중범위 간호이론의 그림 모델들은 출판사에서 그린 그림을 사용하였다.

마지막으로 이 책의 시작에서부터 끝까지 같은 마음으로 초심을 잃지 않고 열의와 성의를 다하여 주신 저자 분들께 진심으로 감사드립니다. 또한, 좋은 책이 나올 수 있도록 물심양면으로 도와주신 대학서림과 출판과정에 직접 관여한 김량희 팀장님, 이혜성 과장님께 깊은 감사의 인사를 드립니다.

김 달 숙

차 례

❑ 환경 영역

총 론

김 달 숙

간호학이 실무 과학(practice science)이라는 것은 간호학에서 동의되고 있는 사실이다. 간호학은 일찍부터 전문 학문분야(Professional discipline)임이 강조되어 왔으며(Donaldson & Crowley, 1979), 사회과학이나 자연과학과는 달리 대상자의 건강문제에 대한 해결책을 찾아 주고 건강한 삶을 살아가도록 대상자를 도와주는 실무를 수행하기위하여 전문지식을 사용하는 '인간을 위한 실무과학' 이란 독특한 특성을 가지고 있다(Kim, 2000).

사회 변화와 함께 대두된 간호 전문성에 대한 사회적 요구는 간호학을 독립된 학문 분야로 부상시켜 놓았다(Donaldson & Crowley, 1979). 간호학자와 간호 지도자들 역시 과학으로서의 '간호학 정통성' 과 전문직으로서의 '간호 정통성' 을 인정받기 위하여 내 · 외적으로 부단한 노력을 기울였으며, 그 결과 학문의 도약적인 발전과 함께 간호의 성장도 이루어 내었다(Kim, 2000 ; Meleise, 2007, Walker & Avant, 2005). 특히, 내적 노력의 성과는 다양한 이론적 철학적 이슈들에 대한 간호학자들과 철학자들의 논쟁과 담론을 통하여 이루어졌던 것으로 보인다. 여기에는 간호학의 학문적 성격과 학문 분야에 대한 논의, 메타패러다임 개념에 대한 논의, 간호 이론 개발의 출처와 방법에 대한 제안 및 비판, 간호학에서 요구되는 이론의 목적과 종류에 대한 논의, 간호 이론 평가 기준에 대한 논의, 간호학과 관련된 과학철학의 문제에 대한 논의, 이론-연구-실무의 연결에 대한 논의 등이 포함 된다(Kenny, 1999 ; Walker & Avant, 2005). 그러나 간호학 및 간호실무의 계속적인 성장과 발전을 위해서는 과거를 돌아보는 것뿐만 아니라 급격한 사회 변화에 따른 간호 역할에 대한 재 정의와 함께 새로운 담론의 형성 및 변화된 환경에 적합한 새로운 이론개발을 위한 내 외적 노력 또한 계속되어야 할 것이다(Kim, 2000 ; Meleise, 2007).

실무과학인 간호학에서 오랫동안 주요 의제로 토의해 왔던 이론-연구-실무 간의 연결 문제는 다른 학문과는 구별 되는 간호학 고유의 구조적 본질과 관련된 문제로 간호학과 간호실무의 정통성을 찾기 위하여 필수적으로 토의 되어야할 사안이다. 간호학의 고유 구조는 그 것이 지향하는 철학, 패러다임, 메타 패러다임, 메타 이론, 대범위 이론, 중범위 이론, 실무이론 및 실무 연계(linkage)에 의하여 만들어지는 것으로 설명되고 있다. Smith와 Liehr(2008)는 간호학의 구조를 철학, 패러다임, 메타 패러다임, 대범위 이론, 중범위 이론, 연구전통, 실무전통 등의 연계 속에서 이루어지는 것으로 설명하였으며, Walker와 Avant(2005)는 실무과학의 구조를 메타이론, 대범위 이론, 중범위 이론과 실무이론(practice theory)개발 사이의 다양한 연계에 의하여 만들어지는 것으로 파악하였다.

Walker와 Avant(2005)의 연계 개념은 간호학의 구조를 이해하는 데 도움이 될 수 있다는 점에서 그 내용을 소개하면 다음과 같다. 먼저 간호학이나 지식체(body of knowledge)와 관련된 넓은 이슈를 다루는 메타 이론은 간호 이론에 관련된 이슈 분석을 통하여 각 수준의 간호 이론의 역할과 방법론을 명확하게 한다. 둘째, 대범위 이론은 구체적인 학문적 관심 현상에 대한 중범위 이론의 개발 가이드로서 총체적인 조망을 제공한다. 셋째, 중범위 이론은 보다 명확한 실무이론과 관계있는 실무 상황에 대한 간호 또는 처방을 제공할 수 있는 명제를 제공한다. 넷째, 역으로 실무이론은 간호 실무에서 검증된 후 중범위 이론을 정련화(精鍊化)하며, 중범위 이론의 정련화는 대범위 이론을 정련화 하게 만들고 대범위 이론의 정련화는 메타 이론의 조망과 방향을 명확하게 하는 근거를 제공하여 준다는 것이다.

그러나 Walker와 Avant(2005)는 간호학의 구조를 이루는 각 요소 사이의 연계에는 간격이 있을 수 있음을 언급하였다. 예를 들어 메타이론과 실제 과학적 이론의 생성 방법 사이, 또는 상위 수준의 이론들과 하위 수준의 이론 생성 방법 사이에 간격이 있을 수 있다고 하였다. 결과적으로 간호학의 구조는 간호학적 조망 안에서 간호학의 학문적 주제를 찾고 그에 대한 간호 이론을 개발하고 그 지식 체에 근거하여 연구와 실무를 하고, 그 연구와 실무는 계속적인 지식 체의 정련화와 명확함을 더하게 하는 피드백을 주는 관계 구조 안에서 만들어진다고 볼 수 있다. 이러한 간호학의 구조를 이루는 요소들의 연계가 간호학의 구조를 이루고 각 요소들의 효과적인 연계가 간호학의 정통성을 찾게 하고 간호 실무의 발전을 이룬다는 관점에서 볼 때 간호학 구조 내에서 핵심인 간호 이론과 간호 실무의 효과적인 연계는 간호학과 전문적 간호 실무의 발전을 이끌 수 있음은 확실시 된다.

간호학에서 간호 실무와 이론의 효과적인 연계의 필요성은 과거에서부터 계속 있어 왔던 논쟁이었으나 최근 지식이전(知識移轉 ; knowledge translation)의 문제가 내·외적으로 이슈화됨으로써 간호학과 간호 실무 모두에게 관심의 초점이 되고 있다. 최근 캐나다를 선두로 미국, 영국, 호주 등의 '질(quality), 안전, 증거 중심 실무' 를 강조하는 건강 간호에 대한 정책적 조망은 어떻게 하면 지식을 실무에서 사용할 수 있는가에 대한 이해를 깊게 하였을 뿐만 아니라 지식이전과 실무학문에 대한 관심을 고조시켰다(Kitson, 2007). 간호학에서 가장 영향력이 있는 잡지인 「Nursing Research」는 '지식 이전 연구 : 이론과 연구의 진보(Knowledge Translation Research : Advances in theory and research)' 라는 제목 하에 특별 부록 호(Vol 56, number 4S)를 발간하였다. 이 특별 호는 간호학에서 지식이전에 관심을 가지고 연구하였던 선도적 연구자, 학자, 정책 메이커들의 조직, 연구 자료의 활용, 설명력 있는 연구 디자인, 이론과 지식이전 등 지식의 사용 또는 활용에 영향을 주는 요인들과 관련된 논의들에 대한 연구 문헌을 담아내었다.

여기서 '지식이전' 이란 지식의 합성, 확산 및 윤리적 적용 등의 개념을 포함하는, 더 좋은 지식의 실무로의 원활한 소통을 위한 의사 결정이 포함된 전략적 과정으로 정의된다(http://www.cihr.gc.ca/e/29418.html,2009-02-12). 지식이전은 가장 좋은 연구 결과와 대상자의 가치를 통합하는 것으로 정의되는 '증거 중심 실무(Evidence-based practice)개념' 이 확대되고 재포장된 최신 개념이다(Kitson, 2007).

최근의 간호학 연구에서는 증거 중심 간호에 대한 강조에 힘입어 '지식이전에서의 이론 사용(Theory use in knowledge translation)' 에 대한 관심이 고조되고 있다(Rycroft-Malone, 2007). ' '지식이전에서의 이론 사용' 에 관한 문헌은 거의 찾아보기 힘드나 현존하는 이론의 사용과 검증 또는 이 둘 다를 언급하는 것으로 개념화할 수 있다(Rycroft-Malone, 2007). '지식이전에서의 이론 사용' 에서 관심을 갖고 있는 연구 분야는 '첫째, 행위나 결과의 변화를 만드는 간호 중재의 개발과, 행위나 결과를 만들기 위한 간호중재에 이론을 사용하는 것', '둘째, 대상자의 적절한 변화나 결과를 확인하는 데 이론을 사용하는 것', '셋째, 지식이전 과정 평가를 지도하는 데 이론을 사용하는 것' (Rycroft-Malone, 2007) 등이다.

'지식 이전에서의 이론 사용' 개념은 대상자의 바람직한 변화를 목적으로 하는 간호학에서 간호이론과 간호실무의 효과적 연계에 대한 가치와 문제점 파악 및 효과적 연계를 위한 방법론을 제시하여 줄 수 있기 때문에 토의되고 논의될 필요가 있다.

'지식이전에서의 이론 사용' 개념이 현존하는 이론의 사용과 검증 모두를 포함한다는 점에서(Rycroft -Malone, 2007) 간호 이론의 간호 실무로의 효과적 이전에 요구되는 조건 또는 효과적 연계를 위해 논의돼야 할 주제로는 첫째, 대상자의 변화를 이끌어 낼 수 있는 간호이론 또는 효과적 간호 중재를 할 수 있는 간호이론의 존재 및 개발, 둘째, 개발된 이론의 활용, 셋째, 개발된 이론의 분석 및 평가 등이 된다고 본다. 이와 관련하여 구체적으로 토의될 수 있는 질문들은 아래와 같다.

1. 효과적인 간호 중재에 이용 하거나 효과적 간호 중재를 개발하기 위하여 어떤 이론들을 개발하여야 하는가?
2. 개발된 이론들의 양이 간호 실무에 필요한 만큼 충분한가?
3. 개발되어 출판된 이론들은 실무나 연구에서 어떻게 얼마만큼 활용되고 있는가?
4. 개발된 이론들은 좋은 이론의 형태를 갖추고 있는가? 또는 간호 이론으로서 기능을 할 수 있는가?

이러한 질문들은 간호학과 간호 실무와 관련된 질문들로서 그에 대한 논의는 간호학의 구조 내적 개념들과 연계하여 사고하고 논의할 필요가 있다. 또한 이 질문들은 따로 따로 논의될 질문이라기보다는 서로 연계하여 논의 하고 해답을 구할 필요가 있다.

이 질문들에 대한 답을 구하기 위하여 우선 일반적인 이론에 대한 정의와 기능 및 간호 이론의 정의와 기능에 대하여 살펴보기로 하자.

이론은 어떤 문제나 어떤 것의 본질을 이해하기 위한 2 종류 이상의 현상들(개념들) 간의 관계, 또는 현상의 본질을 구체화하는 이론적 진술문의 집합(set)으로서 우리가 살고 있는 세계를 이해하고 설명하는 데 사용되는 지적 도구(Kim, 2000)로 정의된다. 또 이론이란 개념들의 집합과 그들의 관계로 구성된 일종의 지식 체(a body of knowledge)라고도 할 수 있다. 좋은 이론은 개념(concepts)과 기본 가정(assumptions), 이론적 진술문(theoretical statements)을 포함하고 있어야 하며(Kim, 2000) 개념(변수)들 간의 기능적 관계(functional relations)나 상·하위 관계(part whole relations)를 다룰수록 좋은 이론으로 평가된다.

일반적으로 이론의 기능은 어떤 현상을 기술, 설명, 예측, 통제하는 것이다. 그러나 실무 과학에서의 이론의 기능은 단순한 기술, 설명, 예측, 통제의 차원을 넘어 중재에 대한 처방 기능을 필요로 한다(Kim, 2000). 간호학 또한 실무 과학이므로 처방의 기능을 필요로 한다(Kim, 2000 ; Meleis, 2007). Kim(2000)은 간호 실무를 이끌 수 있는 간호 이론을 다음과 같이 구분한다. 첫째, 각기 다른 형태들로서 무엇이 일어나는지를 알게 하는 기술 이론(descriptive theories)과, 둘째, 무엇이 어떻게 일어나는가를 발견해 냄으로써 우리가 만들어야 하는 변화의 종류들을 향해 움직일 수 있도록 하게 하는 설명 이론(explanatory theory) 및 셋째, 임상 실무에서 간호 중재 전략을 개발하게 함으로써 간호 실제에 사용할 수 있게 하는 실무학문에서의 처방 이론 등이다. 따라서 기술, 설명, 처방의 기능은 간호 실무에 사용될 간호이론의 필수 조건이 된다.

앞서 언급한대로 철학, 패러다임, 메타 패러다임, 메타이론, 이론, 실무, 연구의 다양한 연계 속에서 고유한 간호학의 구조가 형성된다. 따라서 간호 이론이나 간호 실무의 상위 구조에 있는 철학, 메타 패러다임 등과 간호 이론 및 실무의 연계에 의하여 간호 실무에 사용될 수 있는 이론이 어떠하여야 하는가를 기술하는 것은 가능하다. 어떤 학문이던 간에 고유한 학문으로 존재하기 위하여 그 학문의 고유한 학문 주제를 가지고 있고 그에 대한 지식 체를 가지고 있어야 한다는 점에서(Donaldson & Crowley, 1979) 간호학 역시 고유한 학문의 주제와 그에 대한 지식 체를 가져야 함은 당연시 된다.

일찍이 Donaldson과 Crowley(1979)는 문헌연구를 통하여 간호학의 주제를 다음의 세 가지로 분류해 냈다. 첫째, 아픈 자나 건강한 자의 삶의 과정을 지배하는 법칙과 원칙, 웰빙 및 인간의 적절한 기능에 관한 것, 둘째, 위험한 삶의 상황에서 환경과 상호 작용하는 인간 행위의 패턴화에 관한 것, 셋째, 건강상태를 긍정적으로 변화시키는 과정에 관한 것 등이다. 또 Fawcett(1984)은 간호 이론들을 구성하는 필수 요인이었던 건강, 인간, 환경, 간호 네 개념을 간호학의 주제로 확인하였다. 그러나

Kim(2000)은 Fawcett의 네 메타패러다임 개념이 학문적 주제의 유형학(typology)으로서 그에 대한 일반적 동의는 이루어졌으나 간호학과 의학, 생물학, 심리학 등과의 학문적 경계를 확인하는 데는 탄력적이지 못함을 지적하였다. Donaldson과 Crowley (1979)가 확인한 간호학의 주제로부터 대상자 영역(client domain), 대상자-간호사 영역(client-nurse domain), 실무 영역(practice domain), 환경 영역(environmental domain)을 간호학 연구 분야 유형학의 기본 틀로 제안한 Hesook Suzie Kim(2000)은 지역 병원에 입원한 63세 환자의 건강 간호 상황에 대한 시나리오로부터 간호에 고유한 의미를 갖고 있거나 간호의 문제가 되는 현상들과 개념들을 찾아내고 그 개념들을 네 영역에 분류시킴으로써 네 영역의 유형학이 간호학에 적절한 이론적 개념들을 영역별로 분류하여 낼 수 있음을 확인하였다. 시나리오에서 환자가 호소한 식욕 부진, 저 체중, 피곤함, 불편 감, 우울 같은 현상들은 피곤, 권태, 식욕 부진, 우울의 개념으로 '대상자 영역' 에 포함되었다. 환자를 간호하는 동안 간호사가 환자를 만지는 현상은 도구적 접촉(instrumental touch)의 개념으로 '대상자-간호사 영역' 에 분류되었다. 또한 환자의 문제를 관찰하는 것은 간호 사정의 개념으로 '실무 영역' 에, 그리고 부인과 친구, 이웃들은 사회적 지지의 개념으로 '환경 영역' 에 분류되었다. 또한 시나리오 상황에서 네 영역의 관련성과, 각 영역에 분류된 각 개념들은 같은 영역 내에 분류된 다른 개념 또는 다른 영역에 속한 개념들과 이론적으로 연결되어 간호학의 적절한 명제를 형성할 수 있음도 확인되었다. 예컨대, 네 영역은 직 간접적으로 관계되고, 대상자 영역의 통증 경험은 스트레스와 상호 연관성이 있다. 대상자-간호사 영역의 대상자-간호사 협동은 치료적 동맹과 관련이 있고, 실무 영역의 우선순위 결정과 간호 사정, 개인화된 간호, 퇴원 계획 등은 서로 상호작용하며, 환경 영역에 속한 의미 있는 사람과 사회적 압력은 상호 작용하는 관계 양상에 있었다.

Kim(2000)이 제시한 네 영역의 간호학 학문 분야 유형학은 간호 상황의 시나리오를 통하여 그 타당성이 입증 되었다. 이는 네 영역의 틀이 간호학적 조망에 적절한 학문의 주제가 됨을 시사한다. 따라서 이 네 영역으로 이루어진 유형학은 간호 현상의 실세계에 있는 국소적 현상들에 대한 개념화, 이론적 진술문을 만들게 함으로써 (Kim, 2000) 간호 실무에 사용할 수 있는 이론의 개발을 가능하게 한다. 결과적으로 간호학적 조망 안에서 만들어진 학문의 주제는 실재하는 간호 현상에 대한 이론을 만들 수 있게 하는 유형학을 낳으며 그 유형학에 기초한 지식 체는 건강 간호를 목적으로 하는 다른 유사학문과 간호학의 경계를 지어줄 수 있게 한다. 또한 그 유형학에 분류될 수 있는 개념이나 현상에 대한 이론이나 개념화는 간호 실무와 연계 될 수밖에 없다. Kim(2000)은 간호 실무에 사용 할 간호학 학문 분야 네 영역과 하부 개념들에 대한 중범위 간호이론이나 개념화의 필요성을 강조하였다. 따라서 대상자의 바람직한 변화를 목표로 하는 간호 중재에 적용될 수 있는 이론은 간호 실재(realities)에 대한 이론 또는 간호학적 조망 안에서 만들어진 학문의 주제에 대한 이론이다.

이론은 다양한 수준으로 나뉘고 그 수준은 이론의 범위(Scope)에 의하여 결정된다. 이론의 수준에 따라 간호 실무에 적합한 이론이 될 수도 있고 그렇지 않을 수도 있다. 이론은 설명하려고 하는 현상의 본질과 그 이론을 구성하고 있는 이론적 진술문의 복잡성에 의하여 결정되는 범위에 의하여 넓은 범위의 이론부터 매우 좁고 제한된 범위의 이론까지 분류될 수 있다(Kim, 2000). 학자들에 따라 조금씩 다른 분류체계를 제시 하고 있으나 일반적으로 대범위이론, 중범위 이론, 소범위 이론 혹은 실무 이론이나 상황 특수 이론(Peterson & Bredow, 2009)으로 분류된다.

대범위 이론은 어떤 학문 분야에서의 일반적인 현상들을 다루는 넓은 범위의 이론이다. 간호학에서 대범위 이론은 간호학의 전문성 확립을 위한 수단이 될 수 있다는 점과 간호의 성장과 간호 실무의 확실한 틀을 제공할 수 있다는 점에서 간호 이론 개발에 관심을 두기 시작한 초기에 탄생하였다(Walker & Avant, 2005). 대범위 이론은 매우 추상적이며, 검증하기 위해서는 이론적 진술문들을 분류하거나 구체화할 필요성이 있을 뿐만이 아니라 실세계와의 연결이 어려울 수 있다(Kim, 2000).

대범위 이론을 개념 틀로 볼 것이냐 이론으로 볼 것이냐에 대한 논쟁도 있어 왔다(Peterson & Bredow, 2009). 따라서 대범위 이론에 분류될 수 있는 “간호학 이론(Theories of Nursing)”인 로저스, 로이, 존슨의 이론들은(Kim, 2000) 직접적으로 간호 실무에 사용 또는 연계되기는 어렵다고 본다. 따라서 대범위 이론과 관련하여 개발된 이론들의 양은 간호 실무에 필요한 만큼 충분한가? 개발되어 출판된 이론들이 실무나 연구에서 어떻게 얼마만큼 활용되고 있는가? 개발된 이론들의 질은 어떠한가? 등에 대한 논의와 답은 여기에서 보류하기로 한다.

한편 중범위 이론은 대범위 이론에 비교하여 볼 때 덜 추상적이며(Peterson & Bredow, 2009) 보다 현실적이고 검증 가능한 이론이다(Kim, 2000). 뿐만 아니라 실무에 직접적으로 적용할 수가 있다(Walker & Avant, 2005). 중범위 이론의 이러한 속성 때문에 간호사들이 이론에 근거하여 연구나 전문적인 실무를 수행 할 때 중범위 이론이 사용하기 쉽다(Peterson & Bredow, 2009). 실제 2006년 Nursing Research 논문에서 인용된 이론은 모두 중범위 이론이었다(Peterson & Bredow, 2009).

Kim(2000)은 Reed(1991)의 'theory of self transcendence,' Mishel(1988, 1990, 1997)의 'theory of uncertainty in illness' 와 Lenz, Pugh, Milligan, Gift와 Suppe(1995,1997)의 'theory of unpleasant symptoms' 를 대표적인 중범위 이론으로 소개하였다. 또 Walker & Avant(2005)는 Swanson(1991)의 'theory of caring,' Mishel의 'theory of uncertainty in illness,' 를 대표적인 중범위 이론으로, 그리고 Meleise, Sawyer, Im, Messias와 Sch- macher(2000) 등을 대표적 중범위 이론가로 예시하였다. 2006년 출간된 Kim과 Kollack(2006)의 책에서 중범위 간호이론으로 부록에 수록된 간호 이론은 총 40개였다. 2009년 Peterson & Bredow (2009)도 개발이나 검증의 다양한 단계에 있으며 연구와 간호 실무에서 간호사들에 의하여 사용된 것으로 문헌에서 확인된 중범위 간호이론에 분류될 수 있는 이론 40개를 소개하였다. 그러나 Peterson과 Bredow의 위 문헌에는 Peplau의 'theory of interpersonal relations,' Orlando의 'theory of deliberative nursing process' 와 Watson의 'theory of human caring' 같은 간호 이론가와 학자들로부터 공인된 중범위 이론도 누락되어 있다. 뿐만 아니라 Johnson의 'behavioral system mo- del' 에서 유도된 'theory of restorative subsystem' 과 'theory of substantial imperatives,' Levin의 『'conservation principles』' 에서 유도된 'theory of redundancy' 와 'theory of therapeutic intention,' Rogers의 『science of unitary human beings』에서 유도된 'theory of dissonant pattern,' Roy의 『adaption model』에서 유도된 'theory of the physiological mode,' 'theory of the self concept mode,' 'theory of the interdependence mode' 와 'theory of role function mode' 와 같은 대범위 간호 이론에서 유도된 중범위 간호이론들은 모두 포함되지 않았다는 것이다.

이러한 정황을 가지고 추론해 볼 때 현존하는 중범위 간호이론의 수는 적지 않아 보인다. 그러나 간호 실재(realities)에는 많은 구체적 간호 현상이 존재하며 중범위 이론이 구체적인 간호 관련 현상을 다루는 이론이라는 관점에서 평가할 때(Meleis, 2007) 현존하는 중범위 간호이론의 수가 간호 실무에 필요한 만큼 충분하다고 말하기는 어렵다. 왜냐하면, 이론 개발 초기에는 중범위 간호이론의 개발과 검증이 거의 없었으며(Kim, 2000), 중범위 간호이론의 개발이 증가한 것 역시 최근 15여 년 동안의 일(Peterson & Bredow, 2009)일 뿐만이 아니라 가장 최근까지 간호이론가들은 중범위 간호이론 개발의 중요성과 증가 필요성을 강조하고 있기 때문이다(Kim, 2000; Walker & Avant, 2005; Meleis, 2007, Peterson & Bredow, 2009; 오가실, 2008).

더구나 이미 개발된 중범위 간호이론의 연구나, 실무에서의 활용에도 문제가 있어 보인다. 우선 지적할 수 있는 문제로는 중범위 이론이 대범위 이론과 소범위 이론 사이에 있다는 것과 논리 실증주의에서 강조하는 검증 가능한 이론이라는 것 이외에 중범위 이론을 대범위 이론으로부터 분리해 낼 수 있는 합당한 정의가 없다는 것이다(Peterson & Bredow, 2009). 이는 대–중–소범위라는 이론 분류 기준에 따른 혼란과 어려움이 있을 수 있다는 것과, 그로 인한 연구나 실무에서의 활용에도 어려움이 있을 수 있음을 추론케 한다. 실제 Walker와 Avant(2005)의 책에서 실무 이론으로 소개된 'Theory of Balance between Analgesia and Side effects', 'Theory of Acute Pain Management in Infants and Children'이 Kim과 Kollak(2006)의 책에서는 중범위 이론으로 소개되었다. 또 하나 중범위 간호이론의 활용과 관련된 문제점으로는 현존하는 중범위 간호이론의 활용도가 매우 낮다는 것이다. 간호 연구의 경우 중범위 간호이론의 사용보다는 다른 학문의 중범위 이론의 사용이 더 많은 것으로 보고되었다. Peterson과 Bredow(2009)는 '94년에서 '97년 사이 「Nursing Research」에 실린 논문들이 인용한 이론의 대부분은 중범위 이론이었으나 인용 된 중범위 이론의 대다수가 다른 학문 특히, 심리학의 중범위 이론이었음을 문제점으로 지적하였다.

간호학 구조 내에서 간호의 연구, 이론, 실무가 서로 연계되어 있고 연구 결과를 실무에서 이용하고 있다는 점에서 볼 때 위와 같은 연구 결과는 현존하는 중범위 간호이론에 대한 실무에서의 활용 가능성이 높지 않을 수도 있음을 보여 준다. 2006년 「Nursing Research」에 실린 47개 논문 중 이론을 인용한 논문의 8.5%만이 중범위 간호이론을 인용한 반면 36.7%는 사회적 지지, 건강 관련 삶의 질, 자기 효능감 이론 등 다른 학문의 중범위 이론을 인용하였음을 보고하였다(Peterson & Bredow, 2009). 중범위 간호이론의 활용과 관련된 또 다른 문제점의 하나는 현존하는 중범위 이론들의 질에 관한 것이다. Peterson과 Bredow(2009)는 출판된 중범위 간호이론을 열거하면서 그 간호 이론들이 다양한 개발 단계와 검증 단계에 있음을 밝혔다. 이는 열거된 중범위 간호이론 중 일부는 실무에서 대상자의 바람직한 변화를 산출할 수 있는 하나의 이론으로 기능하기에는 아직 부족한 부분이 있을 수 있음을 시사한다.

한편 이론의 질 평가와 관련될 수 있는 중범위 간호이론들에 대한 분석과 평가 내용이 포함된 책이(Peterson & Bredow, 2009; Smith와 Liehr, 2008) 최근 들어 집중적으로 출간되고 있다는 사실도 개발되었거나 개발될 중범위 간호이론의 연구와 실무와의 연계에 제한점이 있을 수 있음을 시사한다. 더구나 그 책들에서 분석이나 평가를 받은 이론의 수는 Kim과 Kollak(2006)의 책에서 중범위 이론으로 언급된 수 보다 훨씬 적게 나타났다.

예컨대, Kim과 Kollak(2006)의 책에서 중범위 이론으로 선택된 이론의 수는 40개였다. 그러나 Peterson과 Bredow(2009)가 특별히 중범위 간호이론의 연구와 실무에서의 유용성에 초점을 맞추어 내적 평가 기준(논리적 적절성, 명확성, 일치성, 이론적 개발, 이론개발의 수준)과 외적 평가 기준(복잡성, 연구에서 가설 설정 가능성, 실세계와 기본 가정의 일치성, 실용성, 범위, 간호 실무에 대한 의의)으로 분석 평가한 중범위 간호이론은 14개에 불과하였고, 또 Smith와 Liehr(2008)도 12개의 중범위 간호이론을 선택하여 소개하고 연구와 실무에서의 사용을 심사 하였을 뿐이다.

이러한 것들은 출판된 중범위 간호이론 중 아직 질이 평가되지 않은 것들이 다수라는 것을 의미한다. 그럼에도 불구하고 간호의 다양한 실재에 대한 이론인 중범위 간호이론들은 대범위 간호 이론, 연구, 실무와 직접 연계되어 간호학의 구조를 만드는 역할을 할 수 있다고 본다.

중범위 이론보다 덜 추상적이고 구체적이며 조금 더 좁은 범위에 있는 이론들은 실무 이론(practice theory), 소범위 이론(micro theory), 상황 특수 이론(situation specific theory)등으로 불리며 상호 혼용되고 있다(Peterson과 Bredow, 2009).

상황 특수 이론은 Im과 Meleis(1999a)가 처음 소개한 이론으로서 철학적, 이론적, 방법론적 다원론과 다수의 진리가 존재한다는 상대주의 철학을 배경으로 한다. 상황 특수 이론은 대상자들의 보다 나은 간호 결과를 낳는 간호 행위의 청사진을 제공하기 위하여 어떤 특별한 상황에 있는 특별한 그룹의 독특한 건강 질병 경험을 기술 설명한다(Im & Meleis, 1999a ; Im, 2005). 이 이론은 대범위 이론이나 중범위 이론과 구분되며 추상 수준(abstraction level)에서 중범위 이론과 소범위 이론 사이에 위치한다. 그리고 사회, 문화, 역사적 배경의 특수성에 초점을 맞추어 특별한 상황이나 특별한 대상자의 간호를 위한 중범위 이론보다 더 구체적인 간호 현상을 위한 이론이다(Im, 2005).

다시 말해 실무 이론 혹은 상황 특수 이론은 특수한 대상자 또는 특수한 상황에 처해있는 대상자에게 적용되는 이론이다. 따라서 다양한 상황에 있는 사람들에게 적용될 수 있는 중범위 이론과는 다르게 적용 범위가 특수 상황이나 특정 대상자로 제한된다(Im & Meleis, 1999a). 이러한 점 때문에 상황 특수 이론은 실무와 연구에 쉽게 적용되며 처방이론, 실무이론으로 분류될 수 있다(Im & Meleis, 1999a; Im, 2005; Im, 2006). Im과 Meleis(1999a)가 상황 특수 이론으로 소개한 어머니로서, 부인으로서, 저 임금 노동을 하는 여성으로서의 여러 역할을 어떻게 통합하여 가는지를 기술 설명한 Joanne, Stevens, Meleis의 "Role Integration Model(1992)"이라든지 Meleis(2007)가 소개한 것으로 이민 온 한국 여성의 폐경 경험을 이론화한 이민 여성의 폐경 전환 상황 특수 이론(situation specific theory of immigant women's menopausal transition)(Im & Meleis,1999b) 및 Kim과 Park(2006)의 수술 직후 암환자의 희망 증진 모델 등이 실무이론의 한 예이다. 이론의 주창자(Im & Meleis, 1999a; Im, 2005; Meleis, 2007)에 의해서 상황 특수 이론으로 분류된 경우는 소수이다. 더군다나 Walker와 Avant(2005)는 실무 이론 그룹에 상황 특수 이론을 포함시키지 않고 중범위 이론그룹에 포함시켜 기술하였으며, Peterson과 Bredow(2009)는 Im(2005)이 상황 특수 이론의 예로 소개한 LaCoursiere(2001)의 'On-line support theory'를 중범위 이론으로 분류하였다. 또 Meleis(2007)는 '전환 이론(Middle range theory of transition)'과 '이민 여성의 폐경 전환 상황 특수 이론'을 예로 두 이론의 특성 차이를 비교하였다. 전환 상황 특수이론은 모든 전환 상황에 보편적으로 적용되는 이론인 반면 이민 여성의 폐경 전환 이론은 이민 폐경 여성의 전환 상황만을 설명하는 이론으로 그 차이가 비교될 수 있다. 그러면서도 두 이론의 공통점은 모두 '전환 이론'의 틀 안에서 설명되었다는 것이다. 이러한 비교에서 보듯이 상황 특수 이론은 어떠한 특수 상황에 적용될 수 있는 실무 이론이긴 하나 개념, 가정, 이론적 진술문을 갖추고 있는 좋은 이론의 형태를 갖추고 있을 가능성이 높다. 왜냐하면, 상황 특수 이론으로부터 연구 가설이 유출되어 검증될 수 있으며, 중범위 이론에서 유도된 상황 특수 이론은 원래의 중범위 이론을 개선시킬 수 있기 때문이다(Meleis, 2007). Im과 Meleis(1999a)는 최근의 간호학자들은 인식론적 다원론을 쉽게 적용할 수 있는 간호 이론에 동의하고 있다고 지적하면서 이에 부합되는 이론이 상황 특수이론이라고 주장하였다. 이에 더하여 간호학의 발전과 임상실무의 발전에서 상황특수 이론의 필요성을 강조하기도 하였다.

Jacox(1974)는 실무 이론을 하나의 간호 목표 달성을 위한, 또는 환자 상태의 변화나 효과를 내기 위한 간호 행위들의 밑그림을 그리는 이론이라고 정의한다. 실무 이론은 중범위 이론이면서 실무 경험이나 실증적 검증, 또는 연구들로부터 형성될 수 있을 뿐만 아니라 메타 이론가들인 Dikoff와 James의 상황-산출(producing)을 목표로 삼는 실무를 위한 행위 오리엔테이션 이론이다(Peterson & Bredow, 2009). 실무이론의 예로는 연구의 활용과 유도에 대한 간호 연구 프로젝트의 경우 '정맥 관교환 요법,' '욕창 예방에 대한 실무 이론 또는 실무 프로토콜' 등을 들 수 있다(Walker & Avant, 2005).

이 예에서 보듯이 실무 이론의 정수는 요구되는 목표와 그 목표를 성취하기 위한 행위에 대한 처방이다(Walker & Avant, 2005). 실무이론은 소수 학자들에 의하여 다른 과학이나 이론으로 대치될 수 있기 때문에 간호학에서 불필요하다는 주장도 있었다. 그러나 간호사들은 특수한 개인에 초점을 맞추어 간호 할 책임이 있기 때문에 실무이론이 요구된다(Peterson & Bredow, 2009).

소범위 이론은 실무 이론과 호환적으로 사용되고 있으며(Peterson & Bredow, 2009), 매우 협의적으로 정의되는 현상을 다루는 가설 또는 이론적 진술문들의 집합으로 정의 된다(Kim, 2000, p.26). 소범위 이론의 예로는 레즈비언 여성에서의 알코올중독 회복, 모성 애착, 간호의 질, 치료적 접촉 등(Peterson & Bredow, 2009)을 들 수 있다. Kim(2000)은 매우 제한적 현상에 대해 설명하며 가설적 사고로 구성되는 소범위 이론을 이론으로 분류할 수 있는가에 대한 많은 논란이 있다고 지적 한 바 있다. 소범위 이론은 실무이론으로서 매우 구체적인 행위를 지시하는 실무 오리엔테이션 이론이기는 하나 Kim(2000)이 지적한 대로 좋은 이론의 형태를 갖추고 있는지에 대하여는 의문의 여지는 있다.

결론적으로 대범위 간호 이론은 간호 실무에 직접 사용하기 힘들고, 실무 이론과 소범위 이론은 매우 구체적인 간호 행위를 처방하거나 지시할 수 있는 기능을 하나 연구 가설을 끄집어낸다든지 다른 이론을 개선 혹은 발전시킬 수 있는 역할에는 한계가 있다. 반면 중범위 간호이론과 상황 특수이론은 간호 실무와 간호 연구에 직접적으로 연계되어 미래 간호학과 간호의 전문성 발달을 도모할 수 있다는 장점을 지닌다. 특히, 중범위 간호이론은 간호학의 인식론적, 존재론적 측면은 물론 간호 실무의 성장 발달에도 커다란 잠재력을 지니고 있기 때문에 미래 간호 전문직을 실현 가능하다는 예측력을 지닌다(Peterson & Bredow, 2009).

그러나 간호 연구에서 중범위 간호이론의 활용도가 다른 학문의 중범위 이론에 비하여 매우 떨어지고 있다는 사실(Peterson & Bredow, 2009)은 안타까운 일이다. 그 이유로는 여러 가지가 제시될 수 있다.

예컨대, 간호사들의 일이 너무 바쁘다거나 중범위 간호이론에 대한 정보가 없다거나 중범위 간호이론을 실무에 연계시킬 방안에 대한 교육을 받지 못해, 혹은 이론에 근거한 간호를 할 수 없는 환경이라서, 또는 중범위 간호이론에 대한 이용도와 사용성에 대한 정보가 부족해서 실무 담당 간호사들이 이용할 중범위 간호이론을 확인하지 못했거나 확인 할 수 없었다는 이유 등이 그러하다(Lenz, 1998). 더구나 이론 개발에서 간호학자들이 중범위 간호이론 개발에 관심의 초점을 맞춘 것 또한 최근 15년 정도에 불과하다(Peterson & Bredow, 2009). 특히 한국의 경우 중범위 간호이론 개발은 이제 막 시작되었다고 해도 과언이 아니다(2008년 한국간호과학회 추계 학술대회). 따라서 간호학에 현존하는 중범위 이론들을 활용하면서 계속 새로운 간호 실재에 대한 중범위 이론을 개발, 검증하여 간호 실무에 사용될 수 있도록 하는 것은 미래 간호학과 간호 실무발전을 위한 우리 간호학계의 사명이자 역할이라 할 수 있다. 이를 위해서는 간호학이나 간호 실무에 관련이 있는 모든 사람들이 중범위 간호이론과 간호 이론 개발과정에 대한 정보를 공유할 필요가 있다.

본 책은 간호 이론과 간호 실무의 연계를 통한 간호학과 간호 실무 발전에 초점을 두었다. 이를 통해 간호 실무에서 기존 및 앞으로 개발될 중범위 간호이론에 대한 활용성을 증진시키려는 것이 근본 목적이다. 따라서 이 책은 다음과 같은 두 가지 구체적인 출간 목적을 설정하였다.

1. 간호사들이 실무 상황에서 필요한 중범위 간호이론을 쉽게 확인 할 수 있도록 간호 현실(실재)에 존재하는 중범위 간호이론을 학문 분야에 따라 소개한다.

2. 본 책에서 소개되는 모든 중범위 간호이론들의 이론 개발 과정과 이론에 대한 설명을 공유한다.

이와 같은 목적 달성을 위하여 본서에서는 간호학의 학문 분야 주제를 영역화한 Kim(2000)의 유형학적 체계에 따라 중범위 간호이론을 분류, 소개하였다. 대상자 영역에 비해 대상자-간호사 영역, 실무 영역, 환경 영역 관련 지식이 많이 부족하다는 Kim(2000)의 지적에 따라 본서에서는 우선 대상자-간호사 영역, 실무 영역, 환경 영역에 속한 중범위 간호이론들을 해당 영역에 분류한 후 각 이론의 개발 과정과 이론의 핵심 내용을 소개하였다. 본 책에 소개된 중범위 간호이론은 총 20개가 선정되었다.

20개의 선정된 이론은 Kim과 Kollak(2006)이 중범위 간호이론으로 열거 한 40개 이론과 다른 문헌들에서 중범위 이론으로 등재된 것 중 Kim과 Kollak(2006)의 목록에서 빠진 것, Im과 Meleis(1999a)가 상황 특수이론으로 소개한 이론 1개를 포함, 총 50개의 중범위 간호이론 중에서 대상자-간호사 영역, 실무 영역, 환경 영역에 분류된 것 들이다. 각 이론에 대한 영역 분류는 Kim(2000)이 제시한 간호학의 네 학문 분야 영역과 하부 영역에 대한 정의, 분류 체계를 참조로 이루어졌다. 이에 대한 내용을 구체적으로 설명하면 다음과 같다(Kim, 2000).

첫째, 대상자 영역은 대상자에 관한 이론적 이슈로 정의되며, 필수적(essentialistic), 문제 중심적(problematic), 건강 간호 경험적(health care experiential) 세 하부 영역으로 구분된다. 이들 세 영역은 다음과 같은 개념들을 포함하고 있다. 즉, '필수적' 하부 영역은 건강과 희망, '문제 중심적' 하부 영역은 고통이나 상해, '건강 간호 경험적' 하부 영역은 고립이나 병원, 감염과 같은 개념이 포함된다.

둘째, 대상자-간호사 영역은 대상자와 간호사의 만남에서 발생하는 현상에 관한 이론적 이슈와 관련되는 데, 접촉(Contact), 의사소통(Communication), 상호 작용(Interaction)이란 세 하부 영역으로 분류된다. 접촉 개념으로는 치료적 터치, 마사지, 눈 접촉 등이 포함되며, 의사소통에는 교육과 치료적 의사소통 등이, 그리고 상호작용에는 갈등, 역할, 환자-간호사 합의적 의사 결정 같은 것이 포함된다.

실무 영역은 간호사가 행하는 것과 관련된 이론적 이슈로서, 임상 실무 상황을 지적 정신적으로 자신의 기억에 넣고 심의하는 간호 문제 심의(Deliberation)와, 간호

행위 수행 단계를 의미하는 간호 수행(Enactment)으로 구성된다. Kim(2000)은 간호 문제 심의에는 정보 얻기, 우선 순위 결정등을 포함시켰으며 간호 수행에는 간호 사정, 돌봄, 간호 관리 등을 포함시켰다.

환경 영역은 대상자, 대상자-간호사, 실무 영역을 설명하고 이해하는 데 필수적인 영역으로 시간, 공간 등의 물리적 환경, 사회적 지지와 같은 사회적 환경, 규범이나 조직, 가치등과 같은 상징적 환경의 하부 영역으로 세분화 된다.

본서 편집의 또 다른 특성으로는 각 영역에 소개된 여러 중범위 간호이론들의 이론 개발 과정과 이론에 대한 설명 내용을 어떻게 명확하게 전달, 이해시킬 것인가와 관련되어 있다. 이를 위해 본서에서는 Meleis가 이론 개발의 방법으로 주창하였고 그 후 상황 특수 이론 개발 방법으로 Im과 Meleis(1999a)가 확장시킨 후 다시 Im(2005)이 정련화시킨 통합적 접근 방법(Integrative approach)에 따른 이론 개발 단계를 적용 하였다. 통합적 접근 방법이란 연구, 실무, 이론에 내재된 모든 지식을 최선의 통합 방법을 통하여 이론을 개발하는 방법이다(Meleis, 2007).

통합적 접근 방법의 단계는 다음과 같이 4단계로 구분된다.

1단계 : 이론 개발을 위한 기본 가정 점검 – 관심 현상에 대한 이론을 개발 할 때 요구되는 기본 가정을 세우는 단계

2단계 : 다양한 출처를 통한 관심 현상 탐색 – 다양한 출처를 통해 관심 현상에 대한 최선의 탐색; 관련된 간호학적 이론과 비 간호학적 이론 및 문헌 고찰; 연구, 교육, 실무로 부터 나온 발견; 협동직 노력

3단계 : 이론화 과정 – 시작 단계(이론을 어떻게 언제 왜 어떤 이유로 시작하게 되었는가) ; 개발 과정(어떠한 과정과 방법으로 이론 개발을 하는가) ; 개발과정에서 나온 결과의 통합, 발견, 형상화, 평가, 돌아보기

4단계 : 레포팅, 공유, 타당화

이와 같은 통합적 접근 방법의 단계를 본서의 편집 틀로 삼은 것은 간호학의 다른 영역 이론가들이 주장하는 것과 같은 맥락으로 중범위 간호이론 개발에 접근하기 위해서이다. 이러한 편집 혹은 접근 방법은 연역법과 귀납법, 특히 두 방법의 혼합을 개진한 Kim(2000)이라든지, 중범위 간호이론 개발에 초점을 맞춰 발견의 논리와 정당화의 논리의 혼합을 좋은 이론 개발 과정으로 제안하면서 개념 개발, 진술문 개발,

이론 개발 각 각에 적용되는 합성, 유도, 분석 전략들을 이론 개발 전략의 총체적 집합으로 제시한 Walker와 Avant(2005), 귀납의 방법과 연역의 방법 또는 두 방법의 혼합 및 다양한 전략의 사용과 문헌연구 등 다양한 이론 개발의 출처를 사용하는 것을 중범위 간호이론의 개발 방법으로 제안한 Peterson과 Bredow(2009) 등의 방법론적 다원론이나 통합적 접근 방법과 그 맥락을 같이 한다.

본서에서는 각 단계를 명료하게 수정하여 1. 이론의 가정, 2. 이론의 출처, 3. 이론 개발 과정(시작 단계/개발 과정/통합 · 타당성 확인 및 정련화 단계), 4. 이론 소개 단계로 이론 개발 과정과 이론을 소개하였다.

본서가 채택한 중범위 간호이론 개발 과정 경험이 미래 중범위 간호이론 개발의 계기가 되었으면 한다. 또한 본서에 소개된 대상자-간호사 영역, 실무영역, 환경 영역의 중범위 간호이론들이 간호 실무 상황의 어디에선가 활용될 수 있기를 기대한다.

참고문헌

Donaldson, S. K. & Crowley, D. M.(1978). The discipline of nursing, *Nursing Outlook*, 26, 113-120.

http://www.cihr.gc.ca/e/29418.html, 2009-02-12.

Im, E. O. & Meleis, A. F.(1999a). Stuation-Specific theories: Philosophical roots, properties, and approach. *Advances in Nursing science*, 22(2), 11-24.

Im, E. O. & Meleis, A. F.(1999b). Situation specific theory of immigrant women's menopausal transition. *Image : Journal of Nursing Scholarship*, 31(4). 333-338.

Im, E.O.(2005). Development of Situation-specific theories: An integrative approach. *Advances in Nursing science*, 28(2).137-151.

Kim, D. S. & Park, I. S.(2006). A theoretical model of hope enhancing for the cancer patients just after surgery: Realistic hope. *Journal of Korean Academy of Adult Nursing*, 18(1), 115-124.

Jacox A. (1974) Theory construction in nursing : An overview(1974). *Nursing Research*, 23(1), 4-13.

Joanne, M. Stevens, P. E. & Meleis, A. I. (1992). Developing the construct of role integration: A narrative analysis of women clerical workers's daily lives. *Research in Nursing and Health*, 15, 447-457.

Kenny, J. W.(ed.)(1999). *Philosophical and theoretical perspectives for advanced nursing practice*(2nd ed.). Sudbury, MA : Jones & Bartleett company.

Kim, H. S.(2000). The nature of theoretical thinking in nursing(2nd ed.). New York: Springer.

Kim, H. S., & Kollak I.(Eds)(2006). *Nursing theories ; Conceptual & Philosophical foundations*(2nd ed.). New York: Springer.

Kitson, A. L.(2007). What influences the use of research in clinical practice? *Nursing Research*, 56(4S), S1-S3.

LaCoursiere, S.P.(2001). A theory of online social support. *Advances in Nursing Science*, 24(1), 60-77.

Lenz,E.R.(1998). Role of middle range theory for nursing research and practice.Part 1. Nursing research. *Nursing Leadership Forum*, 3(1), 24-33.

Meleis, A. I. (2007). *Theoretical nursing: Development & progress*(4th ed.). Philadelphia: Lippincott Williams & Wilkins.

Peterson, S. J., & Bredow T. S.(Eds)(2009). *Middle range theories: Application to nursing research*(2nd ed.). Philadelphia: Lippincott Williams & Wilkins.

Rycroft-Malone, J. (2007). Theory and knowledge translation: Setting some coordinates. *Nursing Research*, 56(4S), S78-S85.

Smith, M.J., & Liehr, P.R.(1998). *Middle range theory for nursing*(2nd ed.). New York: Springer.

Walker, L. O., & Avant, K. C. (2005). *Strategies for theory construction in nursing*(4th ed.). Upper Saddle River, NJ: Prentice Hall.

오가실(2008, 10. 29). 간호이론 교육 및 발전 방향. Paper presented at the meeting of the Korean Society of nursing science on the Nursing Theories in Korea: Present and Future(한국의 간호 이론: 현 주소와 방향).

대상자 – 간호사 영역

접촉 이론 : 접촉 과정과 접촉 스타일 익히기

Toward a Theory of Touch : the Touching Process and Acquiring a Touching Style

Carole A. Estabrooks and Janice M. Morse

이 경 숙

'집중치료실(중환자실) 간호사들은 어떻게 접촉과 접촉 과정을 지각하는가?' '그들은 접촉하는 방법을 어떻게 배우는가?' 의 질문을 탐구하기 위해 기존 이론의 방법을 사용하였다. 캐나다 도시의 종합병원 집중치료실에서 함께 근무하고 있는 여덟 명의 경력 간호사들에 대한 심층면접을 통해 데이터를 수집하였다. 연구 결과를 통해 지금까지 보고된 적이 없는 두 독립적인 과정 : '접촉 과정' 과 '접촉 스타일 익히기' 를 밝혀낼 수 있었다. 이 과정들의 단계는(stages and phases) 핵심변수인 단서 제공으로 묘사되었다. 접촉은 '복합적인 차원의 게슈탈트' 로 개념적인 설명이 가능하며, 이는 접촉에 대한 타당하고 조작적인 정의가 '피부와 피부가 맞닿는 것' 이상의 의미를 가져야 함을 시사한다. 이 장에서는 Carole A. Estabrooks과 Janice M. Morse가 1992년에 *J. of Advanced Nursing*(Vol. 17. pp. 448−456)에 발표한 내용을 중심으로 접촉에 대한 중범위 이론을 어떻게 개발하였는지 살펴보고자 한다. 이를 위해 Im EO(2005)의 통합적 접근법을 이용하여 체계적으로 제시하였다.

이론의 가정

이론가들은 가정에 대하여 구체적인 언급을 하지 않았다.

이론의 출처

접촉이론의 출처는 매우 광범위한 선행문헌과 이론가들의 연구이다.

최근 간호이론과 타학문의 이론

기존이론에 대한 부분은 언급이 없고, 단지 접촉게슈탈트에 대하여 언급하고 있을 뿐이다.

접촉 게슈탈트

Weiss는 1979년에 '촉각 게슈탈트'를 언급하였으나 구성 요소들에 대한 설명은 없었다. 그러나 접촉에 필수적인 것으로 밝혀진 암시적인 증거들을 언급하고 있다. Montagu는 '감정, 느낌, 정서, 접촉은 서로 나누어지는 것이 거의 불가능한 것'이라 설명한다. 접촉에 영향을 미치는 요인들을 평가하고자 한 몇몇 연구자들은 접촉의 영향을 측정하기 위해 표정, 눈 마주침, 몸의 움직임 등의 비언어적인 지시를 사용하였다(Knable 1981, Langland & Panicucci 1982, McCorkle 1974).

Weiss와 Pepler의 이론적 바탕은 여러 차원에서의 접촉 경험을 통합하고, 접촉 게슈탈트의 중요한 요소로서의 의미와 상황은 Morse 연구, Jones와 Yarbrough 연구에 의해 뒷받침되었다.

게슈탈트 gestalt [gəʃtɑ́ːlt] n. (pl. -stalten [-tən], ~s)
【G.】 (때로 G-) 『심리학』 게슈탈트, 형태(지각(知覺)의 대상을 형성하는 통일적 구조)

문헌고찰

접촉의 정의에 대한 선행연구

접촉은 피부와 피부가 맞닿는 것으로서 정의된다는 기본 가정은 접촉의 전통적인 정의에서 유래한다. 이것은 접촉이 관찰 가능하고 측정 가능하다는 것을 의미하며, Weiss가 말했던 것처럼 '모든 종류의 접촉은 같은 의미를 가질 것이라는 가정'이 존재함을 의미한다. 그 결과는 매우 좁은 의미에서의 접촉이었고, 이 의미는 연구 계획과 측정에 근본적인 영향을 미쳤다. 접촉의 정의, 그리고 신체적인 측면만을 포함하는 접촉의 의미는 접촉에 대한 연구들의 유효성에 위협이 되었다, 즉 접촉은 단지 피부와 피부가 맞닿는 과정이라는 것을 이론적으로 뒷받침할 근거가 없었다.

접촉 스타일에 대한 선행연구

간호사들의 '접촉 스타일'은 Weiss에 의해 언급된 바 있고 다른 연구들로부터 접촉 스타일에 대한 암시적인 언급을 이끌어낼 수는 있지만, 접촉 스타일에 대한 연구는 그 동안 전혀 이루어지지 않았다.

접촉의 종류에 대한 선행연구

초기 선행연구에서 돌봄 접촉과 업무적 접촉 두 종류의 접촉을 밝혀냈으며 그 후 Estabrooks는 세 번째의 접촉을 밝혀냈다.

- 돌봄 접촉 caring touch(Clement 1987, Glick 1986) 혹은 위로의 접촉 comforting touch (Morse 1983, Weiss 1986) : 돌봄 접촉을 많이 하는 것이 좋고, 이것은 업무적 접촉 스타일보다 낫다는 것을 암시한다.
- 업무적 접촉 task touch(Burnside 1981) 혹은 절차적 접촉 procedural touch (Clement 1983, Glick 1986, Mitchell et al 1985, Weiss 1986).
- 방어적 접촉 protective touch : Estabrooks(1989)는 민족과학 ethnoscience 방법을 이용하여 간호사를 또는 환자를 보호하는데 사용되는 세 번째 종류의 접촉을 밝혀내었다. 방어적 접촉은 간호사와 환자 모두의 부정적인 감정을 이끌어내는 억제와 멀리함(controlling and distancing)의 특성을 가진다.

Estabrooks는 집중 치료실 간호사들의 표준 접촉 스타일을 발표하며, 각각 다른 접촉 스타일의 정도와 종류를 가진 다섯 종류의 간호사들을 구분하였다. 그녀는 또한 접촉을 익히는 한 방법이 환자의 특성, 환경적 조건, 그리고 특정 하위 집단의 가치와 신념 등의 상황에 종속된다는 연구 결과를 설명한다. 이러한 표준적인 양상은 간호사의 접촉 스타일에 있어서의 상황적 편차를 설명하고, 접촉 행위의 복잡함과 접촉 행위에 영향을 주는 몇몇 요소들에 대해 인식할 수 있게 한다.

접촉 기전에 대한 선행연구

접촉에 대한 이론적 기초를 마련한 두 선행연구에서 접촉 기전을 제안하였다.

Weiss는 1979년에 '촉각 각성의 연속체(a continuum of tactile arousal)'를 제안하였고, 1986년에는 '보호자의 접촉이 부정맥 빈도에 영향을 미치는 요인에 대한 모델' 을 제안하였다.

간호사의 접촉행위에 대한 선행문헌

간호사의 접촉 행위를 탐구한 연구자들은 대부분 비참여관찰법을 이용하였고, 다양한 간호사와 환자 특성과 접촉 빈도의 상관관계를 알아보고자 하였다(Barnett 1972, Clement, 1983, DeWever 1977, El-Kafass 1983, Mitchell et al 1985, Watson 1975). 이런 연구 결과에는 일관성이 없었고, 통계적으로 유의한 상관관계가 보고되지도 못하였다. 연구들은 접촉에 대한 정확한 관찰과 기록 측면의 문제와 피상적인 분석 문제, 신뢰도가 떨어지는 측정 도구의 문제 또는 연구를 비교할 수 있는 도구가 없었던 문제를 갖고 있었다. 선행연구에서는 '누가 누구를 어디에서 얼마나 자주 접촉하는가?' 에 대한 피상적인 정보를 포함했지만 그 속에 담긴 의미는 별로 밝혀지지 않았다.

단서 Cueing에 대한 선행연구

이전에는 접촉에서 필수적인 과정으로서의 단서에 대해서 언급된 적이 없었다. 그러나 언어적인 행동과 표정, 눈 마주침, 몸의 움직임 등의 비언어적인 행동을 사용한 것에 대한 연구(Knable 1981, Langland & Panicucci 1982, McCorkle 1974)는 이 행동들이 효과적인 접촉을 위한 '단서' 라는 것을 제안하였다. Young은 '단서는 간호사들이 결정을 내릴 때 사용하는 정보를 의미하고, 주관적인 감정에 대한 것부터 객관적이고 실제적인 상태에 대한 것에 이른다.' 고 했다. Schraeder & Fischer는 간호사들이 직관적인 지식의 네 가지 요소 중 하나로서 단서를 받아들이는 것을 입증하였다.

근접학적 측면(proxemic consideration)에 대한 선행연구

개인적인 공간은 접촉 과정의 내원적 intrinsic 차원이다. 연구대상자들은 대상자들의 개인적 공간을 '거품' 이나 '경계' 라고 표현하였으며, 이에 대하여 정확히 인식하고 있었다. 이와 같은 결과들은 근접학 문헌(Hayduk 1983)과 그 맥락을 같이한다. 환자의 근접학과 특히 관련이 있고 실제 상황을 잘 나타내는 접촉 모델 〈그림 3〉의 관점은 허가와 동의를 나타내고, 집중 치료 병동 환자들의 개인적인 공간이 집중 치료 병동의 분위기에 의해 '위축' 되거나 '변화' 될 수 있음을 보여준다. 개인적인 공간은 접촉 과정에서 중요한 차원이고, 이 선행문헌은 모델을 더 발전시킬 필요가 있음을 나타내고 있다.

접촉의 습득에 대한 선행연구

이전에는 간호사들이(혹은 사람들이) 어떻게 접촉을 익히는지 설명된 바가 없다. 문화가 주요한 영향을 미치리라는 것에 대한 근거는 있으나, 특정한 문화적 차원은 밝혀지지 않았다. Weiss는 자라난 가정이 중요한 영향을 준다고 언급하였으나 이 이상으로 논의를 발전시키지 않았다. 정보 제공자들이 말한, 일하는 시기에 사용하는 메커니즘(역할 모델, 관찰하기, 듣기, 환자의 처지에서 생각해보기)은 비언어적으로 서서히 습득되었다. 이것은 이전에 언급된 직관과 관련된 연구들과 Benner의 연구에서 취한 관점과 비슷하다.

연구, 교육, 실무 분야의 자료와 경험

이론가들은 두 가지 연구를 수행하였다. 이 연구의 목적은 집중 치료에 종사하는 간호사들의 시각에서 접촉을 규명해 보는 것이었다. 첫 번째 연구에서는 집중치료병동에서 이루어지는 접촉의 구조와 접촉 규범을 조사하였고, 두 번째 연구에서는 접촉의 기전을 조사하였다.

캐나다 도시 종합병원의 한 집중치료병동에 근무하고 있는 여덟 명의 경력 간호사들을 대상으로 심층면접을 통해 자료를 수집하였으며 접촉 과정과 접촉 스타일 익히기를 밝혀내었다. 이 과정들의 단계는 핵심변수인 단서 제공으로 묘사되었다. 접촉은 '복합적인 차원의 게슈탈트' 로 개념적인 설명이 가능하며, 이는 접촉에 대한 타당하고 조작적인 정의가 '피부와 피부가 맞닿는 것' 이상의 의미를 가져야 함을 시사한다.

이론 개발과정

시작단계

간호 연구에서 가장 무시되어 온 영역 중 하나가 간호사의 접촉 행위에 대한 조사이며 특히 접촉 그 자체의 연구와 접촉을 습득하는 방법에 대한 부분은 더욱 그러하다.

간호사의 접촉행위에 대한 선행문헌에서 비참여관찰법을 이용하여 간호사와 환자 특성과 접촉 빈도의 상관관계를 알아보고자 하였지만, 연구 결과에는 일관성이 없었고, 통계적으로 유의한 상관관계가 보고되지도 못하였다. 연구들은 접촉에 대한 정확한 관찰과 기록 측면의 문제와 피상적인 분석 문제, 신뢰도가 떨어지는 측정 도구의 문제 또는 연구들을 비교할 수 있는 도구가 없었던 문제를 갖고 있었다. 누가 누구를 어디에서 얼마나 자주 접촉하는가? 에 대한 피상적인 정보를 포함했지만 그 속에 담긴 의미는 별로 밝혀지지 않았다.

다시 말해 간호사의 접촉 행위에 대한 연구 결과는 많지 않다. 발표된 어느 연구 결과도 간호사가 어떻게 접촉 방법을 배우는지, 더 근본적으로는 간호사들이 어떤 방법으로 접촉하는지, 그 과정에 대한 특별한 기전은 무엇인지를 언급하지 않았다.

간호는 타인에 대한 접촉이 필수적인 직업임에도 불구하고 간호사의 접촉에 대한 연구가 부족하기 때문에 간호에 미치는 영향은 엄청나다고 생각하였고, 집중치료실 간호사들은 어떻게 접촉과 접촉 과정을 지각하는가? 그들은 접촉하는 방법을 어떻게 배우는가? 의 질문들을 탐구하기 시작하였다.

개발과정

이론가들은 광범위한 문헌을 통하여 다음과 같은 의문을 품게 되고 사고를 하게 되었다.

접촉 연구의 가장 두드러지는 문제점 중 하나는 이 개념 자체가 제대로 이해되지 않고 있다는 것이다. 관찰을 통한 연구들은 접촉을 관찰 가능한 피부와 피부의 접촉으로 정의하고 있다. 그러나 접촉을 소통의 차원과 정서적인 차원을 갖는 것으로 간주한다면, 관찰의 한계는 금방 드러난다. 몇몇 연구자들이 환자를 인터뷰하는 방법으로 접촉을 이해하려 시도했지만(Birch 1986, Penny 1979), 이 연구들은 환자들의 옛 추억을 인터뷰하는 것에 국한되었다. 주요 정보 제공자가 간호사들이었던 연구는 찾아볼 수 없었다.

접촉 스타일에 대한 연구는 그 동안 전혀 이루어지지 않았다.

Young(1987)과 Schraeder & Fischer(1987) 두 연구로부터 다음과 같은 추론을 내릴 수 있다. (a) 이 연구에서 밝혀진 단서들의 유효성에 대한 근거가 존재한다. (b) 단서를 확인하는 작업은 지금까지 알려진 것보다 더 일반적이고 넓은 의미로, 접촉에 국한되지 않는다. (c) 직관적 지식과 결정을 내리는 과정은 단지 단서의 한 가지 차원일 것이다. 단서와 관련하여 제기되어야 하는 한 가지 질문은 환자의 문화적 배경이 간호사의 단서를 확인하고 해석하는 능력에 어떤 영향을 끼치는가이다. 다른 문화가 단서들에 각기 다른 의미를 부여하는가, 즉 간호사가 단서를 이해하기 위해 문화의 다양성을 이해해야만 하는가, 또는 접촉과 관련하여 보편적인 단서가 존재하는가? 이다.

간호사들이 간호 실무에서 접촉을 사용하도록 배우는데 '비공식적인' 방법이 기본적인 메커니즘이 된다는 것은 일리가 있어 보인다. 따라서 이것은 간호사들이 학생으로서 그리고 대학원생으로서 실제 경험을 쌓을 때 가져야 할 자세에 대한 조언이 된다. 역할 모델은 간호사들에게 강력하고 오래 지속되는 영향을 미치는 것으로 보인다.

이론가들은 집중치료실 간호사들의 접촉을 연구하기 위하여 캐나다의 도시에 있는 종합병원의 한 집중치료병동에 근무하고 있는 여덟 명의 경력 간호사들을 대상으로 심층면접을 통해 수집된 자료를 분석하였다. 이 연구의 목적은 집중 치료에 종사하는 간호사들의 시각에서 접촉을 규명해 보는 것이었다. 첫 번째 연구에서는 집중치료병동에서 이루어지는 접촉의 구조와 접촉 규범을 조사하였다. 두 번째 연구에서는 접촉의 기전을 조사하였다. 두 번째 연구에서 자료 수집은 아래 질문들에 의하여 이루어졌다 :

1. 집중치료병동 간호사들은 어떻게 접촉을 익히는가, 즉, 어떻게 접촉 스타일을 갖게 되는가?
2. 집중치료병동 간호사들은 접촉과 접촉 과정을 어떻게 지각하는가?

연구의 대상자인 8명의 숙련된 집중치료병동 간호사들을 한 집중치료병동에서 선정하였다. 대상자들은 26세에서 47세였으며 모두 백인 여성이었다. 집중치료병동에서 근무한 햇수는 4년에서 10년 이었다(평균 7년). 그 중 네 명은 준간호학사 diploma, 네 명은 간호학 학사였다. 그들은 모두 자신들을 '접촉이 사람과 간호에 중요하다고 믿는 접촉자' 라고 생각하였다. 한사람은 근무지 이동으로 인해 두 번째 인터뷰 후에 연구대상에서 제외하였다. 심층면접을 통해 자료를 수집하였다. 5개월이 넘는 기간 동안 대상자들과 최소한 세 번 이상씩의 상호작용 인터뷰 interactive interviews가 이루어졌다. 세 명은 자료 수집 말미에 집단 인터뷰에도 참여하였다.

첫 번째 인터뷰에서는 다음과 같은 비구조화된 폭넓은 질문을 통해 이끌어내려 하였다. '집중치료병동에서의 접촉에 대해서 이야기하면서 시작해볼까요?' '집중치료병동 간호사들에 의해 접촉이 어떻게 이루어지는지 설명해 주시겠습니까?' '환자들을 간호하는데 어떻게 접촉을 이용하십니까?' '다른 간호사들이 각기 다른 방법으로 접촉합니까?' 두 번째와 세 번째 인터뷰는 더 구조적이었고 자료의 자세한 부분들을 채워 넣도록 진행하였으며, 인터뷰를 통해 아이디어와 개념을 견고히 하였고 새로운 분야를 탐구하였다. 마지막으로 집단 인터뷰에서는 대상자들 사이에서 개념과 모델이 증명되었다.

각각의 인터뷰를 암호화했으며 내용 분석을 하였고, 세 개의 주된 범주가 나타났다 : (a) 접촉을 배우는 것 (b) 접촉에 반응하는 것 (c) 접촉/소통. 이 범주들은 그 다음 인터뷰의 바탕이 되고, 정보 제공자들의 의견과 피드백을 통해 보완하고 입증하였다. 두 번째 인터뷰 후에 Glaser에 의한 근거이론으로 범주를 분석하였다.

지금까지 보고된 적이 없는 두 가지 독립적인 과정인 **'접촉 과정'**, **'접촉 스타일 익히기'** 를 밝혀낼 수 있었다. 이 과정들의 단계는 핵심변수인 **'단서 제공**(cueing)' 으로 나타났다. 접촉은 '복합적인 차원의 게슈탈트' 로 개념적인 설명이 가능하며, 이는 접촉에 대한 타당하고 조작적인 정의가 피부와 피부가 맞닿는 것 이상의 의미를 가져야 함을 시사한다.

통합, 타당성 확인 및 정련화 단계

증명

인터뷰의 내용분석을 통해 형성된 카테고리들은 그 다음 인터뷰의 바탕이 되고, 대상자들의 의견과 피드백을 통해 보완하고 입증하였다.

이론 소개

개념 및 모델

접촉

접촉이 치료적 접촉에 대한 것이 아니고 매일 매일의 정상적인 간호 활동에서 발생하는 접촉에 대한 것이다. 접촉을 피부 대 피부 접촉으로 정의하는 것은 잘못되었음을 다음에서 살펴 볼 수 있다.

대상자들은 접촉을 하나로 정의하지 못하였다. '단어들 중에는 정의를 내릴 수 있는 것도 있고 설명만이 가능한 것도 있는데 그것이 접촉입니다.' 대상자들은 접촉을 목소리, 자세, 정서, 의도, 전후 관계상의 의미, 촉각 접촉 등이 관여하는 다각도의 게슈탈트로 설명했다. 이와 같은 접촉 게슈탈트를 이해하는 것은 통합된 한 덩어리로 이해할 수 있는 개인의 차원에 의존한다. 음성의 차원, 자세(촉각 접촉에서 접촉자가 자신의 몸을 유지하고 보여주는 방법), 감정(자세가 만드는 인상, 예를 들어 열망과 무난함)은 촉각 접촉처럼 관찰로 증명할 수 있다. 그러나 상황적 의미와 의도, 특히 후자는 관찰 불가능한 현상으로 간호사에 내재한다. 대상자들은 이런 이유로 접촉의 종류(예를 들어 위로의 접촉), 또는 연합된 접촉, 예를 들어 간호사가 이득(절차상의 불편을 감소시키는 것과 같은)을 꾀하기 위해 위로의 접촉과 절차적 접촉을 함께 사용할 경우 등을 구분하는 것이 불가능하다고 말했다.

간호사가 대상자들과 가깝게 접촉하는 것은 많은 간호 업무의 일상적인 한 부분이다. 간호 수행에서 간호사는 상호 균등한 간호사-대상자 관계로 들어간다. 이 관계에서 접촉은 핵심이 된다. 대상자를 위한 것이든 간호사를 위한 것이든 간에 간호를 효과적으로 제공하는 간호사의 능력은 적어도 부분적으로는 접촉 기전(mechanism of touch)에 대한 우리의 이해에 의존하고 있다. 이 이론에서는 접촉 상호 작용에서의 간호사와 관련된 결과가 언급되었으며, 이는 간호사의 접촉 행위에 대한 가정을 포함한다.

접촉 스타일

접촉 스타일이란 간호사가 간호에 이용하는 접촉의 정도와 종류이다.

접촉 스타일 익히기

간호사의 접촉 스타일은 습득되는 것이다. 간호사는 세 단계, a) 문화적 배경 b) 간호대 학생일 때 c) 간호실무 수행(꾸준한 상호 작용을 통해 일할 때, 대상자들로부터의 반응에서) 을 통해 접촉을 익히게 되었다고 표현하였다. 이 단계의 시간적 순서가 있긴 하지만 이들은 독립적으로 존재한다기보다 사회적인 상호 작용이 일어나는 일생 전체에 걸쳐서 매트릭스를 형성한다. 또한 이 모델에는 한 사람이 인간으로서 그리고 간호사로서 성숙되어가는 과정과 상호 작용에 대한 사람과 사람 사이의 환경, 상호 작용의 문화적 배경(주어진 하위문화에서 일어나는 접촉의 규범과 양상)이 내재되어 있다.

상황적 변수들이나 접촉 양상은 접촉 스타일에 영향을 미치지만 상황에 한정되어 있는 것이고, 일시적이며, 간호사의 기본적인 접촉 스타일을 변화시키지 않는다.

문화적 배경

문화적 배경은 한 간호사로서의 경험과 인간으로서의 사회화, 내면화된 폭넓은 문화적 신념과 규범의 복합체로 구성된다. 따라서 이는 간호사의 가정과 교육, 종교, 사회적-경제적 지위, 문화, 사회적, 개인적 경험을 포함한다. 연구대상자들에 의해 밝혀진 접촉을 습득하는데 가장 중요한 문화적 배경의 요소들은 a) 가정 b) 길 위에서의 학습 c) 개인적인(1 내 1) 경험이었다.

• 가정

개인이 접촉과 관련하여 형성하는 기본적인 관계는, 그것이 성적이거나, 위로를 주거나, 애정을 나타내거나, 벌을 주는 것이거나, 무언가를 빼앗는 것이거나 간에 가정 내에서 일어난다. 사람들은 관찰과 경험, 단서(주로 비언어적으로)를 통해, 그 특정 가정에서 벌어지는 접촉의 표준적인 양상을 내면화하는 것을 통해 가정 내에서 일어나는 접촉을 배운다.

그 가정이 따뜻하고 애정이 담긴 접촉을 통해 활발한 접촉이 이루어지는 가정이라면 그 가정의 아이들은 접촉을 편하게 생각할 것이고 접촉을 그들의 무의식적 행동에 포함시킬 것이다. 반대로, 어떤 가정이 따뜻하고 애정이 담긴 접촉이 가끔 일어나거나 일어나지 않는, 접촉이 잘 이루어지지 않는 가정이라면 가족 구성원들은 편안해지는 것을 배우지 못할 것이며 접촉을 불편하게 생각하게 될 것이다. 접촉이 잘 일어나지 않는 가정에서 자란 사람들은 접촉이 활발하게 일어난 가정에서 접촉을 편하게 생각하며 자란 사람들보다 가정 내의 접촉 스타일을 판단하는 것을 덜 중요하게 생각하였다. 연구대상자들은 개인이 접촉에 대해 불편하게 생각하는 것이 활발하게 접촉과 관련된 일을 하는 것이나, 다른 상황에서 접촉을 습득하는 것에 반대될 수 있다고 지적하였다.

연구대상자들은 가정에서 형성되는 가치들이 이후의 접촉 스타일에 영향을 준다고 말했다. 예를 들어서, 어린이나 청소년으로서 노인을 공경하는 것을 배운 경험이 후에 간호사로서 노인 환자들에게 공손하고 따뜻한 접촉을 하는 것으로 나타날 수 있다. 연구대상자들은 자신들도 각자의 새로운 가족에서 익힌 것이 있다고 말했다. 이는 그들의 배우자, 일부는 그들의 아이들로부터 익힌 접촉의 안락함에서 나타난다. 그 반대의 경우도, 즉 가족관계가 파탄의 지경에 이르렀다면 접촉의 불편함을 익혔을 경우도 성립한다.

• 길거리 학습(street learning)

길 위에서의 학습은 사람들이 가정 바깥에서 사회적으로 용인되는 접촉의 규범을 익히고(자신 혹은 다른 사람들의), 접촉의 시행착오를 겪는 과정을 말한다. 어린이, 청소년, 청년으로서 사람들은 비언어적인 것뿐 아니라 언어적인 단서도 얻게 되는데, 가정에서 익힌 단서를 시험하게 된다. 접촉에 성적 특성을 부여하는 것은 이 시기에 더 확연히 드러난다. 여자아이들은 다른 여자아이들을 접촉하는 것이 매우 어릴 때는 받아들여질 수 있는 일이지만 나중에는 덜 받아들여지고, 남자아이들을 접촉하는 것은 성적으로 여겨진다는 것을 배운다. 접촉이 단순히 편안함만을 내재하는 경우는 거의 없으며 성적인 의미를 내포하는 경우가 보다 많다는 것을 배운다. 부정적인 단서를 이 상태에서 습득하게 되며, 연구대상자들은 이를 분명하게 기억하고 있었다. 한번 확립된 패턴은 그 훗날에까지도 이어졌고, 사회적 규범을 확인하고 학습할 필요성을 덜 느끼게 되었다.

• 개인적 경험

개인적 경험은 개인의 접촉 경험 중에서 개인의 접촉 태도를 변화시킨 사건들을 뜻한다. 예를 들어서, 한 연구대상자는 얼굴 마사지(그녀에게는 새로운 경험)를 받았을 때의 편안하고 기분 좋았던 경험에 대하여 설명하였다. 그리고 그녀는 자신의 새로운 경험을 간호에 적용하였다. 발 마사지와 등을 문지르는 것 등에 대해서도 비슷한 이야기가 나왔다. 어느 새로운 접촉 경험이든 간호사가 그 행위에 대해서 어떤 느낌을 받는지에 따라서 이를 바탕으로 자신의 경험과 간호 실무를 연결하는 가능성을 가진다. 가까운 가족과 친구들이 새로운 접촉에 대하여 어떻게 느끼는가도 비슷한 역할을 하는 것으로 보인다.

문화적 배경은 접촉하는 것을 배우고 접촉 스타일을 습득하는데 있어서 복잡한 단계이다. 이는 일생에 걸쳐서 일어나는데, 최소한 접촉 관계에 관하여서는 아동기, 청소년기, 청년기에 가장 집중적으로 일어나는 것으로 보인다. 문화적 배경만이 접촉 스타일을 단독으로 결정하지는 않지만, 문화적 배경은 접촉을 익히는데 가장 중요한 수단 중 하나이다.

간호대학

간호대학은 별개의 단계로 존재하는데, 이는 간호로의 전문적 사회화가 일어나기 때문이다. 이 단계는 간호 방법으로서의 접촉을 처음으로 익히는 기회이다. 그러나 이 연구에서 대부분의 연구대상자들은 간호대학의 학생시절 접촉에 대해 뚜렷한 경험도 없었고, 그들이 받은 교육이 접촉을 익히는데 도움이 되지 못했다고 생각하였다. 한 연구대상자는 '치료적 의사소통'을 배웠던 것이 그와 관련된 원리들을 접촉에 접목시키는데 도움이 되었다고 말했다. 모든 연구대상자들은 간호대학에서 접촉을 배웠으면 좋았겠다고 했으며, 구조적인 학습 경험이 접촉을 익히는 한 방법이라고 말했다. 그들은 이 연구에 참여하는 것이 접촉에 대하여 좀 더 알게 되는 계기가 되었다고 말했다.

간호실무 수행

간호현장에서 간호실무를 수행하는 시기는 특히 간호와 관련된 접촉에 대해서 가장 집중적으로 습득할 수 있는 단계이다. 이때의 학습은 간호 경험에서 일어나는 것으로만 국한되지 않고 개인의 사적인 생활과도 관련이 있다. 이 단계는 간호사가 간호사의 문화에 적응하고 행동 규범을 내면화하는 시기이다.

집중치료병동에서 처음으로 일할 때에는 병동의 환경과 새로 익혀야 할 지식과 기술에 압도되어 아마 접촉에 대해 많은 것을 배우지는 못할 것이다. 그러나 그 와중에도 집중치료병동의 신념을 익히게 되는데, 이는 나중에 접촉 스타일에 영향을 주었다고 한다.

간호사가 신규간호사의 시기를 벗어나게 되면 훨씬 수월하게 접촉을 익힐 수 있다. 듣고, 역할 모델을 관찰하며, 환자의 처지에 대하여 역지사지의 입장을 생각하기 시작한다. 자신이 되고 싶은 간호사형을 빠르게 파악하고 그들로부터 집중적으로 배우기 시작한다. 이 때 배우는 것은 어떻게 간호사들이 환자들과 상호 작용하는가와 환자들을 어떻게 접촉하는가이다. 연구대상자들은 이 단계에 대해 설명하긴 하였지만, 그들은 '저 간호사가 접촉하는 방법을 나도 이용해 봐야겠다' 라고 생각했던 적을 기억해내지는 못했다. 그보다 그들은 모범이 되는 간호사들의 접촉을 포함한 종합적인 행동들을 보고 배워야겠다고 생각했다.

어느 정도의 시간이 지나고, 배움은 안정기에 접어들었고 시들해졌다. 이 시기에 간호사들은 집중 치료 병동의 환경에 익숙해졌다. 이것은 개인이 효과적으로 접촉하는데 가장 중요한 것으로 보인다. 그녀는 이제 매일 집중 치료 병동에서 맞닥뜨리는 일보다 더 상대하기 어려운 일상의 지루함에 민감해졌다. 지루함은 개인의 에너지에 부정적인 영향을 미치고, 이는 곧 접촉을 덜 하기를 원하는 것과 접촉 능력이 줄어드는 것으로 이어진다. 이 시기에 이르면 그 동안에도 죽 활발하게 활동하고 있던 메커니즘인 단서가 집중 치료 병동 간호사들이 환자를 접촉하는 것을 배우는데 가장 우세한 메커니즘이 되었다. 이것은, 이때부터는 일반적인 접촉에 대해서 익히는 것이 아니라 환자 한 사람 한 사람에게 접촉하는 방법을 배운다는 것을 뜻한다. 이 시기에 간호사는 기본적인 접촉 스타일을 이미 갖고 있는 상태이다. 접촉 스타일에 변화가 생긴다면 그것은 간호사와 다른 사람 사이에 일어나는 개인적인 경험이거나 뜻 깊고 공식적인 교육 행사일 것이다.

이상에서 설명한 접촉 스타일을 익히는 과정을 모델로 표현하면 〈그림 1〉과 같다. 접촉 스타일을 습득하는 것은 다른 과정과 변수들과 맞물려서 접촉 스타일을 구성하는 매트릭스를 만들기 위해 상호 관계에 함께 작용한다. 간호사의 접촉 스타일은 일찍부터 형성될 수 있으나 간호사가 성숙할수록 이 스타일도 성숙할 가능성이 높다.

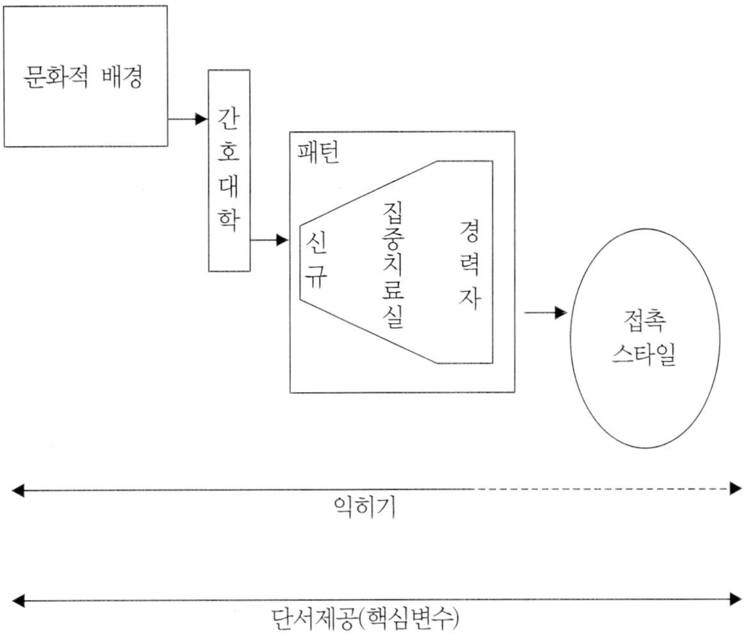

그림 1. 접촉 스타일 익히기

SOURCE: From "Toward a theory of touch: the touching process and acquiring a touching style" by C. A. Estabrooks and J. M. Morse, 1992, *Journal of Advanced Nursing*, 17(4).

단서제공

단서제공은 핵심적인 변수로 밝혀졌고 '상징적 상호 작용을 통해 접촉이 적절한가를 판단하고 그에 따르는 상대방의 호응을 기대하고, 접촉의 영향을 판단하는 과정'으로 정의된다. 단서제공은 일생동안 배우는 과정으로 문화를 통해 전달되며, 개인적 차원과 직업적 차원을 갖고, 접촉 과정을 이해하는데 매우 중요하다. 단서는 언어적인 단서와 비언어적인 단서(자세, 정서, 눈 마주침과 표정 등)를 해석할 수 있는 개인의 능력과 열망에 의존한다. 〈그림 2〉에 나타난 것처럼 단서들은 긍정적이거나 부정적일 수 있다.

전문직인 간호의 영역에서는 비언어적인 단서가 우세한데, 대상자들이 심하게 아파서 단서들이 작거나 포착하기 힘든 집중치료병동에서는 특히 그러하다. 간호사가 상호 교류를 시작할 때 단서들은 주로 대상자들로부터 나타나지만, 가끔은, 특히 간호사가 간호사와 대상자 사이에 거리를 두고 있을 때에는 대상자가 단서를 받는 위치에 서기도 한다. 대상자가 단서를 줄 수 없는 경우(예를 들어 신경이 마비된 환자

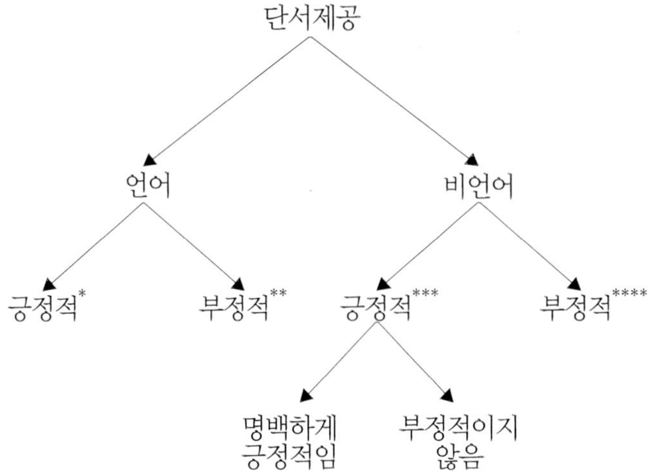

그림 2. 단서

* 긍정적이고 언어적인 단서: 안아주세요, 감사합니다, 기분 좋았어요.
** 부정적이고 언어적인 단서: 만지지 마세요. 만지지 마셨으면 해요.
*** 긍정적이고 비언어적인 단서: 미소 짓기, 눈 마주치기, 손 뻗기, 간호사 방향으로 몸을 틀기, 환한 얼굴 표정, 간호사에게 기대기, 간호사 더듬기, 간호사의 손을 꼭 쥐기, 접촉한 후 진정하는 것
**** 부정적이고 비언어적인 단서: 간호사의 접촉을 거부하는 것, 침대보 아래에 숨기, 간호사를 치거나 무언가를 던지는 것, 주먹을 쥐거나 경계하는 몸의 자세를 취하는 것, 팔짱을 끼는 것, 찡그리는 것, 뻣뻣해지는 것, 간호사와 눈 마주치는 것을 거부하거나 눈을 감는 것, 간호사의 손을 뿌리치는 것, 무릎을 가슴으로 끌어당기는 것

SOURCE: From "Toward a theory of touch: the touching process and acquiring a touching style" by C. A. Estabrooks and J. M. Morse, 1992, *Journal of Advanced Nursing*, 17(4).

의 경우), 접촉을 치료 목적으로 사용하는 간호사들은 접촉이 적합하고, 바람직하고, 긍정적으로 받아들여지고, 대상자에게 좋은 일이라고 주기적으로 생각하게 된다.

간호사에게 가장 방해가 되는 응답은 언어적이든 비언어적이든 대상자의 부정적인 응답이고, 가장 바람직한 단서는 당연히 긍정적인 것이다. 연구대상자들이 부정적 단서의 부재가 긍정적 단서를 의미하는 강한 지시가 된다고 이야기한 것은 매우 흥미롭다. 이것은 아마도 집중치료병동 대상자들은 의식이 없거나 그곳에서 이루어지는 치료(환풍기, 인공호흡기, 많은 줄과 약)에 지쳤기 때문에 단서를 내비칠 수 없고, 따라서 간호사들이 어떤 응답도 받지 않는 것에 익숙해져 있다는 사실을 반영하는 것일 수 있다. 나아가서, 연구대상자들은 접촉이 치료의 수단이라 생각한다면 간호사들은 대상자들이 접촉받길 원한다고 생각하게 되는데, 이는 그들이 대상자들과 비슷한 처지에 놓여 있을 때 접촉받길 원할 것이라는 생각에서 비롯된다고 말했다.

접촉 과정

접촉 과정은 진입과 연결의 두 가지 단계로 이루어진다〈그림 3〉.

진입(Entering)

진입은 간호사가 대상자의 개인적인 공간에(연구대상자들은 대상자의 '거품' 또는 '경계' 라고 표현하였다) 들어가도록 허가를 받는 과정이다. 거품은 그 경계가 그려져 있고, 개인을 감싸며 부적절한 방해로부터 개인을 보호하는 역할을 한다.

이 개인적인 공간에 들어서기 위해 간호사는 대화를 사용한다. 이 대화는 두 가지 목적을 갖는다: 첫 번째는 대상자로 하여금 간호사가 자신의 개인적인 공간에 들어서는 시도를 하고 있음을 알리는 것, 연구대상자들의 말에 의하면 '단서를 제공하는 것' 이고, 두 번째는 간호사로 하여금 대상자의 필요와 예상되는 응답, 접촉의 적절성을 판단할 수 있게 하는 것이다. 대상자에게 튜브가 삽입되어서 말하기 불가능하지만 고개를 흔들거나 다른 비언어적인 방법으로 자신의 의사를 표현할 수 있는 경우에도 간호사는 대화를 시도하고, 비언어적인 대상자의 단서는 매우 중요해진다. 대상자가 응답할 수 없는 경우에는 접촉에 대해서 대상자에게 알려졌는지, 접촉에 대

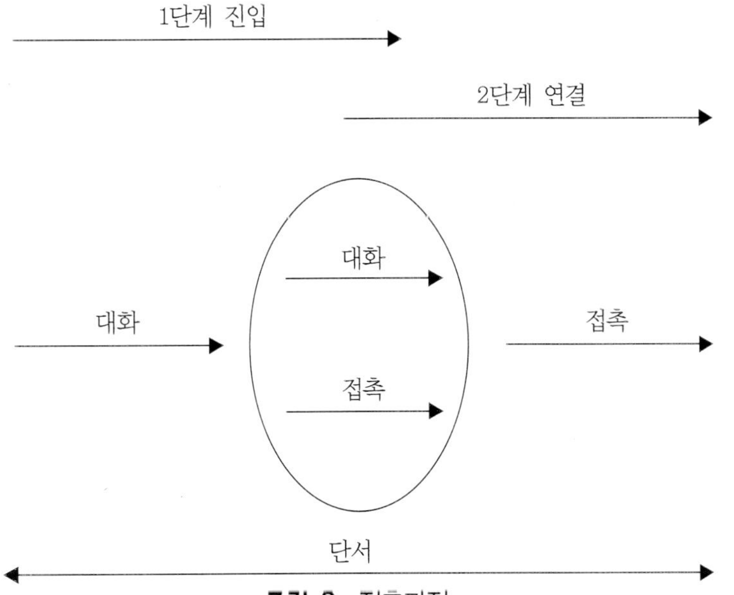

그림 3. 접촉과정

SOURCE: From "Toward a theory of touch: the touching process and acquiring a touching style" by C. A. Estabrooks and J. M. Morse, 1992, *Journal of Advanced Nursing*, 17(4).

한 대상자의 응답이 무엇인지 간호사가 알 수 없기 때문에 방해가 일어난다. 흥미롭게도, 대상자의 응답이 없다고 대화를 건너뛰는 것이 아니라 간호사들은 이 진입 과정을 계속 이어가게 되는데, 이는 응답할 수 없는 대상자라도 들을 수 있을 것이라는 생각에서 비롯된다.

간호사가 진입할 수 있도록 허가 또는 동의를 받으면, 그 다음에는 대화와 접촉이 모두 일어난다. 진입 허락을 구하는 것과 접촉은 계속되며, 이제 간호사는 대상자와 좀 더 가까운 관계에 놓여 있게 된다. 간호사가 환자로부터 더 가까운 곳으로 이동하게 될 수록 거절당할 위험은 점점 더 커진다. 이어서, 간호사가 대상자와 '연결'을 이루려고 하면 더 활발하고 복잡하고 민감한 단서가 나타난다. 간호사는 이제 대상자와 의미 있는 상호작용을 하며 대상자와 교류하면서 정신적인 에너지를 소비할 준비가 되어 있다.

연결(Connecting)

접촉/대화 상태가 점점 강렬해지면 간호사는 상호성-이 상호성은 미묘하고 확인하기 쉽지 않을 수 있다-으로 특징지어지는 연결 단계로 진행한다. 연결은 개성이 있고 복잡한, 간호사가 자신으로 하여금 대상자를 돌볼 수 있도록 하는 단계이다. 이 과정은 집중치료병동 간호사들이 감정에 공격받기 쉽고 대상자의 행복을 위해 대상자를 돌보는 상태에 있게 한다. 대상자의 상태가 좋을 경우 이 감정은 만족스럽거나 보답을 느끼거나 기쁜 감정일 것이고, 대상자의 상태가 좋지 않을 경우에는 감정적인 고통 또는 슬픔, 화 등의 감정일 것이다. 집중치료병동 간호사들은 항상 안 좋은 일들을 겪기 때문에 그들은 이 과정에서 느낄 수 있는 부정적인 감정에 자신들을 드러내 놓는 것을 조심스럽게 생각한다.

연결의 마지막 단계는 접촉이고, 이는 피부와 피부가 맞닿는 것을 포함하지만 접촉은 이 이상의 의미를 가진다. 이 단계에서 접촉 과정이 완성된다. 한 연구대상자는 접촉 과정의 완성을 '영혼의 충돌'이라 설명하였다.

연구대상자들은 이 접촉 과정에서 침해의 가능성이 있다고 말했다. 예를 들어서, 간호사가 대상자를 안정시키는 단계를 건너뛰고 바로 가까운 접촉의 단계로 갈 수도 있고, 단서를 제공하는 단계에서 정보를 얻으려는 의도나 얻은 정보를 사용하려는 의도 없이 대상자에게 허락을 구하게 될 수도 있다. 혹은, 특히 간호사의 간호 레퍼토리에 접촉이 포함되어 있지 않는 경우에는 모든 단계를 무시할 수도 있다. 어떤 종류의 침해이든 대상자가 응답할 수 없어서 이 과정에 참여할 수 없는 경우에 더 쉽게 일어날 수 있다. 더욱이, 연구대상자들은 집중 치료 병동 대상자들, 특히 응답이 불가능한 대상자들은 대상자가 아닌 사람들과는 다른 형체의 개인적 공간을 갖는 것 같다고 말했다. 침투할 수 있고 변화하여서 개인적인 공간으로서의 원래 모습을 잃은 개인적 영역을 가리켜 '위축' 과 같은 용어를 쓴다. 간호사들은 자신들의 개인적인 삶으로부터 다른 사람들이 개인적 영역을 침범 당했을 때, 부적절한 접촉을 당했을 때 느끼는 감정과 보이는 반응에 대하여 정확하게 알고 있다. 연구대상자들은 중요한 접촉의 적절성 요소가 대상자의 동의와 관련되어 있다고 말했다.

맺음말

이 이론은 간호실무에서 흔히 나타나고 또한 중요한 간호의 하나이지만, 그동안 중요하게 조명되지 않은 간호사의 접촉을 체계적으로 설명하는 이론이다. 이 이론에서는 접촉을 단순히 피부대 피부의 맞닿음 이상으로 설명하고자 하였으며 접촉을 하나의 일련의 과정으로 설명하고 간호사는 접촉스타일을 습득하고 이를 간호실무에 활용하여 간호의 결과를 향상시킬 수 있음을 설명하였다.

이 이론에서 밝히고자 하는 것은 간호사들이 어떻게 접촉하는가에 대한 기초적 이해의 실제적 관점이다. 접촉의 메커니즘을 이해하는 것은 규범으로부터의 부적절한 벗어남과 상황상 적합한 벗어남을 파악하는데 중요하다. 접촉 과정에서 이탈하는 것들에 영향을 주거나 접촉의 적합한 이용을 가르치기 위해서는 간호사들이 어떻게 접촉을 배우는가와 어떻게 접촉 스타일을 갖게 되는가를 이해하는 것이 요구된다. 접촉이 원초적이고 유력한 인간 행동이라면, 접촉이 간호 실제에서 중요하다면, 그리고 그 영향이 긍정적이거나 부정적이거나 중립적일 수 있다면 접촉의 메커니즘을 이해하는 것이 필수적이다.

이 이론은 이전에 보고된 바 없고 문헌에서 논의된 바 없는 만큼, 많은 의문점이 제기된다. 다음에 제시하는 의문점에 대한 해답이 바로 이 이론의 의의와 중요성이라 할 수 있다.

접촉에 대해 현재 알려진 바에 어떻게 기여하는가? 이에 대한 대답은 첫째로, 이전의 접촉 연구에서는 주로 배제되었던 간호사들을 인터뷰함으로써 새로운 관점을 마련하였다. 둘째로, 이 연구 결과는 Weiss, Pepler의 연구 결과 등 현재 존재하는 연구 결과에 덧붙여 접촉에 대한 이론을 확립하는데 기여할 수 있는 가능성을 제시하였다. 셋째로, 이것은 일상의 한 부분이어서 당연한 것으로 여겨지는 행동들을 구조적으로 조사하는 행위의 가치를 강화하였다.

다음에 제시하는 의문점들은 후속 연구에 도움이 될 것이다.

여기서 설명한 접촉 과정은 어떤 상황에서 성립하는가? 집중치료병동 대상자들의 개인적인 영역에 다른 형태가 존재하는가? 만약 그렇다면 그 형태는 무엇이며 이는 간호사들에게 무엇을 의미하는가? 접촉을 간호대학에서 효과적으로 가르칠 수 있는가? 어떤 방법으로 가르치는 것이 가장 효과적인가? 간호에 입문하기 전에 접촉에 대해 문화적으로 배운 것들이 이후의 학습에 어떻게 영향을 주는가? 간호사들이 단서를 제공하는 것을 배우는 다른 방법들이 있는가? 간호사들은 어떻게 자신의 단서들을 유효하게 전달하는가? 단서제공을 가르칠 수 있는가? 이 질문들과 이 질문들에서 비롯될 다른 질문들에 대한 답변들은 간호실무에서 이용되는 접촉에 대한 이해를 도울 것이다.

이론가들은 어떤 종류의 접촉이든 여러 차원에서 접촉을 고려해야 한다는 점과 후속연구를 통하여 더 완벽한 접촉 모델을 구축할 것을 제안하였다.

이 이론은 특히 신규간호사부터 경력간호사들에게 환자와의 효과적인 접촉을 어떻게 수행할 수 있는가를 보여주고 있어 실무에 유용한 중범위이론이라고 할 수 있으며, 또한 집중병동이라는 특수상황에서의 접촉을 설명하는 특수상황이론이라고 할 수 있다. 이론가들은 이 이론에서 제시하고 있는 것을 연구과정을 통하여 증명하고자 하였으나 앞으로 우리나라에서도, 다양한 병원, 다양한 병동에서 접촉을 연구하고 실무에 적용하는 활발한 시도가 이루어지면 21세기 간호의 바람직한 방향으로 설정한 '대상자 중심의 간호'를 달성하는데 한걸음 나아갈 수 있을 것이다.

참고문헌

Estabrooks, CA. & Morse, JM. (1992). Toward a theory of touch : The touching process and acquiring a touching style. *J. of Advanced Nursing. 17*. 448-456

Im, E.-O. (2005). Development of situation-specific theories. An integrative approach. *Advances in Nursing Science, 28*. 137-151.

안락감을 제공하는 상호작용 : 간호사 – 환자 관계 모델 개발

The Comforting Interaction: Developing a Model of Nurse-Patient Relationship

Janice M. Morse, Gail Ann Deluca Havens, and Sharon Wilson

김 수 진

간호사와 환자관계에서의 상호작용은 간호의 핵심요소이며, 환자에게 안락감을 제공하는 것이 간호의 목적이 될 수 있다. 간호의 이러한 목적을 달성하고자 상호작용을 맺게 되며, 상호작용은 간호사와 환자가 바람직한 관계를 수립하기 위한 수단이 된다.

안락감을 제공하는 상호작용–관계 모델은 간호사–환자 상호작용과 간호사–환자 관계를 기술한 여러 연구문헌에 대한 고찰과 분석으로부터 도출되었다. 간호사–환자 상호작용과 간호사–환자 관계의 상호연관성을 조사하기 위하여 연구문헌들을 고찰한 결과, 간호사–환자 상호작용과 간호사–환자 관계가 통합되어 있지 않고 단편적으로 기술되어있으며 통합된 과정을 분리시키고 있음을 발견하였다. 연구자들은 상호작용과 관계를 연결시키는 모델이 매우 필요하다고 생각되어, 간호사–환자 상호작용과 간호사–환자 관계를 설명하는 포괄적인 모델을 개발하였다.

안락감을 제공하는 상호작용–관계 모델은 간호행위, 환자행위 및 발전된 관계의 3요소로 개념화되며, 이 세 요소들의 복잡하고 역동적이며 상호작용하는 특성에 대한 예들이 제시되고 있다. 모델 개발자들은 간호사–환자 관계에 대한 연구가 이 모델에 근거하여 고려되어져야 하며, 앞으로 간호사가 상호작용과 관계에 대한 연구를 시도하고자 할 때에, 모든 수준의 자료들이 동시에 얻어져야 한다고 주장하고 있다. 또한 결과를 트라이앵귤레이션할 수 있도록 다양한 방법을 사용하여야 한다고 주장하고 있으며, 특히 임상 현장에서 이 모델이 사용되어야 함을 제안하고 있다.

안락감을 제공하는 상호작용–관계 모델은 통합적 접근방법에 따른 상황조성이론

개발 단계 중 기본가정과 이론의 출처가 제시되지 않았으며, 본 고에서는 이론 개발 과정을 설명하고 이론에 대하여 소개하고자 한다.

이론 개발과정

시작단계

간호사-환자 상호작용과 간호사-환자 관계에 대한 많은 연구들이 있으나, 이러한 연구들이 분리되어 있고, 실제 간호사-환자 상호작용을 부분적으로 나타내고 있으며, 간호사-환자 관계에 대하여 제한된 관점을 갖고 있다.

간호사-환자 상호작용과 간호사-환자 관계는 간호의 본질을 이해하는데 있어 매우 중요하므로 이러한 차이는 매우 심각하다. 의미 있고 중요한 상호작용이 일어날 때에 간호 그 자체가 본질적으로 이루어진다. 그러므로 간호사-환자 상호작용과 간호사-환자 관계를 나타내는 포괄적인 모델을 조사하고 재구성하는 것이 중요하고 매우 시급하다.

간호사-환자 상호작용과 간호사-환자 관계, 두 가지 현상이 분열되는 것은 아마도 부분적으로는 상호작용과 관계간의 특성 때문일 것이다. 간호사-환자 상호작용을 연구하는 연구자들은 역사, 성과, 선행요인, 결과를 고려하지 않고, 스냅사진과 장면을 조사한다. 그들은 상호작용의 즉각적인 의도에 주목하고, 대화를 분석하고, 행동을 관찰하며, 자세한 것을 기록하는 것에 많은 관심을 쏟는다.

그러나 관계를 연구하는 연구자들은 관계에 기여하는 지각과 해석을 탐구한다. 그리고 상호작용문헌에 자세히 기술된 것들에는 주의를 두지도 않고 둘 수도 없다. 많은 행위자들-간호사, 환자, 가족, 의사, 다른 건강전문가-은 분석에 있어 문제를 만들고 더 나아가 문헌을 분리시킨다. 따라서 이러한 문헌들이 연결되고 포괄적인 하나의 모델이 만들어질 필요가 있어 이 모델을 개발하게 되었다.

개발과정

안락감을 제공하는 상호작용-관계 모델은 주로 문헌고찰을 통하여, 간호사-환자 상호작용과 간호사-환자 관계에 대한 논문을 분석하고 비교하여 모델을 개발하였다. 그리고 간호사-환자 관계를 발전시키는 데 영향을 주는 상황적 요인들을 분석하고,

이들 문헌들의 제한점을 제시하였으며, 모델에서 실무현장에서의 다양한 자료와 예를 들어 설명하고 있다.

간호사-환자 상호작용에 관한 문헌

• 대부분의 연구들이 상호작용을 대화보다 더 넓은 의미로 정의한다. 그리고 분석 시, 비언어적 의사소통과 동시에 일어나는 간호행위 및 환자 간호상황을 포함시키고 있다.
  - 상호작용은 '다른 사람의 행동을 정의하고 해석하여 자기 개인의 행동을 구성하는 상호과정' 으로 정의할 수 있다. 문헌에서는 즉각적인 상호작용에 초점을 두고, 관계변수들을 제외시키거나, '관계수립' 이 아닌 상호작용의 목적과 목표를 파악하고 있다. 또한 상호작용의 목적을 간호제공 혹은 간호업무로 규정하고, 간호 상호작용을 중재, 치료적 목적의 획득, 혹은 건강상태를 변화시키기 위한 수단으로 분석하고 있다.

• 상호작용과 관계를 연결시키기 위하여 간호사-환자 상호작용에 초점을 둔 연구는 드물다.
  - 상호작용이 관계 안에서 일어난다고 거의 생각하지 않는다. Bottorff(1993)는 '관계' 는 4가지 접촉패턴들 중 오직 2개인 사회적, 연결적 접촉에만 내재해 있다는 것을 관찰하였으며, 목적은 각각 친숙함을 발전시키고 간호사-환자 관계를 강화하는 것이다.
  - 연구들이 즉시적 상호작용에 초점을 두어서 간호사 혹은 환자의 의도나 관계에 대한 그들의 지각에 대한 정보를 거의 주지 못하고 있으며, 간호사-환자 관계와 상호작용 문헌과의 연결을 막고 있다.

간호사-환자 관계에 관한 문헌

• 관계란 '두 사람이 상호 협조적인 방법으로 즉시 문제에 맞설 수 있도록 서로를 잘 알게 되어가는 것' 이다(Peplau, 1952). 간호사-환자 관계를 조사하는 연구자들은 보통 단순한 상호작용사건에 초점을 두지 않고, 계속되는 대화모습을 보고하기 위하여 microanalytic technique을 사용하지 않으며, 상호작용을 관찰하기 위하여 비디오테이프를 사용하지 않는다. 그보다는 환자 혹은 간호사와 후향적 인터뷰방법

을 사용하여 자료를 수집한다.

- 관계를 기술하는데 있어, 많은 연구자들은 상호작용을 언급하지 않고, 관계의 발달과 전개를 기술하며, 관계의 특성을 기술한다.
- 관계에 중점을 연구자들은 상호작용을 시간이 지나면서 상호작용에 변화를 주는 관계의 요소 혹은 특성으로서 포함시키며, 관계를 상호작용보다 더 넓고 포괄적인 것으로 간주한다.

상호작용과 관계문헌의 비교

• 간호사-환자 관계와 간호사-환자 상호작용에 대한 개념화는 연구자의 관점과 연구방법으로 인하여 많은 제한을 받고 있다〈표 1〉.

표 1. 상호작용과 관계 관점에 대한 영역의 비교

영역	간호사-환자 상호작용	간호사-환자 관계
기간	짧음	시간이 경과함에 따라 발전
분석 단위	한번의 접촉	전체 관계
분석 초점	단순한 행위 • 말 • 행동	타인에 대한 감정적 반응
방법	참여 관찰 민족지학 민족학	현상학 근거이론
자료원	비디오테이프 오디오테이프 필드노트	오디오테이프 인터뷰 주관적 보고
분석 수준	미시적	광범위
제한점	참여자 견해 제외됨 즉각적 반응만 반영됨	객관적 자료 없음 주관적 자료만 제시됨 환자의 자각을 넘어선 사건은 제외됨 한 참여자가 관계 맺고 있는 두 명에 대하여 보고함

- 상호작용 관점은 자료 분석을 제한하고 있다. 분석단위가 간호사와 환자간의 한번의 접촉이어서 상호작용기간이 짧다. 반면에 관계는 분석단위가 간호사와 환자 간의 전체 관계로서 관계는 시간이 흐르면서 발전하고 변한다. 이 두 관점의 차이로 인하여 간호사와 환자를 조사하는데 있어 서로 다른 방법을 사용하게 된다.
- 연구자들은 비디오카메라를 사용함으로서 초래되는 '지형학적' 제한을 극복하고 상호작용을 보고하기 위하여 참여관찰을 사용해왔다. 관찰자들은 환자들을 만나는 간호사를 따라다니기 때문에 카메라 범위에 제한받지 않는다. 그러나 비디오테이프에 영구적으로 기록되지 않고, 그 결과 틀을 분석할 수 없기 때문에 연구자들은 비디오테이프를 사용할 때와 같은 자세한 순간을 기록할 수 없다. 그러므로 이들 연구에는 미시적 분석연구의 자세한 것들이 부족하며, 간호사와 환자사이의 관점을 중요히 여기지 않기 때문에 해석적 자료가 분실된다.
- 만일 관계연구자들이 상호작용을 고려한다면 분석시 다른 순위가 주어질 것이다. 이는 간호사환자관계를 조사하는 연구자들이 인터뷰자료를 사용하고, 인터뷰 자료들은 분리된 개개의 사건(자각을 넘어선 수준에서 일어나는)보다는 행위들을 보고하기 때문이다 : 따라서 모델을 구축할 때에는 미시적이며 넓은 수준에서 분석하고, 그리고 즉시적이며 장기적인 관점에서, 간호사와 환자를 동등하게 포함하여야 한다.
- 요약하면, 상호작용 혹은 관계를 탐구하는 연구자들이 같은 현상을 조사하지만, 서로 관점이 다르고 사용하는 방법이 다르기 때문에, 이들 문헌들이 서로에게 지식(정보)을 주어야 하고 같은 과정의 일부분이어야 함에도 불구하고 문헌들이 거의 연결되지 못하고 있다. 오직 몇 연구자들만 이러한 상호의존성을 인식하고 크고 작은 자료를 연결시킴으로서 방법론적 문제들에서 생기는 제한점을 극복하기위한 시도를 하고 있다. Altschul(1971)은 정신과 병동에서 환자-간호사 관계를 조사했으며, 관계를 상호작용의 횟수와 기간, 관계의 상호적 평가, 경험의 치료적 속성으로 정의하였다. 이러한 관점과 연구설계는 그 이후로 되풀이된 적이 없다.
- 요약하면, 상호작용이 관계를 형성하는 수단으로 인식되고 있음에도 불구하고 상호작용과 관계이론 간의 연결이 약하다. 현재 상호보완적이고 상호의존적인 관점으로 이들 두개를 연결시키는 모델이 없다. 다른 종류의 자료를 연결시키는데 있어 방법론적인 문제에도 불구하고 포괄적인 모델 개발이 늦었고, 그러한 모델 개발이 간호에 대한 우리의 이해를 촉진시킬 것이다. 안락감을 제공하는 상호작용 모델은 간호

사와 환자 둘 다를 동등하게 포함시키며, 즉시적이고 장기적인 관점에서 미시적이며 광범위한 수준의 분석을 한다.

관계 발전에 영향을 주는 상황적 요인들

• 간호사와 환자간의 접촉은 목적이 있다.

간호사와 환자간의 접촉은 보통 환자의 건강요구, 건강 혹은 질병 상태, 계획된 약속, 간호 스케줄, 신체적 간호요구에 대한 반응이다.

• 하루 중 많은 간호사들이 한 환자를 간호한다.

한 간호사가 환자 간호를 계획하고 수행할 책임이 있지만, 24시간 요구, 휴무, 식사나 커피타임, 업무교대, 그리고 환자 옆에 있는 시간이 줄어들기 때문에, 실제로는 많은 간호사들이 간호를 제공하게 된다.

• 간호는 간호제공자 집단에 의하여 동시에 제공된다.

주요 프로시져가 수행될 때, 환자가 도움을 요청할 때에, 그리고 응급 간호가 제공될 때에, 혹은 복잡한 간호가 제공될 때에, 여러 간호사들이 동시에 간호에 참여하게 된다.

• 간호사는 독자적인 치료자로서라기보다 의사나 기관의 대리인으로 업무를 수행한다.

간호사가 팀의 한 부분이고 교체할 수 있다고 생각되기 때문에, 특정한 간호사에게 주어진 어떤 은밀한 정보라도 환자차트에 기록되거나 혹은 환자에 대하여 보고할 때에 비공식적으로 전하게 된다. 간호사 자신들은 환자의 이익을 위해서 그러한 정보를 간호팀이나 의사가 접근할 수 있도록 환자정보를 공개해야 한다고 생각한다. 그러한 정보의 기록과 보고에도 불구하고, 간호사는 자신이 환자의 비밀을 보호하고 있다고 생각하고 있다. 이러한 행동은 간호사가 자신들을 기관이나 의사의 대리인이라고 생각하고 있다는 것을 나타내며, 간호사들은 환자 치료를 간호가 결정할 수 없다는 점에서 자율적인 위치에 있지 못하다. 그리고 이러한 점에서 간호사들은 환자보다는 의사나 기관에 매우 충실하게 된다.

문헌의 제한점

임상현장의 특성들이 간호사환자관계에 영향을 미침에도 불구하고, 이러한 관계에 대한 많은 연구들이 상황적 요소나 간호가 제공되는 구조들을 고려하지 않았다. 더구나 간호사-환자 관계는 주로 면담자료를 사용하여 환자 관점이 아닌 간호사관점에서 개발되어왔다. 연구자들은 즉시적인 상호작용 너머 실제 무엇이 일어나는가나 시간이 흐르면서 생겨지게 되는 관계를 알기 위하여 간호사-환자 관계에 대한 관찰적 연구를 수행하지 않았다.

많은 연구들이 '일 간호사-일 환자' 모델인 간호사-환자 관계에 대하여 초점을 맞추고 있었다. 또한 환자들이 간호사-환자 관계의 필수요소이지만, 어떻게 환자가 간호제공자를 신뢰하는 것을 배우게 되고 어떻게 간호사를 그들 간호에 끌어들이고, 간호의 상호성으로서 환자들이 간호사에게 되돌려준 것을 탐구하는 등의 측면에서 간호사환자관계를 보고한 연구자들이 거의 없었다.

또한 간호제공팀에 친척을 포함시키거나 친척을 간호하는 방법들에 대한 간호사나 친척의 관점을 조사하는 문헌들이 빈약했다. 친척은 대상자는 아니지만, 연구결과 그들 존재는 환자간호사 상호작용을 크게 변화시키는 것으로 나타났다.

또한 간호사-환자 관계의 어떤 면은 파악되거나 기술되지 않고 있다. 대부분 간호사-환자 관계가 성립된 후에, 오랜 시간동안 지속적인 돌봄제공자가 있게 된다. 간호사-환자 관계의 변화하는 속성에 대하여 많은 관심을 기울이지 못했고, 관계의 발전에 대하여 많이 알지 못하거나, 최적의 관계를 발전시키거나 방해하는 요소들을 거의 파악하지 못하고 있다. 문헌들이 사례는 풍부한데 이론적인 면이 부실하여, 흥미롭기는 하지만, 분석적이고 이론적인 개발이 부족하여, 일반화가 부족하다. 대부분 연구들은 성인 환자를 기술하고, 소아환자와의 관계에 대한 기술이 부족하다. 또한 환자가 신체적으로 심하게 고통을 겪고 있거나 혹은 심하게 고통스러운 프로시져를 제공받을 때의 단기적이고 집중적인 기본적인 관계에 대한 기술이 필요하다.

이론 소개

안락감을 제공하는 상호작용-관계 모델은 간호행동, 환자행동, 관계의 발전의 세 가지요소로 개념화되며, 이 세 요소의 복잡하고 역동적이며 상호작용하는 특성에 대한 예가 제시되고 있다.

간호행동

- 간호행동은 안락감을 제공하는 전략, 간호스타일 및 간호관계 양상으로 구성된다.
  - 안락감을 제공하는 전략은 경청, 접촉, 안락감을 주는 대화이다. 간호스타일은 안위전략들의 결합이다. 간호관계 양상은 결합된 스타일로부터 나온 규범적이고 전문적인 행위이다.
- 세 요소들은 서로 영향을 미치고 동시에 일어난다.
  - 상호 연관된 관계가 〈그림 1〉에 제시되어 있다. 이는 안락감을 제공하는 전략과 간호스타일간에 많은 조합과 교환이 가능하며, 간호사들이 서로 다른 것은 이들 패턴이 다르기 때문이다. 그럼에도 불구하고, 환자를 간호하는 상황에서는 어떤 기능을 사용할 필요가 있으며, 그리하여 잠재적인 결합을 줄이고 간호 관계를 맺는 패턴이 어느 정도 표준화되게 된다.
- 시간이 흐름에 따라, 접촉이나 상호작용이 어떤 종류의 관계를 형성하기 때문에, 이들 접촉은 간호사-환자관계를 만들어낸다.
  - 간호사-환자관계는 협상을 맺게 되고, 성숙하게 되고, 간호행동의 3가지 수준의 결합으로 발전된다. 간호사들은 특정 환자의 불편감이나 혹은 고통에 대한 해결 반응으로서 직접적으로 안락감을 제공하는 전략을 사용하며, 간접적으로 환경적 단서에 관심을 갖고 안락감을 제공하는 전략을 사용한다. 그러므로 이 모델은 환자 주도이면서 동시에 간호사가 좌우한다.
- 간호행동은 간호사-환자 관계에 영향을 미치는 수단이다.
  - 간호사-환자 관계는 관계가 환자와 간호사의 욕구를 충족시킬 때까지, 간호사와 환자간의 비공식적인 협상에 따라, 정적이지 않고 시간이 흐름에 따라 변한다. 이와 같이, 성취된 관계의 형태는 부분적으로 올바른 전략, 간호스타일, 그리고 환자와 상황을 연결짓는 올바른 관계 패턴 등에 있어서의 간호사의 탁월성에 의하여 이루어진다.

안락감을 제공하는 전략

- 간호사가 환자에게 안락감을 제공하는 전략은 환자 고통에 대한 표시나 환자 불편

감에 대한 상황적 지표에 대한 반응으로 나타나는 행동이다.

- 간호사들은 의도적으로 혹은 직관적으로 불편감을 나타내는 환자의 행동적 실마리와 환경적 요소를 사정한다.
- 안락감을 제공하는 전략은 일시적일 수도 있고 오랜 기간에 걸쳐서 일어날 수 있다.
- 안락감을 제공하는 전략은 간호중재의 일부분으로서 계획된다. 어떤 경우에는 간호사가 알지 못하는 사이에 전략이 일어날 수 있으며, 인간적 그리고 전문적 상호작용의 부분으로서, 거의 반사적으로 일어난다. 전략은 환자에게 직접 제공할 수 있고, 환경을 다루어 간접적으로 제공될 수 있다. 직접적 전략은 접촉, 이야기, 경청, 자세 등이며, 간접적 전략은 온정 제공, 불빛 조절, 방문객을 제한하여 휴식 제공하는 것들이다.

• 간호사가 제공한 안락감을 제공하는 전략은 환자주도하에 이루어지며, 환자 상태에 따라 특징이 있다.

• 어떤 안락감을 제공하는 전략은 공식적으로 간호교육의 한 부분으로 습득되어지며, 기본 간호학 교과서에 기술되어 있으며, 간호학 교육과정의 입문반에서 아주 자세하게 가르친다. 그러나 임상현장에서 환자와 상호작용하고 간호를 제공하는 경험 많은 간호사를 보면서 주로 비공식적으로 전략을 습득한다.

• 간호는 상호작용적으로 제공되고 계속되는 배움의 과정이다. 간호사는 간호를 하면서 어떤 전략들이 효과적이고, 덜 효과적인지, 그리고 특정 상황에서의 환자 반응에 근거하여 어떤 전략은 달가워하지 않는지에 대한 경험을 얻게 된다. 이와 같은 방식으로, 간호사는 환자의 단사와 상황적 단서를 가지고 어떤 전략을 언제 사용할지 배우게 된다.

• 간호사는 안락감을 제공하는 전략들의 효능과 효과를 파악하기 위하여 환자를 계속 사정하며, 만일 전략이 효과적이지 않다면, 간호사는 즉시 전략을 바꾼다.

• 경험이 쌓이게 되면, 간호사는 광범위한 안락감을 제공하는 전략 세트를 발전시킨다. 이 안락감을 제공하는 전략은행으로부터, 간호사는 자기가 좋아하는 그들 자신만의 레파토리를 개발한다.

간호스타일

• 간호사는 모든 간호상호작용에 독특하고 융통성 있는 스타일을 발전시킨다. 각 환

자들에게 접근할 때, 간호스타일을 형성하기 위하여 조합한 안락감을 제공하는 전략을 적용한다. 그리하여 간호사는 노인환자, 통증환자, 불안환자, 불순응환자에게 서로 다른 스타일을 개발한다. 이러한 간호스타일은 무작위로 선택된 전략이나 특별한 기반에 근거한 전략이 아니고, 어느 정도 패턴화 된 간호스타일이다.

- 간호사는 어떤 스타일이 전에 사용되었고 어떤 간호스타일이 성공적이었는지 알게 된다. 간호사는 상호작용에 대한 환자의 반응을 사정하면서 환자를 읽는다. 이와 같이, 환자는 간호사가 사용할 간호스타일에 영향을 주며, 어떤 특정한 스타일에 반응하도록 간호사를 조작하거나 협상한다.
- 간호스타일이 환자의 고통표시에 대한 간호사의 지각에 대한 반응으로 발전되는 반면에, 환자의 반응은 간호사가 제공한 간호스타일에 의해 영향 받는다.
- 돌봄스타일에 영향을 주는 여러 요소들이 있다.
  - 간호사의 성격, 문화적 배경, 사회화, 업무환경, 그리고 환자의 피드백, 특별한 모드(양식), 간호사의 경험이 영향을 준다.

관계양상

- 간호사가 사회화되고 전문가가 되면 환자와 관계 맺는 양상이 표준적이 되고 전문적인 간호행위의 일부분이 된다.
  - 간호 관계 양상은 표준화되고 독특한 간호행위는 간호사와 비간호사를 구별하게 만든다. 그리하여 간호사의 적절한 행위는 암묵적으로 '행동수칙' 으로서 교육되거나, 혹은 업무 현장에서 배워지거나, 간호교육과정의 의사소통과목에서 가이드를 받는다. 또한 돌봄과 같은 간호철학으로부터나 혹은 윤리, 종교적 신념 혹은 가치관에서 나온 간호사 자신의 철학으로부터 도출된다.
- 이러한 획일성에도 불구하고, 간호 관계 양상은 서로 다르다.
  - 이는 간호실무 전공과 간호사의 기능적 역할에 따라 적용하는 돌봄 스타일의 다양성 때문이다. 간호 관계 양상은 환자인구집단에 따라 차이가 난다. 환자들과의 관계, 역할, 돌봄스타일이 다르고 환자의 서로 다른 요구에 대한 반응이 다르기 때문에 표준화와 획일성이 생기게 된다.

환자 행동

불편감 신호

• 불편감에 대한 환자의 행동반응은 내재적으로나 혹은 외현적으로 관찰할 수 있다.

- 불편감 신호는 밖으로 말로 표현되고, 간호사가 알아차리게 된다. 환자 불편감 신호의 상황적 단서는 상황적, 혹은 환경적이다.

고통의 단서

• 개인적 불편감 신호가 모여져서 고통의 단서가 된다.

- 자세, 얼굴 찡그림, 불안정, 복부통증을 동반한 발한들이 단서가 된다. 고통의 단서는 안락감을 제공하는 욕구를 의미하며 간호중재 요구를 포함한다.

관계양상

• 고통의 단서가 안락감을 제공하는 중재요구를 나타내지만, 불편감이 심하지 않으면 요구 그 자체로 간호를 반드시 수용할 필요는 없다.

- 환자는 먼저 간호사를 평가하고 간호사가 제공한 간호를 신뢰할 것인지 결정해야 하고, 간호사와의 관계양상을 발전시킨다. 이들 환자 행동은 관계에 영향을 미치고, 간호사의 반응과 행동에 영향을 미친다.

• 발전된 신뢰수준은 간호사와 관계 맺는 환자 주도의 패턴으로 연결된다.

- 환자가 간호사를 신뢰하지 않으면 환자는 간호사가 '힘든' 환자라고 꼬리표를 붙이는 행동을 한다. 그들의 요구, 상황, 행동에 따라 환자들은 관계 형태를 조정하고, 이러한 의미에서 관계형태는 환자가 좌우하고, 간호사는 환자 신호와 환경 단서에 응한다.

관계의 발전

• 간호사와 환자들의 행동은 암묵적으로 그리고 외형적으로 간호사와 환자간의 관계를 협상하는 수단으로 사용된다〈그림 1〉.

• 간호의 목표는 환자에게 필요하고 기본적인 간호를 환자가 수용하고 참여할 수 있게 하기 위하여 안락한 수준에 도달할 수 있도록 돕는 것이다.

• 관계는 환자의 불편함의 표시, 고통의 단서들, 관계 패턴들, 간호사들의 반응에 대

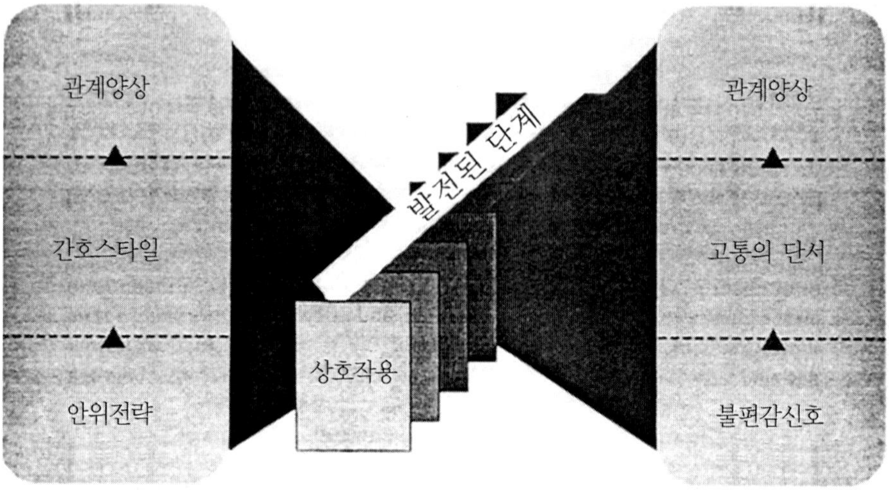

그림 1. 안락감을 제공하는 상호작용-관계 모델

SOURCE: From "The comforting interaction: developing a model of nurse-patient relationship" by J. M. Morse, G. A. Havens and S. Wilson, 1997, *Scholarly Inquiry for Nursing Practice,* 11(4). Reprinted by permission.

한 반응으로 발전한다.

- 환자가 위태롭거나 간호행위와 관계를 거절하거나 받아들이는 것을 선택할 수 없는 예외적인 상황에서는 간호사가 리드한다.

• 모든 환자들과의 접촉을 통해 관계는 발전되고 변화하며, 상호 만족스러운 관계로 빠르게 발전되거나 혹은 장기간에 걸쳐 협상되어진다.

• 관계가 발전됨에 따라, 간호사는 안락감을 제공하는 전략과 돌봄 스타일을 어떻게 다르게 조합할 것인가를 선택하기 위하여 환자와의 상호작용으로부터 얻어진 지식을 사용하며, 이들이 결국 다른 관계패턴을 만들게 된다.

• 환자의 피드백을 받아들이고 환자의 불편함에 대한 신호를 읽는 과정은 환자와 간호사간 관계를 역동적이고 변화하게 하는 연속적인 과정이 된다. 간호사와 환자 모두, 관계를 변화시키기 위한 전략을 사용할 수 있고, 이런 식으로 관계가 협상을 하고 시간이 흐름에 따라 변화한다.

맺음말

안락감을 제공하는 상호작용-관계 모델은 간호사-환자 상호작용과 간호사-환자 관계에 대한 연구문헌에 대한 고찰로부터 도출되었다. 문헌고찰을 통하여 연구에 사용된 연구방법의 관점이 제한되어 상호작용과 관계에 대한 문헌이 분리되어있음을 발견하고, 임상에서 유용하게 사용할 수 있는 포괄적인 이론을 구축하기 위하여 본 모델이 개발되었다.

안락감을 제공하는 상호작용-관계 모델은 간호사의 안락감을 제공하는 전략의 구성요소와 돌봄스타일이 어떻게 일반적인 행동과 간호의 독특성을 나타내고, 그리고 어떻게 환자들의 행동이 간호사에 대한 평가에 따라 달라졌는지에 대하여 설명하고 있다. 그리고 간호의 전략, 돌봄의 방법과 간호사의 관계 패턴이 어떤 특별한 환자의 불편감, 고통에 대한 표시들과 관계가 있다고 주장하고 있다. 또한 환자들의 행동은 환경, 상황, 그리고 환자가 간호사를 신뢰하는 정도에 따라 다르고, 간호사와 환자들의 행동이 암묵적으로 그리고 외형적으로 간호사와 환자간의 관계를 협상하는 수단으로 사용될 수 있다고 기술하고 있다.

앞으로 간호사가 상호작용과 관계 현상에 대한 연구를 시도하고자 할 때에는, 모든 수준의 자료들이 동시에 얻어지고 결과를 트라이앵귤레이션 할 수 있도록 다양한 방법을 사용하여야 한다. 그리고 많은 연구자들이 간호사들이 사용하는 안락감을 제공하는 전략을 파악하고 기술하기 위한 시도를 하고 있으나, 문헌에 임상에서 사용하는 많은 안락감을 제공하는 전략들에 대한 기술이 부족하다. 따라서 앞으로 간호 안락감을 제공하는 전략들을 소개하고 평가하는 많은 연구들이 필요하다.

또한 안락감을 제공하는 상호작용-관계 모델은 간호의 돌봄 스타일과 관계 양상을 파악하는데 기여하고 있으며, 이러한 것들이 이전에는 문헌에 명확히 설명되어지지 않았었다. 환자 중심의 돌봄을 제공하는데 있어서의 열쇠인 간호의 다양성과 적용성이 임상에서 관찰되어져야 할 중요한 내용이다. 이러한 스타일과 관계 양상을 기술하기 위하여 앞으로 더 많은 질적 연구가 이루어져야 하고, 간호학 교과서에 소개되어질 필요가 있다.

그리고 간호 접근에 대하여 여러 문헌들에 기술되어 있으나 앞으로 더 많은 기술들이 필요하다. 그동안 간호사가 간호사-환자 관계를 연구할 때 환자의 행동은 거의 무시되었으므로 환자-간호사 관계에 대하여 환자가 기여하는 바에 대한 추가적인 연구가 절실히 필요하다. 따라서 역동성과 환자의 기여를 통합하는 균형 잡힌 견해가 이 모델의 강점이라고 할 수 있을 것이다.

안락감을 제공하는 상호작용-관계 모델을 개발한 연구자들은 간호사-환자 관계에 대한 연구들이 안락감을 제공하는 상호작용-관계 모델에 근거해서 고려되어져야 한다고 하였다. 즉, 어떤 모델은 간호학의 관점에서만 개발되어 환자의 기여를 고려하지 않는 편향된 모델이 되기도 하고, 또 어떤 모델은 이상적이고 연결된 관계만을 이야기하기 때문에, 간호는 그러한 연결이 없이는 효과적이고 효율적일 수 없다고 주장하고 있다, 그러나 이 모델은 단지 문헌고찰에 의해서만 개발되어진 모델이라는 제한점이 있으므로, 다양한 출처에 대한 조사에 근거한 보다 통합적인 접근의 이론 개발이 필요할 것으로 생각된다.

참고문헌

Morse, J. M., Havens, G. A. D., Wilson, S. (1997). The Comforting Interaction: Developing a Model of Nurse-Patient Relationship. *Schol Inq Nurs Pract: Inter J*, 11(4), 321-347.

Altschul, A. T. (1971). Relationships between patients and nurses in psychiatric wards. *Inter J Nurs Studies*, 8, 179-187.

Peplau, H. E. (1952). *Interpersonal relations in nursing*. New York: G. P. Putnam.

문화브로커를 이용한 갈등해결 근거이론

Evolution of a Grounded Theory : Conflict Resolution through Culture Broking

Mary Ann Jezewski

정 복 례

이 장에서는 보건의료체계 내의 상호작용 과정에서 발생할 수 있는 갈등 상황에 간호사가 행동지침으로 이용할 수 있는 실무중심 중범위이론인 문화브로커를 이용한 갈등해결 근거이론을 분석하여 제시하고자 한다. 문화브로커를 이용한 갈등해결 근거이론은 1995년에 Jezewski가 문화브로커에 대한 개념분석과 이와 관련된 네 번의 연구를 통해 개발하였다.

이론의 가정

문화브로커를 이용한 갈등해결 근거이론은 간호학 및 인류학에서 도출된 세 가지 가정에서 시작한다. 첫 번째 가정은 문화란 서로 공유하는 행위 및 체계라는 것이다. 이때 문화는 사람과 사람 그리고 환경과의 상호작용 과정에 영향을 주는 학습되고 공유된 체계이다. 문화는 상호작용이 이루어지는 과정에서 나타나는 인식과 해석 및 행동에 영향을 준다. 두 번째 가정은 보건의료시스템을 문화적 및 사회적 시스템으로 본다는 것이다. 이 관점은 Kleinman(1978)의 연구에 영향을 받았다. Kleinman(1978)은 보건의료시스템을 특정 사회적 관계와 제도적 환경에 영향을 받는 행동기준과 목적 시스템으로 비유하였다. Kleinman(1978)은 보건의료시스템을 관계있는 외부적 요인(사회적, 정치적, 경제적, 역사적, 역학적 그리고 기술적)과 내부적 작용(정신생리학적, 행동적 그리고 소통적)을 연관시켰다. 이 모델에서는 보건의료가 목적, 가치, 행위의 상징적 시스템인 사회정치적 구조에 그 근거를 두고 있다. 세 번째 가정은 사람은 의료서비스를 받을 권리가 있으며, 이론적으로 의료서비스를 제공하는 사람과 협력관계에 있다는 것이다. 만약 이것이 가능하지 않은 상황, 즉 어떤 사람이 정치적, 경제적 또는 개인적으로 무력해서 스스로 건강을 돌볼 수 없을 때 브로커가 필요하게 된다. 이 브로커는 보건의료시스템에서 환자와 의료 서비스 공급자 간의 중간다리 역할을 한다.

이론 개발과정

시작단계

Jezewski(1989)는 문화브로커를 이용한 갈등해결 근거이론을 개발하기 위하여 먼저 문화브로커란 개념을 분석하였다. 개념 분석의 목적은 소아클리닉에서 간호사와 소아환자 및 소아 환자 부모와의 상호작용 과정 중 발생할 수 있는 갈등 조정 설명에 필요한 문화브로커란 개념을 기술하는 것이었다. Jezewski(1989)는 문화브로커 개념이 보건의료 상호작용에서 어떻게 발생하는지 설명하기 어려웠기 때문에 여러 관련 문헌을 참고하여 문화브로커의 개념적 의미를 확인하였다. 문화브로커와 관련된 사전적 의미는 Webster's Third New International Dictionary에서 찾았다. 이 사전에 문화란 인간행동의 총체적 유형으로 생각, 말, 행동과 생산물을 통해 구현되며, 지식을 배우고 도구, 언어와 추상적인 사상의 체계를 통해 다음 세대로 지식을 전달하는 인간 능력에 달려있는 것으로 정의되어 있었다. Webster사전에 브로커는 협상가, 조정자, 사랑 혹은 성(性) 중매인, 결혼 준비와 관련된 전문 대리인, 대리인 혹은 수수료를 받고 판매 혹은 구입 계약을 대행해주는 사람으로 정의되어 있었다.

인류학 관련 문헌에는 문화브로커가 작용하는 여러 상황들이 묘사되어 있었다. 비록 문화브로커의 분명한 역할이 제시되어 있지는 않았으나 그 특성은 설명되어 있었다. 문화브로커의 역할은 일련의 요구되는 행동패턴, 의무, 특권이 있으며, 이 특성은 브로커의 역할 수행에 다양하게 영향을 미친다는 것이었다. 대부분의 인류학 논문에 나타난 문화브로커는 식민지 지배를 받던 소작농과 서양 권력층 사이에서 발생하는 갈등 상황의 설명에 이용되어 있었다. 또한 의료인류학자와 의료인이 저술한 건강관련 문헌에는 인류학 문헌에 나타난 문화브로커의 의미와 비슷한 특성들이 많이 나타나 있는 것으로 보았다.

Jezewski가 제시한 문화 브로커의 특징은 다음과 같다.

1. 상호작용 중 발생한 긴장의 갈등상황에 개입한다.
2. 상호작용 맥락의 주요 접합점에 수호자 역할을 한다.
3. 중재와 불균형의 관계가 존재하는 상황에서는 역할 모호성이 있다.
4. 두 가지 시스템 사이에서 브로커가 역할을 할 때 한쪽 혹은 다른 쪽 시스템에 이득을 가져다준다.
5. 변화하는 시스템에 잠재력을 키워준다.
6. 다른 사람을 긍정적으로 관리하고, 다양한 사회적 관계를 이루어 나간다.
7. 전통과 전통 사이에 브로커가 있다.
8. 전통이 변화하지 않을 때 혁신을 한다.
9. 단체들 간의 이익과 메시지를 전달함으로 의사소통을 돕는다.
10. 가치 시스템을 서로 연결한다.
11. 매개자로 기능한다.
12. 정보망을 형성하면서 사람들을 모은다.

800여종의 학술 서적과 경영과 경제관련 신문과 잡지에 나타난 브로커를 조사한 결과 66개의 브로커 기사와 브로커라는 개념이 사용되는 사례를 찾았다. 가장 흔히 사용된 영역은 보험 브로커였지만 그 외 여러 종류의 브로커 즉, 모기지론, 디스카운트, 소매, 기관, 돈, 부동산, 귀금속, 생필품, 운송수단, 에너지 중재 브로커가 있었다. 또한 1986년경부터 정보를 보급하는 정보 브로커가 신생산업으로 등장하여 관련 기사들이 실리기 시작하였다.

경제관련 문헌에 언급된 브로커의 속성은 다음과 같다.

- 기존의 사업방식을 보완하는 것
- 대중의 신뢰와 신망을 얻는 것
- 연결고리를 만드는 것
- 역할에 적합한 사람이 되는 것
- 비즈니스 세계에 경쟁을 증기시기는 것
- 고객으로 하여금 중재자가 득이라는 것을 알게 하는 것

비록 인류학이나 건강관련 문헌에서 발견하진 못했지만 경제학 문헌에서 반복적으로 발견할 수 있었던 브로커의 중요한 측면은 브로커와 관련된 교육을 시키고 지속적으로 브로커관련 기술을 세미나나 워크숍을 통해 발전시킨다는 것이었다. 다른 사람이 브로커가 될 수 있도록 교육하고 훈련시킬 때 사용한 인터뷰 질문들은 근거중심 문화브로커를 이용한 갈등해결 근거이론 개발을 위한 네 번의 연구에 사용되었다. 이때 사용한 질문은 다음과 같다.

"당신은 이주 농민을 돕는 것과 관련하여 경험이 없는 간호사에게 무엇이라고 말해줄 수 있습니까?
집이 없는 사람들을 효과적으로 돌보는 것은요?
심폐소생술 금지에 동의를 얻어내는 절차는요?"

이 질문을 통해 Jezewski는 브로커가 필요한 상황에서 경험 많은 간호사가 가지고 있는 정보나 자원 및 임상경험이 중요하다는 것을 알게 되었다.

문헌에 나타난 브로커 상황 및 아동병원에서의 관찰과 비교 과정을 거쳐 브로커 개념의 선례 및 결과와 문화브로커의 속성을 제시하였다. 보건의료 중 관리를 필요로 하는 사람과 서비스를 제공하는 사람의 상호작용에서 나타난 갈등 상황에 문화브로커가 역할을 한다. 인류학 문헌에 나타난 갈등은 주로 소작농 집단과 식민지정부 사이의 불협화음으로 나타났다.

아동병원에서 볼 수 있는 갈등은 보건의료 시스템과 보건의료 시스템을 이용하는 환자(가난한 자, 도시인, 소수민족)사이에 나타날 수 있는 힘의 부조화였다. 각각의 상황에서 발생한 불협화음은 누군가가 나서서 중재를 할 경우에만 해결되었다. 아동병원에서의 연구 자료를 재분석한 결과 갈등상황에서 간호사나 의사가 브로커 역할을 하는 상황이 만들어졌다. 간호사는 주로 환자의 가족과 의사 사이의 정보전달자로 역할을 하였다. 다음은 브로커 개념의 중요한 속성을 잘 나타내고 있는 모델사례이다.

의사가 열이 있는 아기의 어머니에게 약 복용에 대해 설명하였다. 의사가 왜 약을 주어야하며 어떻게 주어야 하는 지에 대해 설명할 때 어머니는 가만히 앉아서 듣고 있었다. 어머니가 병원을 떠날 때 간호사가 어머니와 함께 복습을 하면서 세 가지 질문을 하였다. 집에 체온계가 있는가? 온도를 측정하는 방법을 알고 있는가? 의사가 아기에게 복용하라고 한 약을 살 돈이 있는가? 이 모든 질문에 대한 대답은 '아니오' 였다. 이 시점에서 간호사가 이 문제를 해결하기 위해 개입 하였다. 이 문제는 어머니가 치료를 이행하기 위한 지식과 경제적 여유가 있는 것으로 의사가 추측한 것에서 비롯되었다. 간호사는 다시 의사에게 치료계획에 대한 문제와 정부 지원을 받을 수 있도록 도와주는 것에 대해 이야기 하였다.

다른 모델 사례는 다음과 같다.

부모가 예약을 하는데 어려움을 겪을 때 건강관련 전문가가 전문클리닉에 가서 진료를 받을 수 있도록 도와주었다. 이 클리닉에 다니는 많은 사람들이 스페인어만 사용하였으므로 스페인어를 말할 수 있는 직원이 없으면 환자의 필요와 요구를 전달하는데 어려움이 있었다.

문화브로커에게 기대하는 것은 갈등의 해결이다. 더 많은 경험을 가진 브로커가 갈등상황을 예방할 수 있다. 잠재적 혹은 실제적으로 갈등이 발생하는 보건의료 상호상황에서 브로커가 작용한 결과는 보건의료를 찾는 환자들이 보건의료 기관을 더 쉽게 접근하고 이용할 수 있도록 돕는 것이다.

개발과정

문화브로커를 이용한 갈등해결 근거이론을 개발하기 위해 Jezewski는 개념분석이 끝난 다음 네 차례 연구를 수행하였다. Jezewski가 수행한 네 번의 연구는 참가자의 관찰과 심층면접으로 이루어졌다. 분석 과정 중 코드를 밝혀내고 지속적으로 코드를 비교하고 유사한 코드를 카테고리 안에 넣기 위해 오픈 코딩을 하였다. 오픈 코딩은 정보를 분석, 조사, 비교, 개념화하고 분류하는 것이다. 분석결과 나누어진 카테고리들 역시 작은 카테고리들을 더 추상적인 카테고리 밑에 포함시키므로 숫자를 줄였다. 카테고리는 각각의 특성과 특징으로 발전하였고 그들은 자연스레 핵심 카테고리와 연결 되었다. 핵심 카테고리는 정보의 변화와 주요 카테고리들과 그들의 특성과 특징을 개념상 연결하여 전체를 구성하였다. 이론코드는 주요 카테고리와 그 특성들을 문화브로커의 기본 사회적 과정으로 이어주는데 사용되었다. 이론적 코드는 실제적인 카테고리들이 이론에서 결합되어 있는 것처럼 연결되어 있는지를 개념화 시켰다.

이론적 코딩은 진술을 종합적으로 표현한 것이다.

이론적 자료수집은 근거이론 연구방법의 핵심 요소이다. 자료의 수집은 분석적 질문을 통해 그리고 참여자의 영향을 핵심 카테고리에서 넓힘으로 이루어졌다. 이론적 자료수집에서 조사자는 이전 데이터를 분석하여 무엇이 더 필요한지 파악한다. 이 단계의 목표는 수집한 데이터를 더 잘 이해하고 새로 돌출된 카테고리들을 이론 속에서 완벽히 발전시키는 것이다. 예를 들어 갈등 카테고리가 데이터에서 나왔을 때 전후 데이터는 분석되어 갈등사건과 관련이 되는지 확인한다. 이 과정은 문화브로커의 갈등 카테고리의 특성과 특징을 더 잘 이해하는데 도움이 되었다. 이론적 자료수집(실제적인 혹은 형식적인 이론)의 또 다른 기본적인 질문은 "무슨 그룹 혹은 소그룹이 다음 정보수집에 포함되나?"이었다. 그룹은 이론적 목적과 연관성에 의해 선택된다. 자료수집의 기준은 새로 구축된 카테고리들의 발달에 이론적 연관성을 찾으면서 이루어진다. 실제적인 이론의 범위는 그룹의 적절한 선택에 의해 확대되고 조종될 수 있다. 분석하는 동안 메모를 하였다. 메모는 연구자의 새로 형성되는 카테고리들과 카테고리들 간의 이론적 연결에 대한 생각을 적어서 보존해 놓은 것이다. 메모는 스스로 자신의 행적을 추적하게 해주어 이론 구축에 도움이 된다.

〈표 1〉은 연구 목적, 연구 대상자, 자료수집 방법과 문화브로커를 이용한 갈등해결 근거이론에 기여한 내용을 간략히 제시한 것이다. 첫 번째 연구는 이주 농업노동자의 보건의료 활용 여부에 초점을 맞추었다. 이 연구는 문화브로커를 이용한 갈등해결 근거이론 개발의 기초에 기여하였다. '갈등' 과 '분열' 의 핵심 범주들이 이 연구에서 이루어졌으며 가장 중요한 기여는 브로커에 영향을 미치는 개입 조건을 제시한 것이다.

두 번째 연구는 첫 번째 연구의 목적과 자료수집 방법이 비슷하다. 이 연구에서는 집이 없는 노숙자와 노숙자를 돌보아주는 보건의료시설이 이주농업노동자들과 사회정치 경제적으로 비슷하기 때문에 연구대상으로 선택되었다. 이 연구의 초점은 어떻게 노숙자들이 보건의료에 접촉하고 사용하는지 그리고 간호사가 운영하는 쉼터가 어떻게 노숙자를 돕는지 조사하는 것이었다. 이론적 자료 수집은 노숙자 집단과 보건의료시스템을 이용하려는 노숙자 집단 및 보건의료제공자와의 상호 작용에서 나타난 브로커가 개입한 사건을 자료수집 하였다. '지속적으로 연결됨' 이라는 핵심 카테고리가 문화브로커를 이용한 갈등해결 근거이론에 추가되었고 개입조건들이 더 정제되고 더 포화되었다. 지속적으로 연결되는 것은 브로커 단계를 결합시키는 풀이다. 이것은 대상자를 보건의료시스템과 연결시키는 것과 대상자가 자신의 요구를 충족시킬 수 있는 방법으로 대상자를 시스템과 연결시켜주는 것을 포함한다. 지속적으로 연결됨의 특성과 특징은 다음의 세 가지 측면으로 설명한다.

1. 간호사는 대상자와 연결고리를 만들고 지속하려고 한다.
2. 간호사는 브로커로서 다른 보건의료 제공자들과 네트워크를 형성하여 대상자에게 도움을 줄 수 있는 연결고리를 만든다.
3. 간호사는 대상자와 보건의료시스템의 다른 제공자들과의 네트워크에 연결고리가 되어준다.

한 간호사가 노숙자를 돌보는 목표가 연결됨의 핵심을 보여 준다: "이 프로젝트에서 우리의 목표는 기존의 보건의료시스템과 사람들을 연결시켜주는 것. 노숙자가 최대한 쉽게 접근할 수 있도록 만들어 주어 그들을 계속 연결되어 있도록 하는 것이다."

세 번째 연구는 간호사, 중환자와 가족들이 심폐소생술 금지(DNR)에 동의하는 과정에서 나타난 상호작용 방법을 조사하였다. 갈등이 이 연구의 주요 카테고리였다. 중환자실 간호사의 기술은 전문가들이 동의를 구하는 과정에서 갈등상황을 개선하고 예방하는 방법과 관련해 많은 자료를 제공하였다. 이 연구의 결과는 브로커과정에서의 붕괴와 갈등을 정제하고 두 번째 단계에서의 개입전략의 종류를 확대시켰다. 이 브로커는 보건의료 상호작용의 갈등상황에서 무슨 일이 일어나는지 설명할 수 있는 중요한 연결고리가 되었다.

네 번째 연구는 세 번째 연구와 비슷했지만 종양병실에 근무하는 간호사를 대상으로 하였다. 이 연구는 진단, 시간, 의사소통과 브로커 이론의 단계들 사이의 관계 정립에 도움이 되었다.

최근 범주와 범주들 사이의 관계를 강화하기 위하여 모든 연구를 재분석 하였다. 예를 들어, 연결된 상태를 지속하는 것이 두 번째 연구에서 핵심 카테고리로 나타났다. 노숙자인 환자를 돌보는 간호사가 환자와 보건의료 제공자 간의 연결과 관계의 중요성을 기술했다. 이 핵심 카테고리(지속적으로 연결됨)가 두 번째 연구에서 확인

표 1. 문화브로커를 이용한 갈등해결 근거이론 개발을 위한 연구

연구목적	대상자	자료 수집	이론 발달에 기여한 점
연구 1(이주농업노동자 연구) : 노동자들이 보건의료에 접촉하는 방법과 이용하는 것 그리고 직원들이 보건의료센터에서 이주자를 돕는 방법 조사	13명의 클리닉 직원 - 간호사, 의사, 구제활동 노동자, 운전사(백인 8, 흑인 3, 스페인 2; 여 12, 남 1) 그리고 면접을 본 이주농업노동자 31(흑인 19, 백인 6, 스페인 6; 남 24, 여 7)	참여자 관찰(야외기록). 비공식과 공식. 반구조적 면담 노트에서 옮겨짐 (1986-1988)	개입조건과 피드백 루프(loop)로 이루어진 문화브로커를 이용한 갈등해결 근거이론 모델이 최초 개발됨.
연구 2(노동자 보건의료 이용 연구) : 노동자가 보건의료에 접촉하는 방법과 이용하는 것 그리고 간호사가 운영하는 보호진료소에서 그들을 돕는 방법 조사	간호사와 쉼터의 직원 11명과 면담(백인 9, 흑인 2; 모두 여자). 노숙자 21명과 인터뷰(흑인 10, 백인 7, 미국 원주민 2, 스페인 2; 남 18, 여 3)	참여자 쉼터에서의 관찰(야외기록). 비공식과 공식. 반구조적 면담. 오디오녹음(1991)	핵심 범주가 나타남: 문화브로커를 이용한 갈등해결 근거이론이 정제됨. 특히 개념 간의 링크와 개입조건의 이론적 정의가 정제됨.
연구 3(중환자실 간호사 심폐소생술 금지 연구) : 중환자실 간호사와 대상자 그리고 가족이 심폐소생술 금지를 결정하는 상호작용 기술	중환자실 간호사 22명과 인터뷰(모두 백인; 여 21, 남 1)	형식을 갖춘 반구조적 인터뷰. 오디오녹음 (1991-1922)	갈등의 핵심 범주와 DNR에 동의하는 것이 새로 나옴. 브로커 상황에 갈등과 붕괴의 개념이 더 발달되고 개입전략의 이론적인 정의가 정제됨.
연구 4(종양간호사/심폐소생술 금지 연구) : 종양간호사와 대상자 그리고 가족들이 심폐소생술 금지를 결정하는 상호작용 기술	암 병동에 근무하는 간호사 21명과 인터뷰(모두 백인; 여 19, 남 2)	형식을 갖춘 반구조적 인터뷰 오디오녹음 (1992-1993)	개입조건과 브로커 단계 간의 연결고리와 개념이 정제됨.

된 후 첫 번째 연구 자료를 이 범주와 관련된 부수적 사건이 있는 가를 확인하기 위해 재검토하였다. 이 범주를 더 다듬기 위해 첫 번째 연구 자료도 재분석하였다. 이주 농업 노동자의 연구에서 나온 자료의 재분석은 지속적으로 연결됨과 관련된 많은 사건들을 보여 주었다. 교외에 있는 농업노동자 진료소 간호사가 이주 노동자들로 하여금 보건의료시스템에 연결되어 있도록 도우는 방법이 도시에 있는 보호소 진료소 간호사의 방법과 비교되었다.

예를 들어 이주 농업 노동자의 자녀가 전문가에게 보내어질 때 노동자 가족은 가장 가까운 도시로 이동하여야 하였다. 그러나 그곳은 60~80 km나 떨어져 있었다. 결과적으로 교통과 교통비가 브로커링 과정에 영향을 미치는 경제적 문제가 되었다. 경제적 비용 역시 문제가 되었다. 자녀를 전문가에게 데리고 가기 위해 한 명 혹은 두 명의 부모가 하루 동안의 수당을 잃을 수 있기 때문이다. 간호 책임자는 노동자가 일자리에서 떠나있는 시간을 최소한으로 줄여줄 수 있는 도시로 가는 교통편을 찾아주어야 했다. 노숙자를 돌보는 도시 보호소의 경우 교통은 비교적 문제가 되지 않았다. 도시는 더 많은 교통 선택권이 있었고 보호소는 상대적으로 주요 보건의료기관 가까이에 있었다. 각각의 상황에서 이러한 긴급사태에 대처함으로써 '지속적으로 연결됨' 의 특성과 차원이 다듬어 졌다. 궁극적으로 문화브로커 이론 내의 범주들은 발전되어 각각의 범주 안에서 나타나는 변화를 포함하게 되었다. 이것은 이 이론을 중범위 실무중심이론처럼 비효율적이라고 할 만큼 너무나 광범위하게 정의되지 않으면서도 더 넓은 가능성의 범위에 이 이론이 적용되는 것을 가능하게 하였다.

이론 소개

문화브로커를 이용한 갈등해결 근거이론은 특정 현상과 현상의 특성 그리고 특정 조건하에 현상이 발생하는 것을 설명하는 기술이론이다. 하지만 문화브로커는 개입의 조건(인간-환경 상호작용)과 결과(대상자의 생활과정에 대한 영향)를 포함한 간호행위를 설명하는 기존의 이론과도 관련이 된다.

상호작용에서 발생하는 갈등의 완화를 설명한 문화브로커를 이용한 갈등해결 근거이론은 정치, 경제적으로 취약한 사람들(이주노동자와 노숙자) 혹은 극적인 상황(생명을 위협하는 질병)때문에 정보에 근거한 결정(심폐소생거부에 동의)을 극도의 스트레스 상황에서 내려야 하는 사람들을 돌보아주는 상황에서의 경험을 근거로 만들어졌다. 이러한 상황에 처해있는 대상자들은 보건의료시스템을 자율적으로 이용하는 것을 방해받는 약점이 있었다. 이 이론은 중재과정에 영향을 미치는 개입조건들과 보건의료 상황에서의 갈등 개선시에 사용되는 세 단계로 구성되어 있다.

이 모델의 개입조건은 문화브로커를 통해 보건의료를 돕거나 혹은 방해하는 요소의 존재여부다. 세 단계의 모델은 갈등상황에서 대상자와 보건의료시스템과의 연결을 지속시키는 간호과정을 설명하고 있다. 문화브로커를 이용한 갈등해결 근거이론에서 중간에 개입하는 조건들은 필연적으로 브로커의 단계와 연결된다. 어떤 상황에서는 개입하는 조건이 브로커를 용이하게 하기도 하고 방해하기도 한다. 많은 상황에서 이 개입 조건들이 서로에게 영향을 미친다. 예를 들어 환자의 의학적 진단이 보건의료 접근과 상충될 수 있다. 만약 진단 과정에 비용이 많이 들고 환자가 보험을 가지고 있지 않을 경우에 특히 그러하다. 또 다른 경우 진단이 환자가 적절한 보건의료 서비스를 받도록 할 뿐만 아니라 연방 보건 의료보험의 도움을 받도록 한다. 이 경우의 사례는 임신을 하는 경우이다. 임신의 진단은 정치에 영향을 미치고 또 긍정적인 영향을 받는다. 지난 몇 년간 임신관련 연방자금이 현저히 증가하였으며 여성의 지불 능력과 관계없이 출생 전 간호 제공에 사용되었다.

환자들이 정신건강 시스템이나 중독성 물질 남용 프로그램을 이용하는 것이 매우 어렵다. 특히 그들이 노숙자라면 더 그러하다. 정치 및 경제적 조건이 물질 남용 문제를 도와주는 충분한 수의 치료 시설 구축에 저해요인으로 작용한다. 더 나아가 노숙자들은 노숙자라는 낙인 때문에 거의 프로그램의 혜택을 받지 못한다.

문화브로커 이론에 있어 가장 매우 중요한 두 가지 개입 요소는 문화적 배경(민족적 배경을 포함한)과 문화적 민감성이다. 환자의 문화적 배경에 낙인이 작용한다. 예를 들어 종족(흑인, 히스패닉, 미국 원주민)은 노숙자 및 이주 농업 노동자란 낙인과 함께 소수집단이라는 사회적 지위와 관련된 두 가지 낙인을 가지게 된다. 브로커로써 간호사는 환자를 위해 브로커의 역할을 하고 필요하다면 변호를 해서라도 문화적으로 관계있는 보건의료서비스를 달성하기 위해 낙인의 정도를 평가해야 한다. 문화적 민감성은 브로커인 간호사가 문화적으로 다양한 환자에 대해 인식하고 신중을 기하도록 한다. 제공하는 쪽에서 문화적 민감성이 부족했을 경우 보건의료에 직면할 때 충돌이나 결렬의 위험이 높아진다.

문화브로커를 이용한 갈등해결 근거이론의 첫 단계에서 간호사는 보건의료 서비스에서 이루어지는 상호작용에서 충돌관련 영향을 평가한다. 보건의료 내 상호작용에서 발생하는 충돌은 문화적 중재의 선행조건이지만 충돌의 평가 또한 브로커 과정의 일부이다. 충돌의 평가에 덧붙여 첫 단계에서 간호사는 충돌의 해결에 도움이 되거나 저해할 수 있는 개입 조건의 영향을 평가한다.

네 번의 연구에서 충돌은 다양한 형태로 나타나고 두 번째 단계에서 이루어지는 개입 전략의 이용을 지시하는 주요 요소가 된다. 이주 농업노동자 연구에서 노동자들이 건강보험이 없을 때 자체적으로 보건의료를 이용하려 하였고, 또 병원의 응급실에서 그들을 경제적 약자로 보아 치료 제공을 망설일 때 갈등이 일어났다. 노숙자 환경에서 발생하는 갈등은 보건의료에의 접근과 이용에서도 발생하였다. 그 이유는 많은 노숙자들이 의료보험이 없기 때문이다. 이 두 가지 상황에서 나타난 갈등은 보건의료 제공자들이 이주 농업노동자 혹은 노숙자라는 낙인에 의한 결과이다. 이러한 배경에서 보건의료 제공자와 환자 사이에 치료 계획의 적절함과 실현 가능성을 둘러싼 가치관, 신념과 행동의 차이가 있을 때 갈등이 발생하였다. 예를 들어, 이주노동자의 경우 아주 짧은 기간이라도 휴식을 취하라는 지시를 따르기 어렵다. 그 이유는 이주 노동자가 작업장에서 일할 수 있다고 생각하기 때문이다; 하루의 일을 잃는 것은 하루의 수당을 잃는 것이고 식탁에 음식을 올려놓지 못하는 것이다.

중환자실 간호사와 암 병동 간호사의 심폐소생술 금지 관련 연구에서 나타난 갈등 상황은 흔히 심폐소생술 금지에 대한 가치관과 신념의 차이에서 비롯된다. 갈등은 개인 내적이며 대인관계적이다. 개인 내적인 갈등은 환자, 가족, 혹은 직원이 심폐소생술 금지의 적절성을 받아들이지 못할 때 일어난다. 환자와 가족이 환자의 질병을 받아들이는 데 시간이 걸리고 그들이 그렇게 할 수 없을 때 흔히 심폐소생술 금지에 동의하기를 거부한다. 대인간의 갈등은 환자, 가족, 그리고 직원이 환자를 위한 심폐소생술 금지의 적절성에 대해 다른 결론에 도달할 때 일어난다. 보통 직원은 심폐소생술 금지가 환자를 가장 위하는 길이라고 믿고 동의하지 않는 환자나 가족구성원들과 의견을 달리한다.

보건의료의 상호작용에 있어 결렬은 보통 갈등보다는 덜 심각하다. 그럼에도 불구하고 해결되지 않는다면 갈등이 발생할 수 있고 환자가 보건의료 서비스를 종결하도록 할 수도 있다. 네 번의 연구 각각에서 의사소통 과정에 결렬이 있었지만 그 종류는 연구마다 달랐다.

이주 농업 노동자 연구에서 다른 문화 간의 의사소통 결렬이 자주 확인되었다. 심폐소생술 금지 연구에서 의사소통의 결렬은 환자와 가족의 스트레스와 심폐소생술 금지에 동의하는 의미의 복잡함의 결과로 일어났다.

두 번째 단계에서 간호사는 보건의료전문가와 환자 사이의 관계를 촉진시키는 라포를 형성한다. 이 단계에서 간호사는 간호사 자신 혹은 다른 보건의료시설 직원과의 사이에 관계망을 구축한다. 두 번째 단계 동안 간호사는 갈등상황을 예방하거나 개선시키기 위해, 또 관계를 용이하게 하고 환자가 보건의료시스템에 계속 연결되어 있도록 돕기 위해 많은 전략을 사용한다. 간호사는 환자를 협상, 개입, 옹호의 관계망을 통해 보건의료 시스템에 연결시키려는 시도에 간호기술을 사용한다.

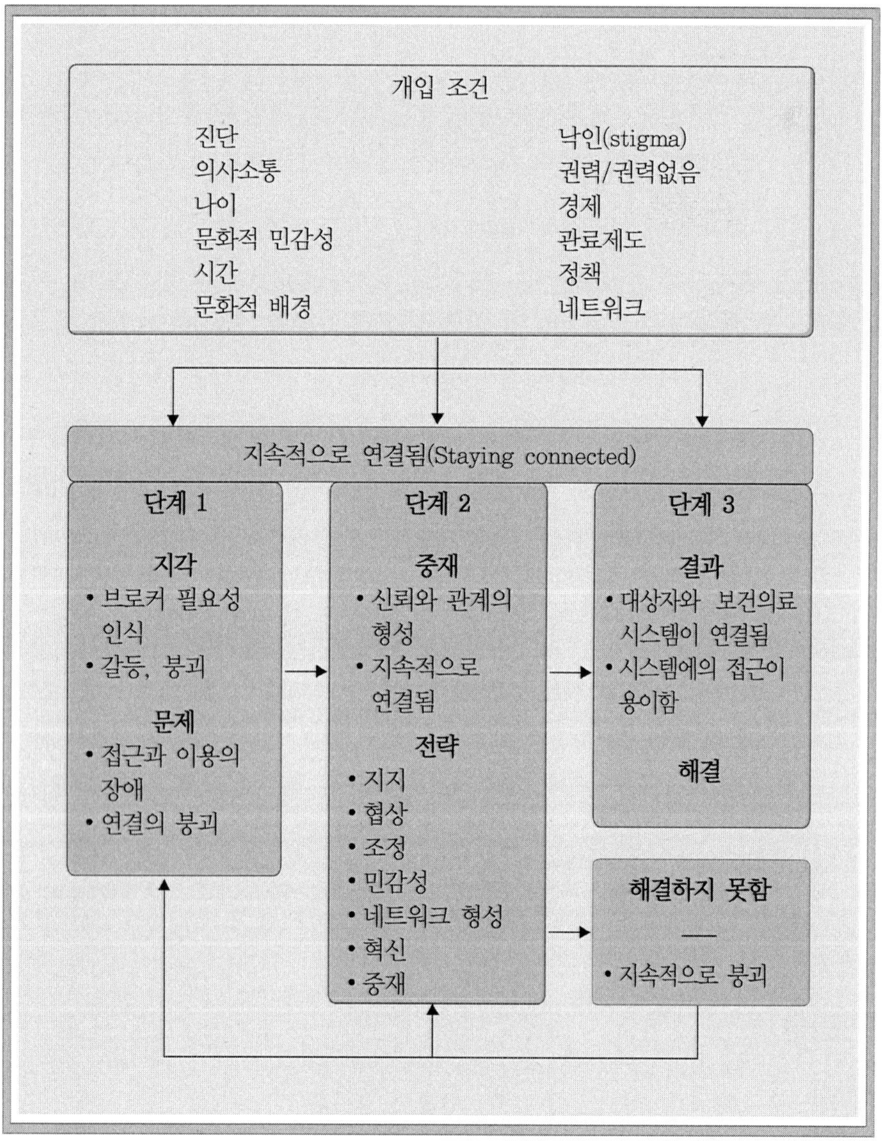

그림 1. 문화브로커 이론

SOURCE: From "Evolution of a grounded theory: conflict resolution through culture brokering" by M. A. Jezewski, 1995, *Advances in Nursing Science,* 17(3). Reprinted by permission.

세 번째 단계, 결과적으로 갈등과 장벽이 해결 되거나 갈등이 계속되는 두 가지 특성이 나타난다. 갈등이 해결되지 않으면 간호사는 환자를 돕기 위하여 첫 번째 단계(한층 더 나아간 평가) 혹은 두 번째 단계(다른 전략을 시도 하는 것)로 되돌아감으로써 갈등을 해결하려는 시도를 할 수 있다.

맺음말

문화브로커를 이용한 갈등해결 근거이론은 스스로 발전할 수 있는 이론으로 간호사는 보건의료 이용에서 발생하는 갈등의 사정과 해결에 있어 가이드가 될 수 있을 것이다. 문화브로커를 이용한 갈등해결 근거이론의 제한점은 각각의 범주와 범주 간의 연결에 대한 설명이 부족하다는 것이다. 문화브로커를 이용한 갈등해결 근거이론을 완성시키기 위해서는 아직 많은 연구가 필요하다. 문화브로커를 이용한 갈등해결 근거이론의 주요 개념이 네 번의 연구를 거쳐 개발되었다 하더라도 이 이론에서 설명한 여러 범주 및 개념의 종합에 도움이 필요하다. 이는 자료의 분석과 추가 연구 및 지속적인 문헌 검토를 통해 이루어질 수 있을 것이다.

특히 브로커 상황 및 이와 연결된 브로커 단계에서 대상자들 간의 관계에 대해 좀 더 주의를 기울일 필요가 있다. 연구를 계속 한다면 더 많은 브로커 상황이 제시될 수 있을 것이다. 예를 들어, 최근 이루어진 네 번의 연구에 의하면 성별은 건강관리를 용이하게 하거나 간호사의 문화적 브로커 역할에 큰 영향을 끼치지 못하였다. 또한 범주가 완전히 포화되지 못한 부분 역시 향후 연구되어야 할 부분이다.

참고문헌

Jezewski, M.A.(1995). Evolution of a grounded theory: Conflict resolution through culture brokering. *Advanced Nursing Science*, 17(3), 14-30.

Kleinman A, Concepts and a model for the comparison of medical systems as cultural systems. *Soc Sci Med*. 1978;12;85-93.

Jezewski M. *Using a Grounded Theory Method to Develop a model of culture Brokering in a migrant Farmworker Health Care Setting*. Buffalo, NY: State University of New York at Buffalo;1989. Dissertation. University Microfilms International 8913517.

Jezewski M. Culture brokering in migrant farmworker health care, *West J*

Nurs Res.1990;12;497-513.

Jezewski MA. *Staying connected: the core of facilitating health care for homeless persons*. Public health Nur. In Press.

Jezewski MA. Scherer Yk, Miller C, Battista E. Consentiong to DNR: Critical care Nurses' interactions with patients and families. *Am J Crit Care*. 1993;2:302-309.

Jezewski M. Oncology nurses' interactions with patients and families signing DNR consents: a preliminary analysis. *Oncol Nurs Soc West NY Chapter Newsletter*. 1993;11(3):1-2.

간호 실무에서의 합의적 의사결정 : 이론틀

Collaborative Decision Making in Nursing Practice: A Theoretical Framework

Hesook Suzie Kim

이 경 숙

이론가가 이 이론을 발표한 1980년대 미국의 상황에서 보면 간호에서의 의사결정과 의사결정 과정에서 대상자의 참여가 연구에서 어느 정도 주목을 받아 왔지만, 이 현상을 설명하는 이론적 기초는 부족한 상태였다. 이러한 사회적 상황에서 이론가는 간호에서 합의(collaboration)에 대한 이론적인 모델을 제안하고자 하였다.

건강관리의 환경에 영향을 미치는 대상자의 역할에 대한 대중적이고 학술적인 논의가 증가하였다. 많은 사회 문제들을 해결하는 데 가장 이상적인 방안으로서 '개인이 공동체와 지역사회에 참여하는 것' 에 대한 관심이 높아진 것과 마찬가지로 건강관리 분야에서도 이와 같은 관심이 나타나게 되었다. 대상자와 간호사들은 힘과 지식의 분배가 동등하게 이루어지지 않는 일방적인 관계를 가진다고 생각되던 중에, 민주주의 정신과 인권 운동 등은 대상자와 간호사의 관계에 관련된 중요한 문제를 제기하였다. 동의서(informed consent)를 받자는 운동은 건강관리에서의 의사결정의 특성에 어느 정도 영향을 주었다. 그러나 건강관리 분야에서 일반인이나 전문인은 모두 소비자 중심의 태도를 보편적으로 받아들이지 않고 있다. 하지만 간호, 공중보건, 정신의학, 사회봉사 등에서 계약을 이용하려는 시도가 증가하고, 대상자 측을 옹호하고자 하는 목소리가 커지면서 의사결정시 더 많이 대상자가 참여하도록 하는 이상적인 형태를 제안하였다.

간호에서 대상자들의 합의에 대한 관심이 증가하는 것을 관찰할 수 있으며, 이 이론에서는 간호 실무에서의 합의적 의사결정에 대한 이론적 틀을 설명하고 있다. 본 단원에서는 1983년 Kim, HS.이 *Advances in nursing theory development*(Chinn, PL.(Ed.), Rockville, Md.: Aspen Systems Corp.)에 발표한 Collaborative decision making in nursing practice : A theoretical framework을 중심으로 하여 통합적 접근법(Im, EO., 2005)에 맞추어 이 이론을 소개하고 알아보고자 한다.

이론의 가정

이 이론의 개발은 두 가정에 근거한다.

1. 간호의 상황에서는 대상자의 건강에 여러 측면으로 영향을 주는 많은 종류의 간호 의사결정이 이루어진다.
2. 의사를 결정할 때 대상자들이 능동적으로 참여할 수 있는 수단이 있으며, 이들의 참여가 간호의 결과에 영향을 줄 수 있다.

이론의 출처

최근 간호이론과 타학문의 이론

전문적인 간호실무와 간호의 합의적 의사결정과 관련하여 세 영역의 이론적 지식이 있다. 간호에서 합의는 전문적 실무의 방법과 대상자-간호사 관계 모두와 개념적으로 관련이 있다. 따라서 간호 실무에서 합의를 이용하여 이론적 틀을 세울 때에는 세 가지 이론적 지식 영역에 대하여 다시 한 번 생각해 보는 것이 필요하다.

1) **대상자 역할 이론**에서는 대상자들의 의존적인 역할을 정의하고 있다.
2) **간호사 우월 이론**에서는 대상자-간호사 관계에서 제도적인 계급을 제안한다.
3) **참여 이론**에서는 긍정적인 결과를 가져오도록 각 개인에게 동등한 영향이 주어짐을 제시한다.

대상자 역할 이론

Parsons의 대상자 모델은 대상자가 사회적으로 정상이 아니고, 전문적 지식을 통해 사회적으로 관리되어야 할 일시적이고, 바람직하지 않으며 사회를 파괴할 수도 있는 상태에 있다고 말한다. 이런 개념에서 전문가의 역할은 대상자가 다시 정상적으로 사회적인 역할을 할 수 있도록 제어의 힘을 사용하는 것이다. 이 힘은 전문가들의 기술적이고 과학적인 전문 지식에서만 비롯되는 것이 아니라 책임감, 경쟁, 직업상의 지위에서 기인하는 사회 제도화된 우월성에서도 비롯된다.

이 불균형의 관계에 대해서는 많은 연구가들에 의해 의문점이 제기되었고 토론이 이루어졌으며, 최근의 연구 결과는 Parsons의 대상자 모델이 모든 건강관리 상황에서 적용되지는 않는다는 것을 말해준다. 전문가 – 대상자 관계에 참여하는 사람들 간의 갈등과 관계가 일어나는 상황의 특성은 관계의 활성화에 영향을 미치는데, 특히 전문가에 의해서 이루어지는 제어의 정도와 관계에서 대상자가 갖는 선택권의 종류에 영향을 미친다. 이 이론적 내용은 의사결정 상황과 협상에 사회적 힘이 미치는 영향을 설명하는 이론들과 깊은 관련이 있다.

간호사 우월 이론

두 번째 이론적 관심사는 간호사와 대상자 사이의 불균형의 기술적, 과학적 지식과 관련이 있다. 전문적인 지식은 연습과 경험의 결과물이며 특정한 임상 문제를 해결하는 과정에서 비롯되고, 일반적인 지식은 일반적인 학습과 일상 경험의 결과물이다. 물론 대상자가 만성적인 질환을 가지고 있어서 자신의 병과 치료법에 대한 체계적인 지식을 가지고 있을 때에는 예외가 된다.

정신과 대상자들에 대한 연구에서 Lazare과 Eisenthal은 문제 상황의 설명, 치료의 목적과 우선권, 질병을 받아들이는 것에 대하여 대상자와 의료인간의 갈등은 원래부터 존재하는 것이라는 결론을 내렸다. 대상자들과 간호사들은 질병과 자신들의 역할에 대한 각기 다른 인식과 심리적, 사회적 지식, 기대치를 가지는 관계를 이루는 것으로 보인다. 그렇다면 의사결정에서 대상자가 합의하는 과정은 서로가 인정하는 합의를 위해 다른 두 시스템이 조정하는 것이 아니냐는 의문점을 시사한다. Danziger는 이 갈등의 조정을 서로 간에 이루어지는 협상과 대상자와 전문가 각자의 역할에서 기인하는 활발한 교류, 특히 전문적 지식과 힘을 서로 교환할 때의 교류로 설명한다. 대상자들이 건강과 건강관리에 대해 알게 되는 현상에는 몇몇 증거들이 존재한다.

참여 이론

세 번째 이론적 관심사는 개인 간의 합의가 영향을 미치는 것과 관련이 있다. 산업 현장에서 인부들의 참여와 합의에 관한 연구는 의사결정 참여의 정도와 개인의 감정과 행동 사이에 밀접한 정적인 관계가 성립한다는 것을 보여준다. 의사결정 과정에 개인이 참여하는 것은 생산성, 만족도, 긍정적 태도, 혁신에 대한 반응 등을 증가시키고, 아노미 현상과 무기력감을 감소시키는 것으로 나타났다. 특히 개인적인 생활과 관련이 있는 결정일 때 위 결과들이 더욱 뚜렷하게 나타났다. 개인적인 생활에 관련된 결정을 내리는 과정에 참여하는 것은 독립심과 자치, 자기 조절 능력을 갖춘 사회적이고 정신적인 어른으로서의 기대치와 일치한다.

간호에서 의사결정 과정에 대상자가 합의하는 것은 그에 대한 많은 기본 해석을 필요로 한다는 것을 말해준다. 사회적, 집단적, 개인적 요인들은 합의가 일어나도록 상황을 만들어주며, 일어날 수 있는, 그리고 실제로 일어나는 합의의 정도에 영향을 준다.

문헌고찰

문헌들에서는 건강관리에 대상자들이 능동적으로 참여하는 것이 건강관리 결과를 향상한다는 것을 보여준다.

Steckel과 Swain은 계약(contingency contracting)에 참여한 고혈압 대상자들이 일반 대상자들보다 치료를 더 잘 견뎌내었다고 보고하였다. Eisenthal과 동료들도 대상자가 정신과 외래에서 치료를 거부하고 다른 병원으로 옮겨가는 정도가 협상을 통해 대상자들의 건강 문제와 치료 방식에 대해 뚜렷한 시각을 갖게 하는 것과 관련이 있다고 보고하였다.

요양원 입주자들에 대한 실험적 연구에서 Langer와 Rodin은 의사를 결정할 수 있는 자유와 자신의 행동에 대한 책임감을 부여한 노인 집단이 그렇지 않은 집단보다 높은 수준의 각성도, 활발한 활동, 일반적인 의미에서의 행복한 삶을 누린다고 하였다. 이 내용을 건강관리 분야에 접목시키려는 노력이 점점 드러나기 시작하고 있다. Willer와 Miller는 대상자의 만족도는 목표 설정에 대상자의 참여정도와 유의한 관계가 있음을, 대상자의 참여도와 목적 달성 간에도 정적인 관계가 성립한다고 하였다.

그러나 이와는 반대되는 연구 결과들도 있다. Stromberg는 이용객들과 일반 대중들이 사회봉사 시스템에의 참여에 대한 연구에서 이용객들이 의사결정에서 수동적으로 참여하는 것을 더 선호하며, 노인 집단을 제외하면 만족과 참여 사이에 상관관계가 없다고 보고하였다.

연구, 교육, 실무 분야의 자료와 경험

이론가는 두 연구를 수행하여 이론을 개발하였다. 우선 첫 번째 연구에서는 연구에서 제시된 간호 결정의 분류가 적합하고 앞으로의 이론적 연구에서 유용하게 사용될 것임을 보여 주었다. 이 연구에서 대부분의 간호사들이 합의를 통한 의사결정의 가치를 인정함에도, 실제 간호에서 간호사들이 의사결정 과정에 대상자들을 끌어들일 체계화된 과정이 없거나 상황적 요소들이 대상자들의 합의를 불가능하게 만들기도 한다는 것 또한 알아내었다. 다음으로 가택 간호를 받는 노인 대상자들에 대한 추가적인 연구에서도 많은 노인 대상자들이 지금까지 그들에게 주어진 것보다 더 많은 참여를 원한다는 것이 밝혀졌다.

이론 개발과정

시작단계

간호에서의 의사결정과 의사결정 과정에서 대상자의 참여가 최근의 연구에서 어느 정도 주목을 받아 왔지만, 이 현상을 설명하는 이론적 기초는 부족한 상태이다. 간호에서는 대상자들이 자신의 간호에 참여하는 것이 오래된 덕목이며, 이 과정을 이론적인 지식을 적용시켜 구조적으로 조사하는 것이 필요하다고 생각하였다.

건강관리의 환경에 영향을 미치는 대상자의 역할에 대한 논의가 증가하였고, 대상자와 간호사는 힘과 지식의 분배가 동등하게 이루어지지 않는 일방적인 관계를 가진다고 생각되던 중에, 최근의 민주주의 정신과 인권 운동 등은 대상자와 간호사의 관계에 관련된 중요한 문제를 제기하였다. 동의서를 받자는 운동은 건강관리에서의 의사결정의 특성에 어느 정도 영향을 주었다. 그러나 건강관리 분야에서는 소비자중심의 태도를 보편적으로 받아들이지 않고 있다. 하지만 계약에 대한 관심이 증가하고, 대상자 측을 옹호하려는 목소리는 의사결정에 더 많은 대상자의 참여를 제안하고 있다. 대상자들이 가지고 있는 자원이 건강을 회복하고 유지하는 데 이용될 수 있다는 것과 건강관리에 대상자들이 능동적으로 참여하는 것이 건강관리 결과를 향상시킨다는 인식이 증가하며 합의 모델이 제시되었다.

간호에서도 대상자들의 합의에 대한 관심이 증가하고 있으며, 간호에서 합의의 이론적인 모델과 이것이 연구와 관련하여 암시하는 것들을 제안하고자 이론을 개발하였다.

개발과정

이론가는 기존의 이론과 선행문헌을 고찰하고 자신이 두 연구를 수행하여 이론을 개발하였다.

첫 번째 연구를 통해 대부분의 간호사들은 합의를 통한 의사결정의 가치를 인정함에도, 실제 간호에서 간호사들이 의사결정 과정에 대상자들을 끌어들일 체계화된 과정이 없거나 상황적 요소들이 대상자들의 합의를 불가능하게 만들기도 한다는 것도 알아내었다.

또한 추가적인 연구에서도 많은 노인 대상자들이 지금까지 그들에게 주어진 것보다 더 많은 참여를 원한다는 것을 알아내어 이 두 연구와 이론과 선행문헌 고찰로 합의를 통한 간호 의사결정에 대한 깊이 있는 지식이 필수적임을 알게 되었다. 이와 같은 지식은 과학적인 관점에서 간호의 양식을 다양하게 하는 데, 간호사와 대상자 간의 상호 작용을 통하여 대상자의 건강관리 결과가 변화되도록 하는 데 필요하다. 바로 이러한 지식이 합의적 의사결정에 대한 이론적 틀이다.

통합

이 이론은 한 이론가가 발표한 것으로 통합은 이루어지지 않았다.

이론 소개

간호에서 합의적 의사결정 현상을 설명하는 이론적 토대를 제시한 이 이론을 설명하는 모델〈그림 1〉에는 7가지의 개념이 포함되어 있다. 이것은 (1) 대상자 (2) 간호사 (3) 조직 (4) 결정의 종류 (5) 결정 과정에서 합의가 일어나는 수준 (6) 의사결정의 특성 (7) 대상자의 결과 이다. 개념간의 관계는 모델로 잘 설명되어 있다. 먼저 의사결정, 합의에 대한 일반적인 개념의 정의를 설명하고 모델에서 나타낸 개념의 정의를 살펴보고자 한다.

개념

의사결정은 앞으로의 행동에 대한 둘 이상의 대안 중 하나를 선택하는 행위이다. 이 정의는 결정이 의식적이고 계획적인 활동이며, 잠재적으로 확인이 가능한 대안이 선택권으로 존재해야 하고, 결정은 그 미래가 얼마나 가깝든 미래와 관련이 있다는 것을 나타낸다.

합의는 둘 이상의 개인이 목적을 달성하기 위해 함께 일하는 과정이고, 어떤 행동에 대한 공동의 영향이 만들어지는 과정이다.

합의적 의사결정은 결정에 서로가 영향을 미치는 어떤 집단의 계획적인 활동을 위해 둘 이상의 대안 중에서 하나를 선택하는 행동이다. 합의는 결정 과정의 사회적 상황에 참여한 개인들 사이의 영향을 이용하는 것이고, 주어진 결정 상황에서 상호간에 미치는 영향의 정도로 나타난다.

참여의 맥락

네 가지의 독립적이면서도 상호 의존적인 변수인 대상자, 간호사, 조직, 결정의 유형은 간호 의사결정 과정에서 대상자의 합의에 영향을 미친다고 여겨지는데, 이는 동의와 제안을 통해서 이루어진다. 동의는 santioning 대상자가 결정과정에서 합의를 허용하거나 합의하지 않는 것으로, 제안은 promoting 합의를 보완하거나 축소시키는 것으로 나타난다. 동의의 영향과 제안의 영향은 그 용어상에서는 별로 차이를 보이지 않고, 단지 양적인 측면에서만 차이를 보인다. 동의의 영향은 규범적으로 결정될 수 있고, 제안의 영향은 태도 중심적이다.

> 간호 의사결정 과정에서 대상자의 참여도에 영향을 미치는 두 가지
> (1) 의사결정에 참여하는 사람들 : 대상자와 간호사
> (2) 의사결정이 일어날 때의 상황 : 조직과 결정의 유형

대상자

의사결정 참여가 개인의 일상에 영향을 미치는 것을 가장 중요한 가치로 생각하지만, 개인은 일상의 모든 상황에서 의사결정에서 만족하지 않거나, 결정에 참여하고 싶지 않거나 혹은 참여할 수 없게 될 수도 있다. 이는 특수한 의사결정 상황에 처해 있는 사람에게 더 문제가 된다. 간호 상황에서 대상자의 참여는 대상자와 관련된 네 가지 요인에 의해 영향을 받는다.

대상자의 역할 기대와 태도

대상자의 질병에 대한 지각과 규범적 기대치는 대상자가 간호 결정 과정에서 어떤 목소리를 낼 것인가를 예상하는 것에 영향을 준다. 이 기대와 태도는 다른 사람들이 대상자에 대해 가지는 기대치와 자기 자신이 갖는 기대치를 대상자 나름대로 해석한 결과에 의해 형성된다. 역할 기대치는 비슷한 상황에 처했던 경험에 의해서 내면화되기도 한다. 따라서 많은 간호 상황에 처해 있었던 사람은 그렇지 않은 사람보다 대상자로서의 역할에 대해 더 뚜렷한 역할 기대를 갖고 있다.

대상자의 지식

간호 결정에서는 대부분 기술적이고 과학적인 지식을 사용하게 되므로 대상자가 알고 있는 것의 정도가 그들이 합의하려는 경향에 어느 정도 영향을 미친다. 전문적 지식이 필요한 상황에 있는 대상자들은 의존적인 역할을 취하게 되며, 특히 스스로 의사결정에 필요한 지식이 부족하다고 생각하면 더욱 그러하다.

대상자의 개인적 특성

심리학 이론에 따르면 어떤 개인은 그의 성격 때문에 능동적으로 스스로의 '운명'에 영향을 미치게 된다. 이는 다른 요인들과 상관없이 상황에 대처하는 방법을 비롯한 다른 개인적인 성격에 의해 어떤 대상자들이 결정 과정에 능동적으로 참여하게 될 수 있음을 의미한다.

상황에 대한 대상자의 정의

대상자가 결정을 내리는 상황을 어떻게 정의내리고 받아들이는지는 선택의 자유정도, 특정한 행위에 대한 제재의 정도, 책임의 정도에 따라 달라진다. 이와 같은 인지와 정의는 개인에 의해 결과에 영향을 미치도록 '허락받는' 상황적 강압으로 해석된다. 사람의 실제 행동은 이와 같은 인지에 의해 변화한다는 인지이론의 가정으로부터 대상자들은 그들이 결과를 통제할 수 있다고 생각한다는 이유만으로도 간호 결정에 참여할 수 있다고 가정할 수 있다.

이 네 가지 대상자의 특성이 간호 결정 과정에 대한 참여에 영향을 미치고 있다.

간호사

일반적으로 간호사는 간호 결정 과정을 통제하는 데 대상자보다 더 강력한 '힘'을 가지고 있다. 대상자의 특성은 대상자가 참여하려는 경향을 알 수 있게 하지만, 간호사의 특성은 대상자의 참여가 용납되는 정도에 영향을 미친다. 이와 같은 용납은 간호사와 관련된 네 가지 요인으로 부터 영향을 받는데, 이 요인들은 대상자의 특성들과 비슷하다.

간호사의 역할 기대와 태도

간호사의 역할과 관련된 행동들은 행동 기대치와 일반적인 전문 간호사로서의 기대치, 간호사 개인의 경험에 의해 내면화된 태도에 의해 지배를 받는다. 이 기대와 태도는 간호사의 간호 방식, 대상자와 교류하는 방식, 간호 상황을 관리하는 방식에 영향을 준다. 이 모델에서 중요한 점은 합의적 결정과 관련된 대상자의 권리에 대한 간호사의 태도와 대상자들의 행동에 대해 간호사들이 가지는 규범적 기대이다.

간호사의 지식

높은 수준의 전문 지식을 가진 간호사들은 간호 결정 과정을 관리하는 데 더 큰 자신감을 느끼고, 대상자와 자신들 간의 더 심한 지식 격차를 갖게 될 것이다.

간호사의 개인적 특성

간호사가 대상자들의 의사결정 참여를 용인하는 태도는 통제위, 자아개념, 지배력 등의 개인적인 특성에 의해 영향을 받을 수 있다.

상황에 대한 간호사의 정의

상황에 대한 간호사의 인지와 정의는 간호사가 갖는 힘의 양과 간호사가 느끼는 책임감에 따라 달라진다. 그러므로 간호사가 대상자의 참여를 용납하는 태도는 간호사들이 결정 과정에서 자신이 가진 힘을 얼마나 사용하는가에 관련된 스스로의 기대에 따라 달라질 수 있다.

조직

간호 의사결정의 조직은 그 구조와 과정에 따라 다르고, 간호사와 대상자가 합의하는 데 긍정적인 자극을 주거나 방해가 되는 외부 환경을 마련한다. 간호사들과 간호 시스템(기초 간호, 간호 팀 등), 건강과 간호에 관련된 구조적인 철학(예를 들어 호스피스병동과 급성종양병동의 차이), 간호 의사결정의 관례화(예를 들어 간호 결정과 관련된 일종의 조약) 간의 계급적인 힘의 분배는 간호사와 대상자의 합의 행동에 영향을 주는 구조적 요인들 중 일부이다.

간호결정의 유형

간호결정은 대상자에게 직접적으로 영향을 주고, 결정의 책임은 전문직 간호사들에게 주로 지워진다고 가정한다. 이론적 틀에서는 프로그램 결정, 상황 조절 결정, 간호 방침 결정으로 나누어진다. 이 결정의 유형은 결정 과학, 관리 과학, 사회학 이론에서부터 개발되었고, 특히 Lee에 의해 개발된 분류 시스템에서 차용되었다. 이 분류법은 간호 결정이 간호 과정에서 갖는 의미와 간호에서의 일시성에 따라 간호 결정을 분류하였다. 간호 결정의 유형은 대상자의 건강과 즉각적으로 연관이 되느냐 아니면 장기적으로 연관이 되느냐에 따라 차이가 있으며, 결정을 내리는 데 드는 시간에도 차이를 보인다. 예를 들어, 상황 조절의 결정은 일반적으로 즉시 이루어져야 하므로 간호사와 대상자 사이의 긴 협상에는 적절하지 않다. 각기 다른 유형의 결정에서 이루어지는 합의는 각기 다른 유형의 결과와 관련이 있음도 알 수 있다.

프로그램 결정 program decision

목표의 우선순위와 프로그램 내용, 프로그램 계획과 관련된 결정으로 정의된다. 이 유형의 결정은 대상자의 건강상 문제와 간호 계획을 처리하는 대안을 염두에 둔다. 같은 방식으로, 대상자의 건강상 문제는 결과, 요구 조건, 성과의 측면에서 간호사와 대상자에서 다른 의미를 갖는다. 대상자와 간호사의 지식의 격차는 이 유형에서 가장 크게 나타난다. 간호에서 프로그램 결정의 예는 결장루수술을 받아야 하는 대상자의 간호 계획을 형식화하는 작업, 교육 방법을 결정하는 것 등이 있다.

상황조절 결정 operational control decision

특정한 상황에서 어떻게 물건, 에너지, 정보를 다루는가를 결정하는 작업을 뜻한다. 이 유형은 주어진 상황에서 성과에 대한 구체적인 기대치를 가지고 하는 행위와 관련이 있다. 실제 관리의 결정을 내리는 데에는 행동의 목적과 행위의 구성 요소에 대한 지식이 필요하다. 이 유형의 결정의 예로는 대상자의 옷을 갈아입히거나 울기 시작한 대상자의 곁에 있을 때 어떤 방법을 사용할지 결정하는 것 등이 있다. 이와 같은 결정들은 주로 상황적으로 조절된다. 예를 들어, 이런 결정은 행동의 상황에서 일어나며 즉석에서 선택을 요구한다.

간호 방침 결정 agenda decision
구체적인 일시적 장소에서 벌어지는 활동에 우선순위를 부여하는 결정이다. 이와 같은 결정은 필요한 행위의 목록을 필요로 하고 구체적인 시간 내에 이루어져야 한다. 이 결정의 예로는 주어진 날에 대상자를 위한 간호계획을 세우는 것 등이 있다.

따라서, 의사결정에 대한 상황 맥락은 조직의 특성과 간호결정에 따라 달라진다. 조직의 특성에 따라 의사결정의 인프라가 다르게 제공되고, 간호결정의 종류에 따라 의사결정의 즉각적인 틀이 다르게 제공되므로 참여자의 합의 행위와 의사결정 행위를 변화시키게 된다.

결과

합의의 이론적 모델에서 제시된 요인들은 다음의 세 가지 결과와 관련된다. : (1) 합의의 수준 (2) 의사결정의 특성 (3) 대상자의 결과. 합의의 수준과 의사결정의 특성은 합의과정에서 즉시 확인할 수 있지만, 대상자의 결과는 일차적인 두 결과에 이어서 나타난다.

합의의 수준

합의는 가장 낮은 수준에서는 간호사가 의사결정 과정을 지배하는 연속체로, 가장 높은 수준에서는 의사결정에서 두 입장이 비슷한 수준으로 영향을 미치는 연속체로 생각될 수 있다. 이 연속체 현상을 보이는 참여와 합의에 관련된 지표들이 개발되어 있다.

의사결정의 특성

이것은 종속변수로서, 하나하나의 선택을 의미하는 것이 아니라 결정의 범위, 달성가능성, 감성적인 의미로서 개념적 설명이 이루어져야 한다.

대상자의 결과

이에 대한 개념화는 목표 달성, 건강 상태, 만족도, 자율성, 관리, 회복에 대한 느낌 등의 다양한 형태를 취한다. 문헌에서는 목표달성(예로 이행), 만족도, 자율성을 합의에 대한 주요한 대상자의 결과로 나타내고 있다.

모델

간호 합의의 이론적 틀

관련 분야의 이론적·실험적 지식으로부터, 간호에서 의사결정 합의 현상을 설명하

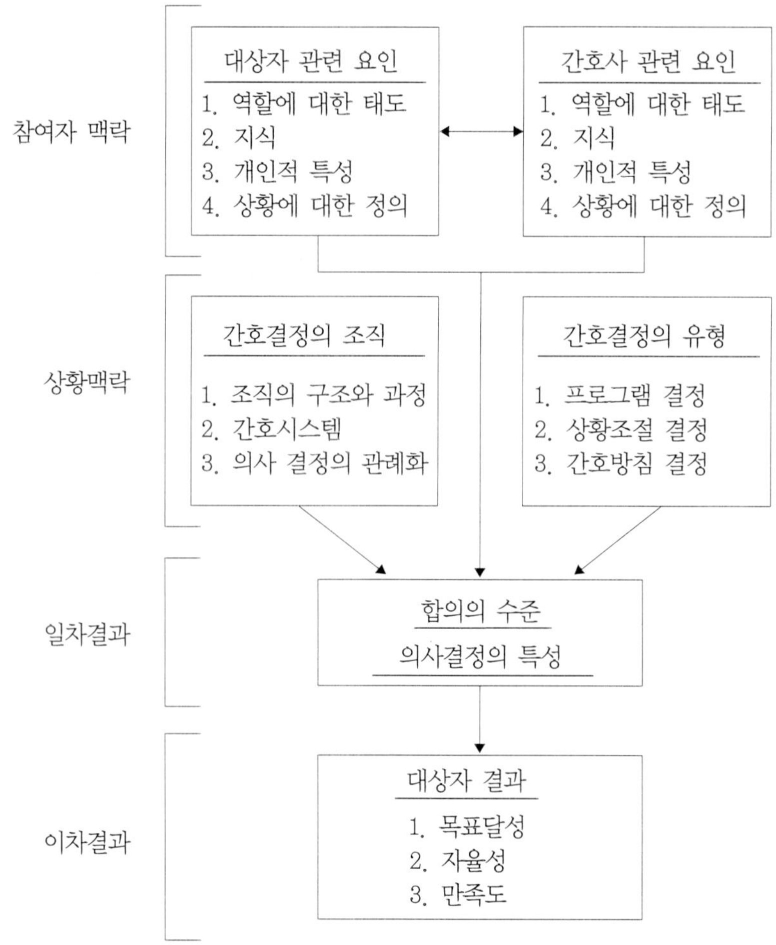

그림 1. 간호 실무에서의 합의적 의사결정 이론틀

SOURCE: From "Collaborative decision making in nursing practice : A theoretical framework" by H. S. Kim (1983), in P. L. Chinn (Ed.). *Advances in nursing theory development* (pp 271-283), Rockville: Aspen Systems Corp. Reprinted by permission

는 이론적 토대를 제시하였다. 이 설명은 일곱 개의 필수적인 변수들을 한 데 묶어 설명한다. : (1) 대상자 (2) 간호사 (3) 조직 (4) 결정의 종류 (5) 결정 과정에서의 합의수준 (6) 결정 특성 (7) 대상자의 결과 이다. 이 요소들의 관계는 〈그림 1〉에 도식적으로 표현되어 있다.

위의 네 가지 변수는 참여에 영향을 미치고, 그 중 조직과 결정의 종류는 상황맥락으로 이해할 수 있으며, 아래 세 가지는 결과로 이해할 수 있다.

맺음말

이상에서 제시된 간호 결정 과정에서의 합의에 대한 모델은 많은 종류의 연구 질문을 제기한다. 이 모델에서 제시된 제안과 관련된 간호 지식은 다음의 영역에서 더 연구가 이루어져야 한다.:

- 합의에 대한 대상자의 성향과 이러한 성향에 영향을 주는 요인들에 대한 설명
- 대상자 역할에 대한 간호사의 가치와 태도, 그리고 간호 의사결정에서 간호사가 대상자와의 합의에 가지는 기대, 이와 같은 가치와 태도에 영향을 주는 요인들에 대한 설명
- 현재 간호 의사결정에서 이루어지는 합의를 설명하는 지식
- 합의의 수준에 영향을 주는 대상자와 관련된 요인들과 간호사 관련 요인들 간의 상호 작용, 이 과정에서 얻어진 결정의 특성에 대한 설명
- 구조적 요인들과 결정의 종류가 합의에 미치는 상황적인 영향에 대한 설명
- 합의가 대상자들에게 미치는 영향에 대한 설명

또한 간호 합의 이론의 기초 지식 개발에 한 발 더 나아가는 방법으로서 다음의 연구문제를 제시할 수 있다.

- 일반적으로 대상자들이 간호 의사결정에 참여하기를 원하는가?
- 대상자들이 간호 의사결정에 참여할 수 있는 기회가 있는가?
- 간호사들이 대상자의 의사결정에 대한 합의에 대하여 가치를 인정하는가?
- 간호사들이 의사결정에서 대상자의 합의를 원하는가?
- 간호사들이 어떻게 대상자들을 의사결정 과정에 참여시키는가?
- 간호 의사결정에서 대상자들이 합의하는 것과 대상자의 결과와의 관계는 무엇인

가? 결과가 간호결정의 종류에 따라 달라지는가?
• 간호 의사결정에서 대상자들의 합의가 간호사들에게는 어떤 영향을 주는가?

이러한 영역에 대한 연구가 더 이루어진다면 간호사와 대상자 사이의 합의적 의사결정과정에 대한 이론이 확고하게 확립될 것이고, 이는 대상자를 수동적으로 단순하게 참여시키는 것을 넘어 대상자와 함께 하는, 대상자가 능동적으로 합의에 관여하는 간호가 될 것이라 생각한다. 나아가 합의적 의사결정을 이루었으므로 대상자는 자기 스스로 자신의 간호에 관심을 갖고 더 낳은 결과를 도출하도록 노력할 수 있으리라 생각한다. 이러한 간호수행의 결과는 매우 만족한 결과를 낳아 대상자, 간호사가 모두 윈-윈 하게 될 것이며, 이는 전문직 간호의 발전에 매우 중요한 역할을 하게 될 것이다.

참고문헌

Kim, H. S. (1983). Collaborative decision making in nursing practice : A theoretical framework. In Chinn, PL.(Ed.), *Advances in nursing theory development*, pp. 271-283. Rockville, Md. : Aspen Systems.

Im Eun-Ok (2005). Development of situation-specific theories. An integrative approach. *Advances in Nursing Science*, *28*. 137-151.

역할통합의 개념 개발 : 사무직 근로여성의 일상생활 내러티브 분석

Developing the Construct of Role Integration : A Narrative Analysis of Women Clerical Workers' Daily Lives

Joanne M. Hall, Patricia E. Stevens, and Afaf Ibrahim Meleis

박 형 숙

지금까지 여성의 역할에 대한 현존하는 연구의 대부분은 전문직과 관리직 여성에 초점을 두었다. 이 장에 소개된 역할통합 모델은 저소득, 저학력 및 사회경제적 지위가 낮은 87명의 민족적/인종적으로 다른 다섯 그룹의 여성들이 근로자, 어머니 및 배우자로서 그들의 역할을 어떻게 통합하는지에 대한 중범위 이론을 개발하기 위해 설계되었다.

건강에 대한 역할통합의 중요성이 명백하고, 역할통합의 추상개념이 좀 더 개발될 필요가 있었다. 이 장은 역할통합의 특징, 과정 및 패턴의 분명한 이해를 얻기 위해 질적 인터뷰 자료를 심도 있게 이차분석하였다. 이 이차분석의 목적은 역할통합의 추상개념을 개발하고, 내러티브 분석을 이용해서 연구-이론 개발을 위한 예를 제공하기 위함이다. 연구를 위한 질문은 다음과 같다 : (a) 사무직 여성이 그들 사이의 관계나 역할을 어떻게 서술하는가? (b) 어떤 과정이 다양한 역할의 통합에 포함되는가? (c) 역할통합의 패턴은 무엇인가? (d) 역할통합의 패턴들이 민족적/인종적 그룹을 넘어서 동일하다고 증명할 수 있는가?

여성이 건강과 질병 상황에서 어떻게 반응할 것이라는 것을 예측하기 위해서는 그들의 일상생활 경험과 그들의 경험은 어느 정도 그들의 환경에 의해 만들어진다는 것을 이해할 필요가 있다.

이론의 가정

이 장에서 저자들이 특별하게 언급한 가정은 없다.

이론의 출처

간호학과 타학문의 이론

역할이론은 개인과 사회와의 관계를 규정짓는 데 관심이 있다. 즉 어떻게 사회의 특수한 환경 내에서 개인 행동의 다양성을 결정하는가에 관심이 있다.

상호작용주의자 역할이론에서는 인간을 각자 다른 사람의 행동에 대한 비평과 해석을 통해서 행동하는 자기성찰형 인간으로 간주한다. 인간은 다른 사람과의 상호작용의 상징적 해석을 기초로 하여 그들의 삶에서 수행하는 역할에 의미를 둔다.

이 과정에서 다른 사람의 행위에 대한 관찰과 상호작용이 있다 ; 이들 관찰에 대한 반성적 사고 ; 다른 사람과 특별한 의미의 교환, 결합 및 수정 ; 그리고 이들 해석된 의미를 기초로 한 행동(Blumer, 1969 ; Fargains, 1986 ; Mead, 1934).

해석된 의미와 잠재적 행동은 사회 환경에서 발생하는 우발적인 사건에 의해 제한된다.

문헌고찰

Froberg, Gjerdingen과 Preston(1986)은 여성의 다양한 역할과 신체적, 정신적 건강과의 관계를 조사한 연구에서 여러 개의 역할을 가진 여성이 역할이 거의 없는 여성보다 건강하다는 것을 확인했다.

Baruch와 Barnett(1986)은 여성의 다양한 역할(근로자, 어머니 및 배우자)과 세 가지 스트레스 지표(역할과부하, 역할갈등 및 불안)와의 관계를 조사하였다. 근로자와 어머니 역할경험의 질은 역할과부하가 유의한 예측요인이었고, 어머니 역할경험의 질은 역할갈등과 불안이 유의한 예측요인이었다.

Kotler와 Wingard(1989)가 배우자, 어머니 및 근로자의 역할과 질병의 이환율의 관계 연구에서 다양한 역할을 가진 여성의 자녀수와 질병의 이환율 간에 유의한 관계가 있음을 확인했다.

연구, 교육 및 실무 분야의 자료와 경험

사무직 근로여성의 역할통합과 건강에 관한 이론을 개발하기 위해 저자들은 두 가지 연구, 즉 여러 민족을 대상으로 다문화연구와 트라이앵귤레이션 연구방법을 수행하였다. 트라이앵귤레이션 방법은 사회현상을 탐구하는 데 질적 연구방법과 양적 연구방법을 동시에 채택하고 결합한 연구방법이다. 이 접근방법은 질적인 방법들이 연구 분야를 탐색하고 현실의 놀라운 측면들을 발견하는 데는 적합하지만, 질적인 표본들이 체계적으로 선택되지 못하고 또한 데이터 역시 정교하게 측정되지 못하기 때문에 질적인 방법들이 이론의 검정에는 적합하지 않다는 가정에 기초하였다.

첫 번째 연구에서, Meleis 등(1989)이 결혼상태, 자녀수, 소득, 역할 수, 역할분쟁, 성역할 오리엔테이션과 역할통합을 포함한 몇 개의 변수와 지각된 건강상태와 심리적 증상과의 관계를 조사한 연구에서 역할통합은 지각된 건강상태에서 변이의 16.6%와 심리적 증상에서 변이의 24%를 유의하게 예측하였다.

두 번째 연구를 통해서 Stevens와 Meleis(1991)는 사무직 근로 여성의 어머니로서의 역할과 건강과의 관계를 조사한 질적 연구에서, 여성들이 어머니 역할에서 경험하는 역할과부하, 아이들 양육 문제, 긴장관계, 끝없는 걱정 및 경제적 부담 등과 같은 스트레스와 아이들 양육에 참여하고 무조건적 사랑을 주고받는 것 같은 역할만족에 대한 인지, 그들이 사용하는 대처전략 및 이용할 수 있는 자원을 확인했다. 대처전략은 아이들을 돌보는 것과 직업적 책임을 잘 조절할 때와 같이 그들이 활동적으로 문제해결을 해나갈 때 관여한다는 것을 확인했다.

협동작업

페미니스트 연구 원리를 위임한 세 명의 저자는 인터뷰한 것을 큰 소리로 읽으면서 서로 협동하여 주제를 만들고, 적절한 부연을 구성하는 등 공동 연구를 진행하였다. 정보공유, 토론, 브레인 스토밍 및 통찰력의 재형성을 포함하는 대화체로 협력적인 분석을 하였다. 공동연구는 교대로 자료의 새로운 차원을 노출하고 탐구를 위한 새로운 통로를 제안하는 비판적인 성찰과 질문을 위한 매우 귀중한 기회를 제공한다. 이러한 협력적인 기술은 페미니스트 연구에서 엄격함의 모든 필수적인 구성요소인 지식 개발을 위해 상호관계, 복잡성, 일관성, 신뢰성, 확실성, 해석의 정확성 및 반성을 통해 진행하였다. 전통적인 경험주의자 연구와는 달리 내러티브 연구는 신뢰도와 타당도의 형식적인 검정을 포함하지 않고 오히려 연구자들은 자료의 신뢰성을 확보하기 위해 충분히 참여자의 이야기를 적극 반영하여 상세하게 분석한다.

이론 개발과정

시작단계

저자들은 사무직 근로여성들이 건강을 유지하기 위해서 근로자, 어머니 및 배우자로서의 역할을 어떻게 통합하는 지를 확인하고, 그러한 역할통합의 특징, 과정 및 패턴의 분명한 이해를 얻기 위해 저자들이 이전에 실시한 질적 인터뷰 자료를 심도 있게 이차분석하여 사무직 근로여성을 위한 역할통합 이론을 개발하였다.

참여자의 특성은 다음과 같았다.

87명의 사무직 근로여성은 37명의 아프리카계 미국여성 43%, 20명의 유럽계 미국여성 23%, 16명의 라틴계 18%, 8명의 중국여성 9%과 6명의 필리핀여성 7%이었다. 이들 중 21%는 이민자였으며 평균나이는 37세였고, 16%는 대졸, 62%는 고졸 후 교육이나 기술, 17%는 고졸, 5%는 고등학교를 마치지 못했다. 평균 자녀수는 둘이었고 39명(45%)의 참여자는 미혼모였다. 참여자의 나머지 55%의 파트너는 대부분 육체노동자였고, 참여자의 14%는 배우자로부터 신체적인 학대를 받고 있었으며, 참여자의 반은 연간 가족 소득이 25,000$보다 적었다.

인터뷰는 근로자, 어머니 및 배우자로서의 경험에 대한 이야기를 참여자로부터 이끌어내기 위해 '여성의 역할 인터뷰 프로토콜(Women's Roles Interview Protocol ; WRIP)' 의 구조화된 인터뷰 스케줄에 의해 진행되었다. 내용은 의무, 스트레스, 보상, 대처전략, 자원 및 다양한 역할의 관리에 대한 질문이었다. WRIP는 상호작용주의자 역할이론의 가정과 관련된 경험적 문헌 고찰을 기초로 하여 Meleis, Norbeck와 Laffrey (1988)가 디자인하였다.

공식적인 동의하에, 인터뷰는 하는 사람이 30 ~ 60분 동안 진행되었다. 한 마디 한 마디 진술을 문서로 만들기 위해 면접관이 현장 노트에 기록하였다. 참여자의 인터뷰 반응을 분석함에 있어서, 각 인터뷰의 원문은 그녀가 근로자, 어머니 및 배우자로서 그녀의 역할을 어떻게 통합하는 지에 대한 여성의 이야기인 내러티브로 다루어진다. 인터뷰 자료에서 어머니, 근로자 및 배우자로서 그들의 역할에 대한 여성의 지각을 조사하고 그들이 다양한 역할을 어떻게 의미 있는 전체로 통합하는 지를 체계적으로 분석한다.

개발과정

Polanyi(1985)의 내러티브 분석방법에 따라 참여자의 내러티브로부터의 인용은 말 그대로를 유지하고 적절한 부가설명을 하였다. 이 내러티브 분석은 87명의 민족적/인종적으로 다른 다섯 그룹 사이에서 역할통합이 어떻게 다른지 비교하기 위해 디자인되었다. 적절한 부연은 민족적/인종적 그룹에 따라 정리하였으며 저자는 각 그룹에서 이야기에 깔려 있는 공통된 담화 주제, 상반되는 설명과 패턴을 찾았다.

참여자들은 그들이 중심역할의 적합성을 판단하고 어떻게 그들이 함께 조화를 이루는지 내적 판단기준(regarding)과 외적 판단기준(reckoning) 두 과정을 서술했다. 환경적 영향의 관점에서, 이 과정을 통해서 참여 여성들은 자신들의 역할을 결합할 뿐만 아니라 각 역할을 해석하기도 한다. 내적 판단기준은 문화적인 믿음, 도덕적인 표준, 개인적인 기대와 같은 내적인 기준점에 관한 역할 관점의 평가로써, 표준사전 의미는 어떤 것 혹은 어떤 사람의 가치를 고려하는 것이다. 연구에서 여성은 명백히 부정적 혹은 긍정적으로 역할을 서술했다. 만약 절망, 불편감, 분노 혹은 후회를 반영하는 부정적 진술의 수와 강도가 월등하면 자신의 역할을 부정적으로 평가한 것으로 간주하였다. 역할을 긍정적으로 간주할 때 진술은 자신감, 열광, 만족 및 선택을 반영한다. 두 번째 평가과정인 외적 판단기준은 사회, 경제, 정치적인 우발적인 사건을 포함한 외적인 기준점에 따른 역할 관점의 평가로써, 표준사전 정의는 자동차의 네비게이션처럼 고정된 기준에 의해 결정되는 것이다.

통합

역할의 구조적 특징인 내적 판단기준과 외적 판단기준 과정의 설명을 통해서 역할통합의 상호작용 패턴을 개인 참여자로부터 확인하였고, 그 다음 민족적/인종적 그룹을 넘어서 비교하였다. 이들 자료에 나타난 역할통합의 두 개의 중심 패턴은 구분하기(compartmentalizing)와 연결하기(linking)였다. 이들 두 패턴은 각 개인에 의해 특별한 조정(arrangement)에서 결합되었다. 각 참여자의 이야기에서 명백해진 두 개의 주요 패턴을 고려하는 것에 덧붙여 역할통합 패턴의 조정 역시 중요하게 고려해야 한다. 조정은 서로에게 각 패턴 관계를 평가하는 중요성을 포함하는 개인의 이야기에서 명백해진 구분하기와 연결하기의 정도로써 정의된다.

참여자들의 이야기는 사회환경의 한도 내에서 그들의 개인적인 기대와 문화적인 믿음의 적합한 방법에서 구분하기와 연결하기를 조정하기 위해 노력했다는 것을 제안했다.

이론 소개

개념

중심역할 특징

중심역할 특징은 참여자들이 자신만의 역할로 간주하는 특징이 있고 내용, 크기, 소유권 및 유동성을 포함한다.

내용 : 어떤 내용을 역할에 포함하는가?

나는 응급실 입원계 사원으로 일한다. 나는 어떤 환자를 처음으로 의사에게 보여야 하는 지를 결정하는 사람이다. 나는 의사결정을 해야 하며 그것은 나에게 너무 많은 책임이다. 아무도 나의 일의 일부분을 주목하지 않는 것 같다. 엄마로서, 나는 요리를 하고, 설거지를 하고, 심부름을 하고, 청소하고, 빨래하고, 식료품 사고, 아이들의 학교점심을 준비해야 한다.

크기 : 역할이 얼마나 광범위하고 시간 소모적인가?

엄마라는 역할은 정서적으로 신체적으로 나를 소모시킨다. 나의 하루 일과는 새벽 5시부터 시작해서 밤 12시가 되어야 겨우 끝난다.

매일 아침, 저녁 긴 통근거리는 내 생활에서 너무 많은 부분을 차지한다. 나는 일과 시간을 많이 늘리기 위해 잠을 적게 자려고 노력한다.

소유권 : 역할 내용이 얼마나 구분되었나? 누가 역할을 수행하는가? 누가 돕는가? 누가 대신하는가? 역할을 방해하는 누군가가 있는가?

남편은 딸을 돌보는데 많은 도움을 준다. 내가 친구와 외출할 수 있도록 1주일에 하룻밤 남편은 딸을 돌보거나 베이비시터를 구한다.

문제는 내가 아이들을 키우기 위해 계속 유일한 책임을 갖는 것이고 나는 내 자신 밖에 없다. 미혼모이기 때문에 나는 어떤 도움 없이 모든 것을 혼자서 다 해야 한다.

유연성 : 내용, 크기 및 소유권에 의해 역할은 얼마나 쉽게 새 모습을 취하는가?

나는 집안 일의 방식을 바꾸고 싶다. 가사에 한해 아내와 남편의 역할이 50-50 이어야 한다고 생각한다. 그런데 새로운 아이디어를 남편에게 시도하는 것은 나의 가장 큰 좌절감이다. 내 스스로는 좋은 방법을 아는 것처럼 생각하지만 남편은 듣지도 않고 그것을 하려고도 하지 않는다.

결합역할 특징

결합역할 특징은 참여자들이 역할들 사이에서 관계가 있다고 생각하는 특징이 있고 수, 형태, 유동성 및 원동력을 포함한다.

수 : 얼마나 많은 역할들을 보고하는가?

이 연구에서 모든 여성들은 근로자이고 어머니이고 역시 반은 배우자이다. 이들 중심역할에 덧붙여, 많은 참여자들은 그들이 균형을 유지하기 위해 딸, 노인 친척을 돌보는 사람, 교회구성원, 친구와 지역사회 봉사자와 같은 다른 역할을 서술했다.

배열 : 역할 관계의 구조는 무엇인가? 역할이 서로의 관계에서 어떻게 위치해 있는가? 흔한 형태는 중복이다.

8시간 교대 근무시간 동안에 딸이 예전처럼 오지 않았다. 그래서 나는 딸이 집에 있는지 전화를 하였다.

유동성 : 역할이 얼마나 쉽게 바뀌지고 혹은 서로의 관계에서 위치가 조정되는가? 적절한 유동성은 역할이 다른 역할의 변화 혹은 불변성을 도모하기 위해 새 모습을 취한다는 것을 내포한다.

나는 이혼 후에 회사에서 승진을 할 수 있었다. 그래서 경제적 어려움이 완화되었다. 이혼으로 남편이 집을 나간 후에 아들과 나는 지금 우리 둘 밖에 없기 때문에 매우 가까워졌다.

유동성의 부족은 이동이나 변화 없이 특별한 역할 형태에서 '고착된' 것임을 의미한다 :

만약 초과근무를 해야 한다면 나는 개의치 않는다. 집에서 나를 위해 기다리는 똑같은 양의 일이 있다. 남편은 우리가 여분의 돈이 필요하다고 말하지만 그는 집안일이나 요리를 전혀 하지 않는다. 나는 직장 일에 12시간을 보내고 그 다음 퇴근

해서 저녁을 준비하고 청소를 해야 한다.

원동력 : 역할들 사이에서 힘과 에너지의 흐름과 이동은 무엇인가? 탄력은 무엇인가? 압력과 관성의 포인트는 어디인가? 한 참여자의 역할 사이에 원동력은 체인 반응과 유사하다. 하나의 역할의 내용에서 변화는 다른 역할에서 소유권, 크기 및 내용에서 연속적인 변화를 재촉했다.

몇 년 전 이혼으로 나는 경제적으로 바닥에 처하게 되었다. 나는 병원에서 사무원으로 일하고 있었지만, 전남편이 자녀 양육비를 조금도 지불하지 않았기 때문에 세 아이들과 나는 소득 이상이 필요하다는 것을 알았다. 그래서 나는 간호사가 되기 위해 학교공부를 시작했다. 일하는 것과 학교에 가는 것은 나와 십대인 아이들을 서로 멀어지게 했다. 내가 집에 없을 때 집안을 통제할 수 없었다. 그리고 그것은 아이들을 약물과 범죄가 있는 매우 불안전한 세계인 거리로 내몰게 했다. 그러나 가장 중요한 것은 우리가 좀 더 많은 것을 즐길 수 있기 위한 경제적 문제를 해결하기 위해 나는 일하고 있다는 것이다. 이 모든 것 때문에 나는 더 이상 회교사원에 참석할 시간이 없다. 나는 믿음이 깊은 이슬람교도인데 그것은 나에게 정말로 큰 상실이다.

역할서술

역할서술은 중심역할을 수행하는 형태이다. 8개의 다른 역할서술이 87명 참여자들의 내러티브로부터 나왔다 : 표준역할, 역할추가, 역할확장, 역할감소, 역할분할, 역할위임, 역할상실 및 그림자역할 등이다.

표준역할 : 근로자, 어머니 및 배우자 역할의 일상의 혹은 일상적인 관점이다.

역할추가 : 어떤 문제를 해결하기 위해 절망을 극복하거나 효율성을 배가시키거나 기쁨을 강화하기 위해 추가되는 새로운 역할이다.

만성적으로 아픈 노인 친척에게 돌봄을 제공하는 것은 다른 역할에 균형을 맞추면서 고려되는 부담을 나타내는 몇몇 여성의 추가된 역할이다. 반대로, 다른 상황에서 역할을 추가하는 것은 다른 역할에 변화되는 효과를 나타낸다.

내가 사무원으로 일을 시작했을 때 몇 달간 매우 몸의 상태가 나빴다. 일하기 위해 버스를 타고 가는 중에 토하기도 하고 하루 종일 어지럽기도 했다. 나는 음악가

이기 때문에 무척 실망스러웠다. 나는 필리핀에서 대학학위를 취득했는데 친척 어르신들은 내가 미국학교에서 가르치는 것을 허락하지 않았다. 그래서 지금 나는 주말에 집에서 피아노 레슨을 한다. 그것은 내가 천한 서류작업을 하고 있을 때 재능이 있다는 것을 기억하도록 만든다.

변화되는 역할추가를 통해서 경제적 부담, 인종적 긴장 및 사회적 지지 부족의 분위기에서 비유동적으로 형성된 매우 부정적으로 평가된 중심역할조차도 기대하지 않은 긍정적인 방향으로 평가될 수 있었다. 기도하는 것과 교회일은 가장 보편적인 변화되는 역할추가를 의미한다. 이것은 아프리카계 미국인 여성과 필리핀 여성의 이야기에서 특히 흔하다.

역할확장 : 역할의 크기, 내용, 소유권 및 역할의 의미가 확장된 것을 말한다.

시간적으로 혹은 에너지가 지나치게 소모되는 역할이 가중된다면, 그 여성은 보통 그것을 부정적으로 평가하고 다른 역할을 침해하는 것으로 생각한다.

나는 아이들이 나에게 의존하고 아이를 돌보고 사랑하는 것을 즐긴다. 요즘 전적으로 일하고 있으나 그것은 나에게 세상이 어떻게 돌아가고 있다는 것을 알게 해준다. 내가 정말로 원하는 것은 아이들을 잘 양육하는 것과 세상 돌아가는 형편을 잘 아는 엄마이길 희망하기 때문에 역할확장에 대해 많은 고민을 하고 있다.

역할감소 : 크기, 내용, 소유권 혹은 특별한 역할의 의미의 축소이다.

어머니 역할은 성인 자녀가 집을 떠남으로써 축소된다 ; 업무역할은 일이 좀 더 일상적이고 덜 스트레스가 되는 면에서 줄어든다. 역할감소는 불만족스러운 배우자에게 관심을 덜 가지기로 결정한 참여자의 경우에서 선택될 수 있다. 혹은 그것은, 결과적으로 아들과 엄마의 시간을 빼앗은 양육권 싸움에서 법적 비용을 지불하기 위해 두 번째 직업을 억지로 가져야 했던 여성의 경우에서처럼 슬픔을 야기하는 외부 환경에 의해 강요될 수도 있다.

역할분리 : 보통 환경적인 제한에 대한 반응으로 중심역할의 하나가 두 개의 다른 역할로 분리되는 것이다.

어떤 여성은 부가적인 양육 요구로 인한 경제적 부담을 경감시키기 위해 두 가지 일을 가짐으로써 그들의 업무역할을 나누었다. 이전의 파트너 사이의 아이와 현재의 파트너 사이의 아이를 가진 여성은 두 개의 다른 영역의 어머니 역할을 말했다.

나의 현재 파트너는 내가 아이들에 대해서 어떻게 느끼는지 이해하지 못한다. 그는 첫 결혼에서 성장한 나의 아들과 내가 관계를 못하게 한다. 그는 아들이 내 주위에 오는 것을 원하지 않는다. 그러나 아들은 나의 믿을만한 친구이다. 새 파트너는 계속 말한다, '새 아이에게 관심을 돌려라' (Turn to the new baby). 그러나 우리 사이의 긴장이 나로 하여금 내 딸을 원망하도록 만든다. 나는 이 과정에서 나를 잃어가고 있는 것처럼 느낀다.

역할위임 : 역할위임의 내용은 부분적으로 여성 자신들보다 다른 사람에게 역할이 주어진다.

역할위임의 가장 흔한 예는 day care agency, 베이비시터, 혹은 확대 가족 구성원에게 육아의 책임을 맡기는 것이다. 만약 그들이 대리자의 육아습관과 다르지 않다면 보통 이것을 참여자들은 긍정적으로 본다.

나의 시부모는 매우 보수적이다. 그들이 육아를 담당하는데 우리 아이들이 전통적인 중국식으로 자라야한다고 믿는다. 아들이 아팠을 때 시부모들은 내가 서양의학을 적용하는 것을 거부하셨다.

역할상실 : 여성이 자발적으로 행하지 않는 역할을 상실이라고 말한다.

많은 경우에 역할은 다른 어떤 사람에 의해 침해되었다. 예를 들면 여성이 아이의 양육권을 잃었을 때 혹은 그녀가 원하지 않은 이혼을 당할 때이다.

이혼 후에 큰 딸은 아버지와 함께 사는 것을 택했다. 나는 딸을 몹시 그리워한다. 나의 일부가 없어졌다.

나는 이혼을 원하지 않았지만 남편은 다른 여성 때문에 2년 전에 나를 떠났다. 나는 항상 외롭다.

그림자 역할 : 역할이 더 이상 존재하지 않지만 '사라지지' 않는 형태이다.

그림자 역할은 환경적인 우발적인 사건의 결과이거나 참여자가 역할상실에서 그들의 슬픔을 해결할 수 없을 때 지속된다. 그림자 역할은 종종 현재의 역할을 방해한다.

예를 들면, 아이의 양육비를 지불하지 않거나 새로운 배우자와 생활하는 여성의 일상생활에 전남편이 계속 개입할 수 있다.

나의 전남편은 코카인을 계속 복용하고 있다. 그는 전혀 예측할 수 없다. 그는 약물 정신병자가 되었고 폭력적으로 변했다. 나에게 총을 쏘았고 9세 된 딸을 납치해서 위협까지 했다.

어떤 여성들은 사랑했던 죽은 사람과의 역할의 그림자가 다른 역할을 감추고 있었던 몇 년 동안의 슬픔을 말했다.

나는 일에 대해서 남편과 상의했던 것을 그리워한다. 그는 좋은 사람이었다. 그는 아이들과 집을 많이 도왔다. 이제는 우리가 완전한 가족을 결코 가질 수 없기 때문에 상처가 된다(남편은 12년 전에 죽었기 때문이다).

내적 판단기준

내적 판단기준은 문화적 믿음, 도덕적 표준과 개인적 기대와 같은 내적인 기준점에 관한 역할 관점의 평가로써 정의된다. 긍정적인 역할은 자신감, 열광, 만족 그리고 자신 있는 선택을 한다.

나는 함께 일하는 사람들을 좋아한다. 나의 동료와 고객은 위대하다. 나는 영원히 거기에 머무르고 싶다. 그것은 도전이다. 나의 상사는 우리가 불평할 때 좋은 반응을 해주고 항상 우리 입장을 고려해 준다. 의사소통 점수는 A+인 셈이다.

남편은 나를 지지한다. 그는 따뜻하고 이해심 있고 항상 나의 편에 있다. 우리는 친구이다.

때로, 부정적이고 긍정적으로 확인된 역할이 대략 수와 강도에서 동등하다면 역할이 분명하지 않은 것으로 간주된다. 예를 들면 :

새 남편은 나의 일에 대해서 나와 함께 기꺼이 이야기한다. 그는 아이들에게 도움을 준다. 나는 그의 동료를 좋아한다. 우리는 함께 많은 사회활동에 참여한다. 그러나 나는 지배당하는 것을 좋아하지 않는다. 나는 할 수 있고 할 수 없는 것에

대해서 사람들이 말하는 것을 원하지 않는다. 그는 내가 아이를 키우는 방법에 대해 비평한다.

외적 판단기준

외적 판단기준은 사회, 경제, 정치적인 우발적인 사건을 포함한 외적인 기준점에 관한 역할 관점의 평가로써 정의된다. 여성의 내러티브로부터 나타난 외적 판단기준의 과정은 역할통합이 전적으로 여성의 통제 하에 있는 어떤 것이 아님을 보여준다.

4년 전에 나는 자동차 사고로 큰 아들을 잃었다. 후에 남편은 폭력적이 되기 시작했다. 나는 그가 두려웠다. 작은 아들과 나는 떠나야 했다. 나는 일을 하지 않았기 때문에 이혼은 경제적으로 황폐화되게 만들었다. 그래서 갖게 된 지금 일은 나의 자존심이고 즐거움인 16세 아들로부터 나를 멀어지게 한다. 나는 형의 상실이 동생에게 어떻게 영향을 미치는지에 대해 매우 많이 걱정한다. 아들은 대부분의 시간을 매우 슬퍼하면서 보낸다. 만약 우리가 좀 더 많은 돈을 가졌다면, 그것은 우리 둘 다를 좀 더 안락하게 할 수 있었을 텐데..... 나는 너무 많이 일을 하지 않아도 되는데......

경제적인 부담은 그들의 역할경험에 대한 여성의 평가에서 매우 큰 영향을 미치고 있다. 특별히 미혼모에게는

이혼은 나와 아이들에게 많은 경제적 문제를 야기했다. 아이들의 아버지는 자녀양육비를 조금도 지불하지 않았다. 나는 더 나은 직업을 얻기 위해 학교에 갈 수 없다. 우리는 차가 없다. 친정 어머니는 나에게 많은 돈을 요구한다. 아들은 15세이고, 만약 내가 돈이 있었다면 아들은 거리의 범죄에 유혹당하지 않았을 텐데.....

확대가족으로부터의 지지는 참여자들의 역할을 조절하도록 돕는 우호적인 환경적인 우발적인 사건이었다.

남편과 헤어졌을 때 나와 두 아이는 어머니와 함께 억지로 이사했다. 어머니는 음식을 마련하고 방과 후에 아이들을 돌보았다. 하느님 감사합니다. 나는 급료의 대부분을 변호사 비용을 지불하기 위해 사용하였다. 남편은 양육권에 대해 소송을 제기 중이다. 이혼 후 첫 해 동안 최고의 가치는 우리 모두가 여태 살아있다는 것

이다. 어머니의 도움으로 내가 생존자라는 것을 배웠다.

구분하기

구분하기는 역할 내용, 원동력 및 소유권의 분리를 말한다.

> *나는 집에 회사 일을 결코 가져오지 않는다. 그것이 내가 일을 좋아하는 이유이다. 나는 회사에 일을 남겨두고 아이들과 함께 지낸다. 나는 남편과 잘 지낸다. 우리는 일에 스트레스를 받지 않고 아이들을 우리들 사이에 둔다.*

> *나는 남편이 내가 17세 아들과 의사소통을 하는데 어려움을 겪고 있는 것에 대해 아는 것을 원하지 않는다. 나는 그것을 통제할 수 없다. 그것이 나의 결혼을 분리시킬 수 있지만 나는 거절한다. 나는 아들을 가르치기 위해 최선을 다하려고 노력한다. 지금 나는 아들을 위해 기도하고 이 기도가 아들에게 표현되도록 노력하고 있다.*

자료는 역할통합 패턴에 대한 하나의 기초로써 문화적 가치와 기대를 제안한다. 구분하기는 요구될 수도 있고, 하나의 역할이 또 다른 하나의 역할을 간섭함으로써 방해될 수도 있다.

> *나는 항상 집에서 업무문제에 대해서 생각하고 그것이 딸과의 관계를 방해한다. 나는 그 일에 빠져있다.*

연결하기

연결하기는 그들을 분리시킨 환경적인 장벽을 극복하거나 혹은 외부 다른 사람들과 역할의 내용을 공유함으로써 또 다른 역할에 하나의 역할을 연결하는 것이다.

> *나는 직장에서 동료와 서로의 아이에 대해서 이야기 하는 것을 좋아한다. 나의 아이들보다 나이 많은 아이를 가진 몇몇 여성들로부터 많은 것을 배운다.*

> *나는 일을 싫어한다. 하지만 직장에서 화를 내지 않도록 충고를 받고 있기 때문에 직장에서 일을 싫어한다고 말할 수 없다. 그래서 나는 남편에게 화를 잘 낸다. 그러나 그는 나를 이해하고 사랑한다. 내가 소리를 지르고 울 때 남편은 귀찮아하*

지 않는다. 그는 늘 들어준다.

만약 이들 가치와 역할이 존중되는 다른 것들이 연결을 도모하기에 충분히 유연하지 않다면 문화적으로 선호되는 형태일 수 있는 연결하기는 패턴의 긍정적인 결과를 보증하지는 않는다. 예를 들면, 한 여성이 자신의 역할을 연결할 필요를 느꼈고 그녀의 배우자와 그녀의 업무역할의 의미를 공유하려고 노력했다. 그녀는 남편의 남자다움이 말다툼을 가져왔던 비판적 태도, 횡포를 넘어서 움직이는 것을 방해한다는 것을 알았다.

반면에, 특별한 역할을 분리하는 것을 유지하기 좋아하는 여성들에서, 연결하기는 역할 축적을 가져와 부정적으로 평가되었다. 예를 들면, 이 연구에서 몇몇 아프리카계 미국인 여성들은 직장에서 인종적인 긴장관계와 부적절한 급료, 중요한 경제적인 부담 때문에 그들의 다른 역할로부터 그들의 업무역할이 구분되기를 원했다.

나는 직장 일로 매우 화가 난다. 인종적인 모욕을 겪어야 했고 상사는 나를 괴롭혔다. 혈압은 올라갔고 손은 떨렸다. 직장에서의 인종적인 긴장을 가정생활에 가져오는 것을 원하지 않는다. 나는 신경을 진정시키려고 집에 올 때 강한 농도의 술을 많이 마신다. 나는 단지 아이들과 남편과 함께 하는 시간을 즐기기를 원한다.

조정

조정은 여성들이 다른 역할과는 구분하는 반면에 많은 경우에 어떤 역할은 연결하기도 한다.

개념관계

- 역할이란 중심역할과 다른 여러 가지 관련된 결합역할로 구성되어 있다.
- 중심역할과 역할결합의 구조는 중심역할 특징, 역할결합 특징 및 역할서술에서 명백하다.
- 경제, 사회, 정치, 문화 및 환경적인 우발적인 사건은 역할통합의 중심역할 특징과 역할결합 특징에 영향을 주고 역할서술의 범위를 제한한다.
- 역할통합의 두 개의 평가과정은 내적 판단기준과 외적 판단기준이다.
- 환경적이고 우발적인 사건의 맥락에서 인간은 그들의 중심역할을 방해하지 않으면

서 내적 판단기준과 외적 판단기준의 계속적인 변증법적 과정에 참여하게 된다.

- 내적 판단기준과 외적 판단기준의 평가결과는 의미 있는 전체에 중심역할을 통합하는 인간의 행위에 영향을 준다. 이 과정은 중심역할과 역할결합의 구조에 경계를 나타낸다.
- 구분하기와 연결하기는 어떤 주어진 시간에 사람들이 독특하게 조정하는 역할통합의 두 개의 주요 패턴이다.
- 역할통합의 패턴에 민족적/인종적 경향이 있다; 그러므로, 구분하기와 연결하기의 정도는 민족적 가치와 기대에 의해 영향을 받는다.

모델

어머니, 배우자 및 근로자로서 그들의 역할에 대한 사무직 근로자 87명 여성들의 내러티브 분석을 통하여 저자는 역할의 특징을 중심역할, 결합역할 및 역할서술로 구조화하였다. 여성이 자신의 역할을 해석하고 행동을 실행하는데 사용하는 역할통합 과정은 내적 판단기준과 외적 판단기준에 따른다고 했다. 또한 역할을 수행할 때의 양상은 *연결하기*도 하고 *구분하기*도 하는데 경우에 따라 *연결하기와 구분하기*를 적절하게 조정하고 있음을 확인했다.

결과적으로, 역할통합의 과정과 패턴은 자료에서 확인되고 명제 진술의 형태에서 이론적으로 관련되고, 서술되고, 정의된다. 사무직 근로여성의 역할통합 모델은 〈그림 1〉에 제시되었다.

이 분석을 통하여, 사무직 근로여성의 역할통합은 다양한 역할이 큰 전체에 의미있게 조직되는 과정으로 정의된다. 역할통합은 사회환경과의 상호작용에서 개인의 지각, 감정 및 행동을 구체화하는 간호학의 범위 안에서 분명한 추상개념이다. 역할통합의 현상에 대한 지식은 여성의 건강을 회복, 유지 및 증진하는 방향으로 노력을 강화할 수 있다.

맺음말

여성의 일상생활 경험을 구체화하는데 있어서 문화적 영향의 중요성, 사회적 상호작용, 경제상태 및 권력 관계에 관한 실제적인 가정을 갖고 여기에 제안된 역할통합 이론은 간호학 연구와 실무를 위한 기틀로써 잠재적 가치를 가진다. 이론적 기틀은

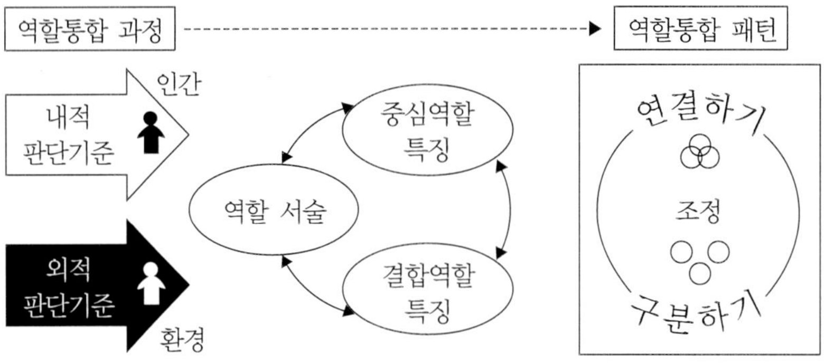

그림 1. 사무직 근로여성의 역할통합 모델

SOURCE: From "Developing the construct of role integration: A narrative analysis of women clerical workers' daily lives" by J. M. Hall, P. E. Stevens and A. I. Meleis, 1992, *Research in Nursing & Health*, 15(6). Reprinted by permission.

불리한 역할외형에서 여성을 '맥 빠지게' 하는 사회적, 경제적인 부담을 완화하며 역할통합 과정에 대해서 교육하고 문제 있는 역할 특징을 목표로 삼는데 도움을 줄 수 있다.

근로자, 배우자 및 어머니로서의 역할통합의 특징, 과정 및 패턴에 대해서 중범위 이론을 개발한 결과 다양한 역할이 여성의 삶에서 만족을 줄 뿐만 아니라 스트레스로도 작용한다는 것을 알 수 있었다.

이 장에서 제안된 이론은 스트레스와 만족의 본성, 그리고 자원을 정확하게 찾아내기 위한 기틀을 제공하고 이러한 스트레스와 자원들이 여성들의 역할통합 과정에서 어떻게 작용하는 지에 대한 이해를 제공한다.

많은 간호학 연구자들은 여성의 건강 패턴과 요구를 이해하는 의미로써 여성의 일상생활을 맥락화하는 것이 중요하다는 것을 강조해 왔고 간호학 또한 가족, 지역사회, 문화적인 현실을 둘러싸고 있는 개인의 영역을 넘어서는 건강모델을 찾아왔다. 여기서 제안된 중범위 이론은 여성의 중심역할에서 풀어낸 것으로 일상생활 경험의 베일을 꿰뚫음으로써 개인의 건강과 그것의 사회문화적 결정요인 사이의 차이를 연결하는 시도이다.

여기서 제시한 사무직 여성의 역할통합 이론을 더 발전시키기 위해서는 다음과 같은 질문들을 제시할 수 있다.

1) 이 이론에서 고안한 역할통합의 구성요소는 사회경제적, 지역적, 직업적인 집단을 넘어서 적용되는가?
2) 이 연구로부터 자료가 실험적으로 제안되듯이 역할통합 패턴을 위한 문화적인 기초가 있는가?
3) 더욱 효과적이고 만족한 역할통합 패턴의 결과를 위해 여성들이 내적 판단기준과 외적 판단기준에서 그들의 능력을 개선함으로써 도움을 받을 수 있는가?
4) 역할상실과 그림자 역할과 같은 분열시키는 역할서술과 관계있는 건강의 결과는 무엇인가? 만약 환경적인 제약의 강도와 수가 감소되고 역할통합 패턴에 대한 선택이 증가한다면 well-being을 위한 가능성이 강화되는가?

참고문헌

Hall, J. M., Stevens, P. E., & Meleis, A. I (1992). Developing the Construct of Role Integration: A Narrative Analysis of Women Clerical Workers' Daily Lives. *Research in Nursing & Health*, 15, 447-457.

이소우, 김주현, 이병숙, 이은희, 정면숙(2000). 간호이론의 이해. 수문사.

모성역할획득 – 어머니 되기

Maternal Role Attainment - Becoming a Mother

Ramona T. Mercer

안 숙 희

모성전환은 여성에게 중요한 발달적 생활사건이다. Mercer의 초기 연구는 모유수유를 하는 산모, 산후질병을 가진 산모, 결손아를 출산한 산모 및 10대의 청소년산모의 요구와 행동에 초점을 두어, 「고위험 부모 간호 Nursing care for Parents at Risk」(1977) 저서를 발간하였다. 이후 청소년 산모를 대상으로 출산 후 첫 1년간 관찰한 결과를 기록한 저서 「청소년 건강관리에 대한 조망 Perspectives on Adolescent Health Care」(1979)가 나왔다. 이러한 선행 연구들은 Mercer로 하여금 가족관계, 가족관계와 관련된 분만 전 스트레스, 모성역할 및 각 연령층의 어머니에 대해 연구하게 하였다. Mercer는 1986년에 「첫 모성기 : 10대에서 40대까지 First-Time Motherhood : Experiences From Teens to Forties」 저서에서 3그룹 연령대의 어머니 그룹에 관한 연구를 발표하였다. 1995년에는 「어머니 되기 : 루빈에서 현재까지 모성정체감 연구 Becoming a Mother : Research on Maternal Identity From Rubin to the Present」이 출간되었는데, 이 책에는 Mercer의 모성역할획득이론에 관한 더욱 상세한 내용들을 담고 있으며 모성역할에 영향을 주는 변수들에 대한 틀(Frame-work)도 포함하고 있다.

어머니 되기 'becoming a mother' 는 알려진, 그러나 현재의 현실에서는 모르는 새로운 현실로 이동하는 것이다. 전환기에 있는 사람은 자신의 새로운 개념을 성취하기 위해 목적, 행동 및 의무를 재구성해야 한다(Barba & Selder, 1995). 전환기 대상자는 개인적 통합을 유지하면서 새로운 현실에 적응해 가기 위해 다양한 전략을 사용한다. 전략에는 요구된 변화의 영구성을 인지하고, 새로운 자기정의를 구성하기 위해 정보를 추구하고, 새로운 정상화를 위한 모델을 추구하고, 또한 역할에 대해 자신의 능력을 평가하는 것 등이 포함될 수 있다. 전환은 여성 개인의 조건, 문화적 신념과 태도, 사회경제적 수준, 준비와 지식, 그리고 지역사회와 사회적 조건에 의해 촉진되기도, 억제되기도 한다(Meleis, Sawyer, Im, Messias, & Schumacher, 2000).

어머니 되기 'becoming a mother'에서 모성 정체감을 확립하는 것은 여성의 사회 심리적 발달에 기여하게 된다. 신체적 발달이 선형인 것과는 대조적으로 사회 심리적 발달은 나선형 또는 확대되어 진행된다. 이는 개인의 적응기능을 증가시키게 된다(Kegan, 1982; Rubin, 1984). 따라서 본 장에서는 모성역할획득 이론의 개발과정과 함께 어머니 되기 이론으로 개정되어가는 과정을 소개하고자 한다.

이론의 가정

Mercer는 일련의 연구(1981, 1986a, 1995)를 통해 모성역할 획득 이론의 가정을 서술하였다.

- 오랜 삶의 사회화를 통해 얻어진 비교적 안정된 핵심 자아는 어머니가 어떻게 사건을 정의하고 지각하는지를 규정한다 ; 어머니 삶의 상황과 함께 mothering에 대한 영아와 타인의 반응에 대한 지각이 어머니가 지각하는 실제 세계이다(Mercer, 1986a).
- 어머니의 사회화에 더불어 발달수준과 내적 성격적 특성이 행동적 반응에 영향을 미친다(Mercer, 1986a).
- 모성 역할의 파트너인 영아는 성장과 발달을 통하여 mothering 역할에서 어머니의 능력을 반영할 것이다(Mercer, 1986a).
- 영아는 모성역할 획득과정에서 능동적 파트너로 고려되며, 역할수행에 영향을 주기도 하고 받기도 한다(Mercer, 1981).
- 아버지 또는 어머니의 친밀한 배우자는 어떤 다른 지지적인 사람에 의해 중복될 수 없는 방식으로 역할획득에 기여한다(Mercer, 1995).
- 모성 정체성은 모성 애착과 함께 동시에 발전하고 서로 의존한다(Mercer, 1995; Rubin, 1977).

이론의 출처

최근 간호이론과 타학문의 이론

Mercer의 모성역할획득이론은 루빈의 모성정체성 이론에서 자극을 받아 이론개발이 시작되었다. 1960년대 후반에 그녀가 집중적으로 연구한 주제에 기초를 두고 있다. 그녀의 연구와 이론의 개발은 모두 Mercer의 지도교수이자 맨토였던 피츠버그대학의 Reva Rubin교수의 자극을 받았다. 루빈은 모성역할 취득을 어린이와의 결속 혹은 애착 과정으로, 또한 모성역할 정체성을 달성하거나 혹은 그 역할에 편안함을 갖고 자신을 보는 것으로 서술하고 정의한 연구로 매우 유명하다. Mercer의 틀과 연구 변수는 분명히 루빈의 개념을 반영하고 있다.

루빈의 연구에 추가하여 Mercer는 역할과 발달 이론에 연구의 기초를 두었다. Mercer는 역할이행에 관한 Mead(1934)의 이론과 핵심자아에 관한 Turner(1978)이론을 이용하여 역할 이론에 있어서 상호작용자의 접근에 큰 비중을 두었다. 게다가 Thorton과 Nardi(1975)의 역할회득 과정이 Mercer의 이론을 형태화하는데 도움을 주었다. Thornton & Nardi(1975)의 역할획득 4단계는 예상, 공식, 비공식 및 개인적 정체감 단계가 있는데 이 단계가 모성역할획득 과정을 서술하는 데 사용되었다.

- 예상 단계 : 임신이전에 역할에 대한 사회심리적 준비를 하는 시기
- 출산시 영아의 고유성을 확인하는 공식 단계로 이동하며 전문가의 행동을 따라하며 그들의 충고를 받아들이는 돌보는 과업을 시작한다.
- 비공식 단계에는 어머니가 타인의 지시를 엄격하게 따르는 것에서 자신의 아기를 최고로 돌볼 수 있는 자신의 판단을 사용하기 시작한다.
- 개인적 또는 모성 정체감 단계에는 어머니의 조화감각, 자신감, 모성역할 만족 및 영아에 대한 애착으로 특징지워진다. 어머니는 타인이 자신의 과제수행을 수용하는 것처럼 자신과 모성기의 일치감을 느낀다.

더욱이 Mercer의 연구는 von Bertalanffy(1968)의 일반체계이론으로부터 영향을 받았다. 초기에 소개된 모성역할획득 모형은 모성역할에 영향을 미치는 상호작용적인 환경을 표현하는 수단으로서 Bronfenbrenner(1979)의 내포된 원의 개념을 사용하였다(Meighan, 2008). Mercer는 모성역할획득에 영향을 미치는 변수를 밝히기 위해 여러 이론적 근원에 의존하였는데 이 때문에 연구의 복잡성에 관심을 갖게 되었다.

문헌고찰

루빈의 이론을 확장하고 검증하기 위해 많은 연구를 하였음에도 불구하고 Mercer는 자신의 이론을 발전시키고 확장하는 데에 다른 사람들의 연구를 계속 찾아보았다. 모성정체감과 관련된 연구의 문헌고찰과 여러 학문분야의 연구결과에 근거하여 이론적 틀에 적합한 모성과 영아의 변수를 선택하였다.

연구, 교육, 실무 분야의 자료와 경험

Mercer 자신이 모성역할획득에 꾸준한 관심을 가지고 다양한 대상과 연령군을 대상으로 수행한 연구에서 도출된 경험적 증거가 이론을 구성하는데 이바지 하였다.

Mercer는 어머니 되기 'becoming a mother'에 관심을 갖게 되어 출산 후 첫 8~12개월의 모성기동안 고유한 상황에서 어머니의 모성역할획득에 초점을 두고 연구를 수행하였다(Mercer, 1980; 1981; 1985; 1986). 이러한 연속적인 연구를 통해 모성역할획득에 영향을 미치는 요인을 확인하여 이론을 구성하였다. 모성 역할에 많은 요인들이 직접 또는 간접적으로 영향을 미친다는 것을 발견하여 연구에 복잡성을 첨가 하였다. Mercer의 연구에서 모성 측 요인들로는 첫 출산, 출산경험, 초기 영아와의 분리, 사회 스트레스, 사회적인 지지, 성격특성, 자아개념, 자녀양육태도 및 건강 등이다. 영아의 요소에는 영아 기질의 변수, 외모, 반응성, 건강상태, 단서를 주는 능력 등이다. Mercer(1995)와 Ferketich & Mercer(1995a, 1995b, 1995c)는 또 아버지의 역할의 중요성에 대해 언급하였고 아버지 되기에 대한 아버지의 반응을 연구하면서 Mercer의 이전 연구결과를 적용하였다. 그녀의 연구에서는 관심 변수를 측정하는 많은 도구가 필요하였다. Mercer는 이런 변수들이 출생 직후, 출생 1개월, 출생 4개월, 출생 8개월, 출생 후 1년까지 간격을 두고 부모애착과 능력에 미치는 영향을 연구하였다(Mercer & Ferketich, 1990a, 1990b). 추가로 청소년, 나이가 많은 산모, 아픈 산모, 선천성 장애를 다루는 산모, 산전 스트레스를 경험한 가족, 고위험 부모, 제왕절개수술을 받은 산모, 아버지를 연구에 포함시켰다(Mercer, 1989; Mercer & Ferketich, 1994, 1995; Mercer, Ferketich, & DeJoseph, 1993).

이론 개발과정

시작단계

Mercer는 루빈의 모성정체성 이론에서 자극을 받아 이론개발을 시작하였다. 루빈(1967)은 모성역할획득을 여성이 어머니의 역할에 대한 정체감을 획득해가는 과정으로서 소개하였다. 루빈은 과정에 대한 점진적 변화를 기술하였다. 임신 중에 흉내내기, 역할극, 환상, 받아들이기 - 투사 - 거절, 정체감으로서 시작한다. 여성은 정보를 추구하고 관찰한 것을 흉내내는 것에서부터 전문가 모델을 추구하고 역할극을 하고, 어머니로서 자신에 대해 환상을 가지게 된다. 여성은 타인의 관찰된 행동을 받아들이고 그런 행동이 자신이라면 어떻게 되어야 하는 지 투사하고, 그녀가 부적절하다고 판단한 행동은 거절하는 것이다. 어머니로서 자신에 대한 이상적인 모습은 임신 중 과 산욕기에 광범위한 사회심리적 작업으로부터 구축된다. 이런 모습을 통해 모성정체감은 자기체계 속으로 통합된다. 애통과정은 포기한 모성기와는 양립할 수 없는 그녀의 삶의 일부로서 또는 역할로서 그 과정을 나타내게 된다.

여성의 자기체계에 대한 선택적 지각(이상적인 모습, 자기 모습, 신체상)은 taken in 이라는 정보를 선별한다(Rubin, 1967). 이상적인 모습은 여성이 모성기에 바람직한 것으로 찾은 품질, 특성, 태도, 성취를 반영한다. 자기 모습은 현재의 일관된 자기를 대표한다. 신체상은 신체 조정, 기능 및 능력에 의해 반영된다. 모성정체감 상태는 신체에 대한 기능적 조절에 대해 부수적으로 따른다. 기능적 조절 상실은 자존감을 낮추고 역할 실패감의 위험을 유도한다. 루빈은 모성정체감을 모성 역할-role-taking-에서 마지막 단계로 정의하였다. 이 이론은 임신 중에 그리고 산후 1달이내 대상자와의 상호작용에 대해 간호사의 현장 노트에 기초하였다. 1984년 루빈은 MRA를 사용하지 않았다. 그녀는 모성정체감을 완전한 인격에 분리할 수 없게 함께 들어있는 것이라고 하였다.

이후 Mercer는 어머니 되기 'becoming a mother' 과정에 관심을 갖게 되어 Mercer (1980, 1981, 1985, 1986)는 첫 8~12개월의 모성기동안 고유한 상황에서 어머니의 모성역할획득에 초점을 두고 연구를 수행하였다.

개발과정

Mercer는 모성역할획득에 대한 계속적인 연구를 통해 모성역할획득에 영향을 미치는 요인을 확인하여갔다. 확인된 모성측 변수에는 나이, 경제수준, 출산경험지각, 조기 모–아 분리, 사회적 스트레스, 사회적 지지, 개인적 성행(기질, 공감 및 엄격성), 자기 개념, 양육태도, 영아인식, 역할 긴장 및 건강상태가 있다(Mercer, 1981, 1986). 영아측 변수에는 기질, 외모, 반응성 및 건강상태이다. 자가보고 된 모성행동, 관찰된 모성행동, 영아와의 애착 및 모성역할 만족은 모성역할 획득의 구성요소로서, 모성기 첫 1년간 3그룹별 연령대(15~19, 20~29, 30~42세)에 따라 다른 지 비교하였다. 대부분(64%)은 첫 4개월경에 모성정체감을 획득하고, 1년이 되었을 때 4%는 성취하지 못하였다.

대상자의 연령대에 따라 성취 수준은 달랐지만, 자가보고된 모성행동, 아기에 대한 애착감정, 관찰된 모성능력 유형은 대상자의 연령대에 따라 차이가 없었다(Mercer, 1985, 1986). 이런 행동은 출산 후 4개월경에 최고수준에 달했다. 그러나 어머니는 8개월과 12개월에 능력이 좀 떨어진다고 느끼고, 관찰된 모성능력이 감소되었다. 아기에 대한 애착감정은 다른 측정시점에 비해 4개월경이 보다 높았다. 모든 어머니는 4개월에 어머니됨에 대한 만족도가 증가하였다고 보고하였다. 10대는 8개월과 12개월에 감소된 반면, 그 이상의 연령대에서는 만족도가 증가하였다.

8개월째 면담자료에서는 어머니에게 더 많이 요구하는 형태로서 영아의 자기표현과 떼쓰는 행동, 위험상황을 탐색하고 들어가 보려는 아기의 의지, 어머니의 조직된 그리고 매력적인 여성과 아내로서 자신의 감각을 회복시키려는 욕구 간 충돌이 보고되었다. 어머니가 아내로, 어머니로, 그리고 직장인으로 역할균형을 이루는데 어려움이 전반적인 자신감에 영향을 미쳤다. 역할긴장은 관찰된 모성 능력의 주요 예측요인으로 나타났다

Pridham, Schroeder, Brown(1999)의 연구에서는 만삭아와 미숙아를 둔 어머니에서 4개월에서 8개월까지 모성행동의 변화를 보고하였다. 가장 적응력이 높은 시기는 4개월, 가장 낮은 시기는 8개월이었다. 반면 Elek, Hudson, Bouffard(2003)은 처음 어머니가 된 경우 아기돌봄 자기효능감이 4개월에서 12개월까지 증가하는 것을 관찰하였다. 그러나 부모됨에 대한 만족은 증가하지 않았다. 아기 돌봄 자기효능감은 부모됨 만족도와 결혼만족도와 연관이 있었다.

임신 3기에 고위험 임신으로 병원에 입원중인 여성과 저위험 임신을 경험하는 여성을 대상으로 산후 1, 4, 8개월째 모성역할획득 구성(모델), 아기에 대한 애착과 인지된 부모 능력을 비교하였다(Mercer & Ferketich, 1990). 고위험여성은 산후 초기에는 저위험 여성에 비해 높은 애착수준을 나타냈다. 그러나 이 점수는 출산 후 4, 8개월이 지나면서 그 차이가 사라졌다. 인지된 부모능력은 고위험, 저위험 여성 모두에게 지속적인 예측요인이었다. 고위험 여성의 애착에 대한 예측요인은 산후 초기에는 태아기 애착, 경제수준, 임신 중 걱정이었다. 산후 8개월에는 임신 위험은 긍정적인 예측요인이었다. 고위험 여성의 산전 입원과 치료에의 순응은 태어나지 않은 아기와 자신의 건강에 일찍이 헌신함을 의미한다. 저위험여성의 산후 초기 아기 애착에 대한 예측요인은 불안, 제공받은 지지, 태아애착, 결혼상태 및 어렸을 때 자신의 엄마와의 관계였다. 불안과 결혼 상태는 부정적인 효과를 미쳤다. 8개월에 보다 적절한 가족기능, 인지된 지지 및 어렸을 때 자신의 엄마와의 관계는 저위험 여성의 영아애착을 설명하였다. 기대하지 않았던 결과는 자신의 아기를 늦게 안아본 엄마일수록 애착정도가 더 높다는 것이다.

통합, 타당성 확인 및 정련화 단계

지금까지 수행된 연구의 종합 그리고 모성전환에 대한 최근 연구의 종합(synthesis)을 통해 Mercer는 저서「어머니 되기 : 루빈에서 현재까지 모성정체감 연구 Be-coming a Mother: Research on Maternal Identity From Rubin to the Present」에서 '모성역할획득' 이론을 정리하였고(Mercer, 1995), 이후 이론의 정련화 과정을 계속 발표하고 있다.

Mercer는 연구의 결과와 원래 이론의 기초를 현재의 연구와 비교하였다. 결과적으로, Mercer(2004)는 모성역할획득이란 용어를 어머니 되기 becoming a mother로 교체 할 것을 제안하였다. 왜냐하면 이 용어가 더 정확하게 여성의 생애에 걸쳐서 역할의 계속적인 진화를 서술하기 때문이다. 덧 붙여서 어머니 되기의 단계와 과정을 서술하기 위하여 Mercer는 가장 최근의 간호연구 결과를 이용할 것을 제안하고 있다.

Walker, Crain, & Thompson (1986a)의 연구에서는 모성역할획득의 3가지 구성체를 서술하였다 - 모성정체감, 인지된 역할 획득, 보여진 역할 획득 -. 모성정체감은 어머니와 아기간의 연계와 경계를 통한 상호관계에서 인지적 및 정서적 속성을 포함한다. 초산모와 경산모의 자신에 대한 어머니로서 태도는 산후 1~3일 동안, 그리고 4~6주에 측정한 어머니의 아기를 향한 태도와 연관되었다. 초산모의 아기와의 관계 형성 및 부모역할에 대한 자신감 획득은 상호 의존적인 것으로 나타난다. 이는 Mercer & Ferketich(1994), Rubin(1984)의 결과와 일치한다. 경산모의 부모역할에 대한 자기자신감은 아기와의 관계와 의미있게 연관되지 않았다. 초산모의 자신감은 산후 4~6주에 관찰된 모성행위, 나이, 학력과 경제수준과 중간수준으로 연관되었다. 그러나 4~6주에의 자신감은 단지 어머니 나이와 아기 크기와 연관되었다.

Koniak-Griffin(1993)은 자신의 연구업적을 통해 모성역할획득의 인지-정서적 영역과 행동영역의 차이가 존재하는 지에 대해 의문을 제기하였다. Zabielski(1994)는 만삭아와 조산아 어머니에서 모성정체감이 인지된 역할수행과 분리됨을 지지하는 결과를 찾지 못하였다. 모성정체감은 수행과 인지-정서적 현상에 의해 자극이 된다. 어머니는 2~7개 사건으로부터 그들의 모성정체감을 인식하는데 자극을 받았다고 보고하였다. 이런 사건에는 아기와의 접촉과 상호작용, 어머니 역할에 대한 의무 추정, 다른 어른이나 자기 아기의 인식과 반응을 통해 어머니됨에 대한 타당화, 아기에 대한 애정, 아기를 향한 보호감정과 관심이다. 조산아의 어머니는 초기 모성정체감 성취과정이 지연되어지지만, 4개월 경에는 만삭아의 어머니와 차이가 없었다. 어머니가 아기에 대해 긍정적으로 인식할수록, 모성정체감을 더 빨리 인식하였다. 자신의 모성 능력에 대한 평가와 모성역할 만족도는 긍정적으로 연관이 있었다. 까다로운 아기를 가진 어머니와 아기와의 애착에 문제를 가진 어머니는 모성정체감을 달성하는데 어려움을 겪었다.

관찰된 모성 행동은 여성의 어머니됨에 대한 자신감 인식정도와는 차이가 있었다. 어머니 자신의 미성숙도, 좋은 부모에 대한 정의, 또는 낮은 자존감이 어머니로서 자신을 인식하는데 부정적으로 영향을 미치고 있었다. 그러나 관찰된 모아 행동(친밀한 접촉, 눈 맞추기, 비비기, 아기 관찰, 사랑스럽게 말하기, 긍정적인 표현, 행복한 모습)등이 산후 6개월과 1년째 관찰한 모아 관계의 질을 높였고, 12개월에는 모아 애착이 높인 것으로 나타났다. 이러한 연구결과는 초기에 관찰된 모성행동이 아기와의 정서적 참여를 나타내는 지표이며, 이런 초기 행동은 추후 어머니로서 행동과 아기 행동에 주요 예측요인이 되었다. 그러나 단지 어머니만이 자신이 어머니로서 인식하는 지에 대한 자료를 제공할 수 있고, 모성 정체감이라는 인지적 유사형태로 결론을 유도할 수 있다.

이와 같이 다른 간호학자(Koniak-Griffin, 1993, McBride & Shore, 2001; Walker, Crain, & Thompson, 1986a)가 제기한 모성역할획득 용어가 끝나는 시기에 대한 의문과 모성역할획득의 재평가 요구에 대해 Mercer는 그동안 수행한 5년간 모성기 전환에 대한 연구결과를 고찰하면서 이론의 개정작업을 진행하였다. 즉 어머니 되기(becoming a mother)에서 모성정체감의 이행을 설명하고 모성역할 획득을 어머니 되기로 대체해야 한다는 주장에 대해 그동안의 연구가 충분한 자료원이 되고 있음을 인정하였다.

'어머니 되기' (becoming a mother : BAM) : 모성역할획득의 대체 용어

Mercer는 자신의 연구와 다른 사람들의 연구들을 계속 이용하여 이론을 만들어 나갔다. Mercer는 2003년 모성역할획득 이론에 대해 재검토를 시작하였으며, '어머니 되기 becoming mother' 용어가 최근 연구를 근거하여 과정을 더 정확하게 반영한다고 제안하였다. Mercer(2004)에 의하면 역할획득개념은 진행되는 과정보다는 오히려 결과를 암시하고 어머니로서 자신의 계속적인 확장을 표현하지 못한다고 하였다. '어머니 되기' 는 바로 역할을 확신하는 것보다 더 광범위하다. 어머니 되기는 끝이 없고 계속적으로 진화하고 있다. Mercer의 결론은 주로 어머니가 되어가는 여성의 인지적 행위적 차원에 대한 현재의 간호연구를 바탕으로 하였다. Walker, Crain, Thompson (1986a, 1986b)이 지속적인 과정으로 모성역할획득을 의문시 하자 Mercer도 자신의 이론을 재검토하였다. Koniak-Griffin(1993)도 모성역할획득의 행위적, 인지적 영역을 의문시 하였다. Hartrick(1997)는 3~16세 자녀를 가진 어머니 연구에서 여성들은 자아 정의에 대한 끊임없는 과정을 경험한다고 보고하였다. McBride와 Shore(2001)는 어머니와 할머니에 대한 연구에서 모성역할획득이란 용어의 퇴장이 필요하다고 제안하였다. 왜냐하면 이 용어는 변동적인 과정 보다는 정체적인 상황을 내포하고 있기 때문이다. 마지막으로 Nelson(2003)은 9개의 질적 연구를 종합하여 여성이 어머니가 될 때 여성은 계속 성장하고 전환한다고 묘사 하였다.

구체적으로 관련문헌을 살펴보면, 연구자들은 임신 중 '어머니 되기' 를 위한 준비의 중요성에 초점을 맞추어 모성 전환기에 영향을 주는 요인을 찾아냈다. 스웨덴 어머니의 경우 태어나지 않은 아기에 대한 산전 애착점수가 산후 12주에 관찰된 모아 행동관계를 예측하였다(Siddiqui & Hafflof, 2000). 산전에 환상을 크게 가졌던 엄마는(생각과 아기에 대한 꿈) 아기와의 상호작용에 더 많이 참여하였다. 산전 상호작용과 감정 점수가 높은 엄마는 12주된 아기를 자극하여 근접부위 접촉(touching과 kissing)을 더 많이 사용한 반면, 태어나지 않은 아기와 자신간의 차별화를 주장하는 엄마는 원거리 자극을 더 많이 사용하였다.

예비 어머니가 자신의 친정어머니의 모습을 대표하는 것은 대인관계에서 자신의 내적 작동모델과 아기에 대한 산전 애착을 중개한다(Priel & Besser, 2001). 자신과 친정어머니와의 최근 관계가 자신과 아기와의 관계를 재형성하는 경향을 갖는다(Kretchmar & Jacobvitz, 2002). 친정어머니가 자신이 어렸을 때 수용적이었던 것을 기억하는 예비엄마와 현재 친정어머니와 관계가 좋은 예비엄마는 9개월 영아에게 보다 민감하고 덜 공격적이었다.

예비어머니가 어렸을 때 어머니나 아버지로부터 수용적이었나 거부적이었나에 대한 기억 역시 영아가 5~6개월 되었을 때 우울증상과 모성 민감성을 예측하였다(Crockenberg & Leerkes, 2003). 자존감은 이런 효과를 중개한다. 모성 민감성이 높은 것은 여성이 자신의 아버지로부터 수용에 대한 기억과 관련이 있었다. 아버지로부터 수용에 대한 기억이 많을수록 우울증상은 모성 민감성과 관련이 없었다. 자신이 부모로부터 매우 수용적이었다는 기억을 가진 어머니는 임신 3기와 출산 후에도 우울증상을 적게 보고하였다. 그러나 자신이 사랑받고 가치있는 존재임을 알려주지 못한 부모를 가진 어머니의 경우 부모 전환기를 통해 슬픔과 희망없음을 보고하였다.

산후 우울을 겪는 여성은 출산 후 2~3개월째 자신의 아기에 대해, 어머니가 된 자신에 대해서, 그리고 아기에게 적절한 간호를 제공하는 능력에 대해 보다 부정적으로 인식하였다(Fowles, 1998). 임신 중에 높은 수준의 우울, 불안, 결혼의 이중 감정과 갈등을 가진 여성은 부모역할에 있어 낮은 효능감을 나타냈다(Porter & Hsu, 2003). 많은 아기돌봄 경험이 임신 중 어머니 역할에 대한 높은 자신감과 연관되었다, 그러나 이는 산후 자기효능감을 예측하지 못했다. 모성 효능감은 임신 후 1개월에 측정했을 때 증가하였다. 이는 불안과 결혼파트너와의 사랑 및 유지와 연관되었다. 그러나 이는 우울과는 연관이 없었다. 3개월째에는 사회심리적 안녕 지표가 모성

효능감과 관련이 없었다. 이는 어머니의 효능감이 보다 특수화되고 구분되어지고, 내적 감정상태나 결혼파트너의 지지와는 적게 연관되었다. 영아 기질에 대한 모성의 인식은 3개월째 모성 효능감과 연관되었다. 이는 모성의 부모역할 능력이 돌봄에 있어 영아의 특성과 어머니의 계속적인 성공 사이에 역동적인 상호 움직임에 의해 형상을 갖춰가는 것임을 나타낸다.

Clark, Kochanska, & Ready(2000)은 초기 부모-어린이 관계가 양방향적임을 확인하였다. 모성의 성격 자체(권위주장과 반응성)과 영아의 감성과의 상호작용은 미래 부모행동을 예측하였다.

핀란드 어머니의 임신중, 산후 1,3개월에 개인적 목표에의 적응에 대한 연구에서 가족과 관련된 목표 증가는 우울증상을 경감시켰다(Salmela-Aro, Nurmi, Sisto, & Halemsmaki, 2001). 임신 중 높은 우울증상은 낮은 출산관련 목표와 연관되었다. 모든 단계에서 증가된 우울증상은 증가된 어머니의 자기 초점식 목표를 예측하였다. 그 외 연구에서는 임신 중에 부모로서 미래경험에 대해 출산 후 6개월째 자신의 경험에 대해서 높은 수준의 복잡성의 사고를 나타낸 어머니에서, 보다 단순한 기대를 하는 어머니에 비해 적응을 더 잘하였다(Pancer, Pratt, Hunsberger, & Gallant, 2000).

노르웨이, 스웨덴, 미국에서 모성적응의 비교연구에서는 거의 차이가 나타나지 않았다(Kiehl &White, 2003). 직장의 계획된 산후휴가 기간이 집단별로 유의하게 차이를 보였다. 스웨덴 어머니의 경우 가장 길었고, 노르웨이 어머니가 2위, 미국 어머니가 가장 짧았다. 산후 장기입원을 경험한 스웨덴 어머니는 자신의 적응능력에 높은 자신감을 보였다. 임신 중 적응을 잘한 어머니에서 산후 적응수준이 높았다. 모성역할에 대한 산전 확인이 모성기에 대한 어머니의 만족이 높은 것과 연관되었다.

그 외 어머니됨의 긍정적 경험은 남편의 좋은 아빠됨, 어머니의 온화함과 대인간 외향성, 낮은 결혼갈등과 연관되었다(Paris & Helson, 2002). 초산모는 그들이 남편이 제공하는 물리적 도움과 자신감 없이는 수행할 수 없었다고 하면서 모성기 현실에 대해 '침묵의 공포' 라고 서술하였다(McVeigh, 1997).

양적 접근을 이용한 연구자는 모성전환에서 모성행동양상과 전환에 영향을 주는 변수에 대한 정보를 제공하였다. 어머니 되기에 있어 인지된 자신감과 능력 그리고 아기에 대한 자가보고 감정은 초기 그리고 현재 연구에서 어머니 되기(becoming mother)를 반영하는 구조를 계속해서 사용해왔다. 이런 변수간의 유의한 관계도 보고 되었다.

질적 연구에서는 어머니 되기 과정에서 도전적인 경험에 대한 풍부한 기술이 드러나고 있다. 주요 범주인 '어머니 되기' 수행하기는 중산층 흑인여성에서 면담을 통해 확인되었다(Sawyer, 1999). 어머니 되기를 수행하기는 자신과 자신의 아기를 위해 돌봄을 통해 모성기를 준비하는 적극적으로 참여하는 상호 과정을 의미한다. 이 과정은 어머니가 임신을 시도할 때, 임신이 되었을 때, 임신이 확정되었을 때, 또 임신을 유지하기로 결정하였을 때 시작된다. 이 과정에서 여성의 전략은 준비되어 있기, 현실을 조절하기, 자리잡고 안정하기와 꿈꾸기 이다. 첫 3가지 전략은 선형이나, 꿈꾸기는 상황속의 과거와 경험속의 현재와 이상속의 미래 가운데 앞뒤로 이동한다. 현실을 조절하기는 임신 중에 시작되어 산후에까지 연장된다. 안정하기는 출산시 시작되어 여성이 아기를 돌보는 것이 편안해지고 자신감이 있을 때까지 연장된다. 안정하기는 출산 후 4개월 정도에 완성된다. 안정하기에 대한 서술은 Rubin(1984)의 모성정체감 확립의 기술과 일치한다. 안정 시기는 양적 연구에서의 결과와 일치한다. 미래의 아기, 자신의 어머니됨, 세계 상황에 대한 꿈은 Rubin(1967, 1984)의 환상에 대한 서술과 일치한다.

초산모는 첫 3개월 동안에 자신을 어머니로 방향잡기 시작한다고 서술하였다(Martell, 2001). 자신의 사회심리적 발달은 계속적인 과정이다. 주요 주제는 "새로운 정상을 향한 전진 heading toward a new normal"으로 어머니가 자신의 몸에 감사하는 것, 안정하는 것, 그리고 새로운 가족이 되는 것에 초점을 맞춘다. 어머니는 신체적 감각을 깊이 알게 되며, 출산과 임신 전 상태로 서서히 회복되는 것에 있어 자신의 몸의 능력에 감사하였다. 어머니는 자신이 분명하게 생각할 수 없고, 정보를 획득할 수 없는 능력에도 불구하고, 아기와 bonding을 시작한다. 안정하기 과정은 어머니가 자신감을 느끼고 아기와의 자신감을 형성해 갈 때 시작된다. 어머니는 병원을 떠날 필요를 느끼고, 그래서 그들은 그들의 삶 속에 신생아를 통합하는 것에 대한 생각을 점검할 수 있다. 새로운 가족이 되는 것에서, 여성은 관계를 재 배열하고, 새로운 일상을 개발하고, 경계를 만들어간다. 어머니가 첫 2주동안 아기와 고유한 관계를 개발하기 시작할 때, 신생아는 보다 현실적이 되고, 그들은 이 관계의 영구성을 깨닫기 시작한다(Martell, 2001). 여성은 그들의 파트너와 따뜻하고 변화된 관계를 서술하고, 친정어머니, 시어머니 및 다른 여성과 보다 잘 연결된다는 감정을 표현하였다.

미국과 호주 어머니를 대상으로 한 9가지 질적 연구의 종합에 따르면 Nelson (2003)은 모성전환에 2가지 흔하게 동시에 발생하는 과정을 확인하였다. 1차 과정은 함께 하기, 헌신하기, 아기 돌봄에 적극적인 참여를 통해 어머니 되기에 몰두하려고 하고 몰두하게 된다고 정의하였다. 동시에 자신이 어머니가 되는 순간 어머니는 여성이 성장과 전환을 유도하는 것으로 자신을 경험하면서 여성의 함께 하기 또는 헌신이 있다. 그녀는 헌신, 관계, 일상생활, 자신과 집밖의 일에서 중단을 다루어야 한다. 어머니는 모성기와 직업인으로서 역할간 균형을 위해 그들이 찾게 되는 직장 복귀 시기의 결정과 갈등으로 괴로워한다(Nelson, 2003). 함께 하기는 '새로운 생활환경에 헌신하고, 아기의 건강과 안녕을 증진하고, 자기 사회화에 참여하고, 자신을 주고, 아기를 위한 사랑을 경험하고, 안정하기, 알아가기, 그리고 아기돌봄에 대해 학습하기' 가 포함된다(Nelson, 2003). 이런 어머니의 활동은 Rubin(1975, 1984)을 비롯하여 다른 연구자가 서술한 것과 다르지 않다. 여성의 성장과 전환에는 자신의 확장, 되어가기, 성장과 발달, 광범위한 능력 범주, 자신과 관계에 대한 재정의, 모성기를 자신의 감각과 통합하기이다(Nelson, 2003).

어린이 3~16세를 가진 어머니는 자기 정의에서 그들의 작업은 계속적인 과정이라고 하였다(Hartrick, 1997). 자기정의 과정에는 비반영적 수행(부모와 타인에 의해 모형화된 역할 수행과 삶의 표현), 그림자로 살기(안전한 기초로서 전환기), 자신을 교정하고 재발견하기가 포함된다. 자신의 교정은 자신과의 재연결, 자신을 듣고, 믿고 배양할 것을 학습함에 따라 다른 관점으로 자신의 삶을 정의하도록 유도하였다.

질적 연구에서 모성전환기를 임신 전이나 임신동안 시작된 강력한 헌신과 적극적인 참여임을 재확인하였다. 여성은 정보를 추구하고 자신과 아기를 위한 돌봄을 통해 준비를 시작하였다. 어머니 됨에 있어 여성의 자기 전환과 성장은 사회심리적 발달이론과 전환이론과 일치한다. 자신의 확대는 여성이 어머니 되기(BAM)에서 모성정체감을 성취할 때 일어난다. 모성정체감의 확장은 그녀가 자신에서 자신감을 재개하기 위해 새로운 연결을 만듦으로서 모성기에 새로운 도전을 가질 때 계속 일어난다.

종합하면, 모성역할 획득에서 마지막 단계가 모성정체감 달성이지만, 여성 개인의 역동적인 변환과 과정이 모성역할 획득에 의해서 나타나지 않는다. 모성역할획득 이론은 어머니로서 자신의 계속적인 확장을 포함하지 않는다.

어머니 되기에서 모성정체감을 확립하는 과정에서 단계에 대한 새로운 명칭이 질적 자료에서 도출되었다. (a) 사명과 준비(임신기), (b) 면식, 실천 및 신체적 회복(산후 첫 2~6주), (c) 새로운 정상화에 접근(2주~4개월), (d) 모성정체감의 통합(4개월 경). 마지막 3단계의 달성 시기는 유동적이고, 이는 모성 및 영아측 변수, 그리고 사회환경적 상황에 의해 영향을 받는다. 단계가 또한 중복되기도 한다. 예를 들면 신체 회복은 첫 몇 주 이후에도 계속된다. 그러나 초기가 더 눈에 띄는 회복시기이다. 새로운 정상을 향한 이동은 분만직후 단기간이나, 이는 어머니가 아기의 행동의 뉘앙스를 학습할 때 더 많이 일어난다.

사명과 준비단계는 '어머니 되기' 가 시작된 여성의 작업은 광범위한 오랫동안 적용성을 갖는다. 이 단계에 여성의 적극적인 참여는 모성기의 긍정적인 적응에 일관되게 연결되고 있다.

어머니는 신생아에 대해 배우고 가족의 유사성, 전체성, 신체부분의 기능을 관찰하면서 면식, 실천 및 신체적 회복의 단계에 상당한 시간을 사용한다. 그녀는 자신과 타인에 대한 아기의 반응을 연구하고, 시도와 실수를 반복하면서 어떻게 편안하게 아기를 돌보는 지를 학습한다.

새로운 정상화에 접근하는 단계에서 여성은 자신의 과거 경험 및 미래 목표에 따라 어머니됨을 자신과 자신의 가족에 맞추는 구조화를 시작한다. 그녀는 남편, 가족, 친구와 변화된 관계에 적응한다. 어머니가 아기의 단서를 학습하고 아기에게 무엇이 최고인지, 새로운 현실세계에 적응할 때, 상당한 인지적 재구조과정이 일어난다.

모성 정체감의 통합시 어머니는 아기에 대한 친밀한 지식을 형성하게 된다. 예를 들면 그녀는 자신의 어머니 됨 활동에 대해 능력이 있고 자신 있어 하고, 아기에 대한 사랑을 느끼는 것이다. 그리고 그녀는 안정되어 간다. 새로운 정상은 그녀의 관계와 가족에까지 도달하게 된다. 여성은 어머니 됨에서 자신의 전환을 경험한다. 이는 그녀 자신이 새로운 정체감으로 통합되는 것으로 확장되고, 아기와 아기의 미래를 위한 책임을 가정하는 것이다.

이론 소개

개념

Meighan(2008)은 Mercer의 모성역할획득 이론에 제시된 개념을 다음과 같이 소개하였다.

모성역할 획득

모성역할 획득은 어머니가 영아와 애착을 시작하면서 시간이 감에 따라 일어나는 상호작용 과정이자 발달과정이며, 그 역할에 포함되는 돌보는 일의 능력을 획득하고 그 역할에 기쁨과 감사를 표명하는 것이다. 어머니가 역할을 수행하는 방법에서 조화, 자신감, 능력 있음을 경험하는 개인적 상태로의 이동이 모성역할 획득 - 모성 정체감의 종점이다.

모성 정체감

모성 정체감은 내면적으로 자신을 어머니로 보는 것으로 정의한다.

출산경험에 대한 지각

분만과 출산동안 수행한 여성의 지각이 출산경험의 지각이다

자아존중감

자아존중감은 자신에 대한 타인의 시각에 대한 개인의 지각과 그 지각에 대한 자신의 수용으로 서술한다.

자아개념

자아개념 혹은 자기 관심을 "자기만족, 자기수용, 자아존중, 자아와 이상적 자아와의 일치와 불일치를 포함하는 전반적인 자신에 대한 지각"으로 요약하고 있다.

유연성

역할은 경직되게 고정되어 있지 않으며 누가 그 역할을 할 것인지는 중요하지 않다. 자녀양육 태도의 유연성은 발달됨에 따라 증가한다. 어머니가 연령이 더 많을수록 영아에게 덜 뻣뻣하게 반응하는 역량을 가지고 있으며 또한 각 상황을 독특한 뉘앙스로 보는 역량을 갖고 있었다.

자녀양육 태도

자녀양육태도는 양육에 대한 어머니의 태도 혹은 신념이다.

건강상태

건강상태는 과거 및 현재의 건강, 건강에 대한 견해, 질병에 대한 저항력과 감수성, 건강염려증, 아픔에 대한 오리엔테이션, 환자 역할 거부에 대한 어머니와 아버지의 지각으로 정의한다.

불안

불안은 "스트레스적인 상황을 위험이나 위협적이고 특별한 상황으로 지각하기 쉬운 특성으로 서술하고 있다".

우울

우울은 "울적한 증상들을 가지고 있는 것으로 특히 의기소침한 기분의 정의적 요소를 갖고 있는 것이다".

역할긴장-역할갈등

역할긴장은 모성역할의 의무를 수행하면서 여성이 느끼는 갈등과 어려움이다.

희열(기쁨)-민족

희열은 "여성이 어머니행위 mothering로 내재된 부통의 일을 수행하면서, 그리고 영아와 상호작용하면서 경험하는 만족, 즐거움, 보상 혹은 기쁨으로 서술하고 있다".

애착

애착은 부모역할과 정체성의 구성요소이다. 개인이 만든 정의적, 정서적 개입/사명을 지속하는 과정으로 본다.

영아기질

쉬운 기질 대 어려운 기질은 어머니가 좌절과 무능력을 느끼도록 읽기 어려운 신호들을 영아가 보내는가와 관련된 것이다.

영아건강상태

영아건강상태는 모아분리를 일으키고 애착과정을 방해하는 아픔이다.

영아특성

특성은 영아기질, 외모, 건강상태를 포함한다.

영아 신호

영아신호는 어머니의 반응을 이끌어내는 영아의 행동이다.

가족

가족을 "전반적인 가족의 체계 내에서 두 사람의 관계(어머니–아버지, 어머니–태아/영아, 아버지–태아/영아)와 개개인의 하위체계를 포함하는 역동적 체계로 정의한다".

가족기능

가족기능은 가족과 가족의 하위체계, 더 넓게는 사회단위 간의 관계 및 활동에 대한 개인의 견해이다.

아버지 또는 친밀한 배우자

아버지와의 상호작용은 긴장을 완화시키고 모성역할획득과정을 촉진시킨다.

스트레스

스트레스는 긍정적 또는 부정적으로 인식된 생활사건과 환경적 변수로 구성되어 있다.

사회적 지지

사회적 지지는 실제로 받는 도움의 양과 그 도움에 만족하는 정도, 그리고 그 도움을 제공하는 사람의 수(네트웍)이다.

어머니-아버지 관계

어머니-아버지 관계는 두 사람 간의 의도되고 실제적인 가치, 목표, 동의 등을 포함하는 배우자와의 관계에 대한 지각이다.

개념관계(진술)

Mercer는 일련의 연구과정을 통해 개념관계 대신 연구 가설로서 개념간의 관계를 서술하였다.

모델

모성역할획득은 4개 단계의 역할습득의 과정이다(Mercer, 1995).

a. 예상 Anticipatory : 예상 단계는 임신으로 시작되며 임신에 대하여 사회적, 심리적으로 초기 적응하는 것이 포함된다. 어머니는 역할에 대한 기대를 배우고 역할에 대해 환상을 갖고 자궁에 있는 태아와 관계를 맺으며 역할수행을 시작한다.

b. 공식 Formal : 공식 단계는 영아의 출생으로 시작되면서 모성역할을 학습하고 취득하는 것이다. 역할행위는 어머니의 사회체계 내에서 공식적이고, 다른 사람들도 합의한 기대에 따라 이루어진다.

c. 비공식 Informal : 비공식 단계는 어머니가 사회체계에 의해 전달되지 않은 역할을 하는데 독득한 방식으로 개발하는 것으로 시작된다. 여성은 과거 경험과 미래의 목표에 근거를 둔 현존하는 생활방식에 맞춘 새로운 역할을 하는 것이다.

d. 개인적 Personal : 개인적 또는 역할정체성의 단계는 여성이 어머니의 역할을 내재화할 때 일어난다. 어머니는 역할을 수행하면서 조화, 자신감 및 능력을 경험하며 모성역할을 달성한다.

역할획득의 단계들은 서로 겹치기도 하고 영아가 성장 발달함에 따라 변화한다. 모성역할 정체성은 1개월에 달성되기도 하지만 수개월이 걸릴 수도 있다(Mercer, 1995). 이 단계들은 사회적 지지, 스트레스, 가족기능, 어머니와 아버지 또는 다른 중요한 사람들 간의 관계 등에 의해 영향을 받는다.

어머니와 영아의 특성과 행위들은 모성역할 정체성과 자녀의 성과outcome에 영향을 미친다. Mercer의 모델에서 어머니의 특성과 행위는 공감empathy, 영아가 보이는 단서에 대한 민감성, 자아존중감과 자아개념, 어릴 적에 받은 양육, 성숙도, 융통성, 태도, 임신과 출산경험, 건강, 우울, 역할갈등 등이다. 모성역할 정체성에 영향을 미치는 영아의 특성에는 기질, 단서를 보내는 능력, 외모, 일반적인 특성, 반응정도, 건강 등이 있다. 어머니가 개발하고 있는 모성 정체성과 상호작용하는 영아의 발달적 반응의 예를 다음과 같이 기술하였다.

a. 어머니가 영아에게 말할 때 어머니와 눈을 맞추기, 잡기 반사
b. 어머니의 돌봄에 반응하여 미소반사와 조용한 행위
c. 어머니와 일관성 있는 상호작용의 행위
d. 어머니로부터 반응을 끌어내기: 점점 더 움직이기

어머니 되기 Becoming a Mother : 개정 모델

Mercer(2004)는 최근 논문에서는 어머니가 되어가는 여성의 전환(transition)에 초점을 두고 있다. 이것은 계속되는 발전에 필요한 생활공간을 포함한다. Mercer에 의하면 '어머니 되어가기'는 바로 역할을 확신하는 것보다 더 광범위하다. 어머니 되어가기는 끝이 없고 계속적으로 진화하고 있다. 모성에서 새로운 도전으로 자신에 대한 자신감을 다시 얻기 위해 새로운 연계를 맺는 것이 필요하다는 것을 인식하였고 모성역할획득이란 용어를 어머니 되기라는 용어로 대체할 것을 주장하였다.

질적 연구에서 참여자의 서술적 용어를 이용하여 모성역할획득의 단계를 확인하였다. 몇 연구결과들의 축적으로 Mercer는 모성역할 정체성으로 이끄는 단계의 이름을 다음과 같이 변경시킬 것을 제안하였다.

- 사명과 준비 Commitment and preparation(임신)
- 면식, 실천, 신체적 회복 Acquaintance, practice, and physical restoration (첫 2주간)
- 정상화에 접근 Approaching normalization(2주~4개월)
- 모성 정체성의 통합 Integration of maternal identity(약 4개월)

이 단계는 Mercer의 원래의 단계와 유사하나, 모성경험을 더욱 완벽하게 포용하며, 처음으로 어머니가 되는 경험적 서술로부터 도출된 용어를 사용하고 있다.

비록 최근의 많은 연구가 Rubin과 Mercer의 결과를 지지하고 있지만, Mercer (2004)는 더 큰 명백성과 일관성을 위해 자신의 원래 이론에 필요한 변화의 증거를 인식하였다. 이러한 인식으로 Mercer는 모성역할획득이라는 용어를 폐기할 것을 제안하였다. 여성이 어머니 되기에 있어 동시적 성장, 발달, 및 새로운 자기정의와 함께 삶을 변환시키는 경험에 대한 기술은 모성역할획득이라는 용어에 충분히 포함되어 있지 않기 때문이다. Mercer(2004)는 모성행위mothering에 계속적인 성장을 내포한 '어머니 되기' 용어가 역할보다는 더 큰 의미를 가진 과정으로 서술되고 있다고 인정하였다. 몇 몇의 역할들이 끝났을지라도 '어머니 되기'는 삶의 여정에서 여전히 사명이다.

맺음말

모성역할획득이론은 부모와 관련된 다른 학문뿐만 아니라 간호사를 위해 연구와 실무분야에 모두 유용하다는 것을 보여주었다. Mercer는 이론과 모델의 유용성과 명확성을 증가시키기 위한 계속적인 헌신을 하고 있다. Mercer 자신의 연구뿐만 아니라 타인의 연구 모두가 그의 업적을 더욱 견고하게 하였다. 어머니 되기 이론을 채택하는 그의 제안은 확실히 연구 과정에 근거를 둔 것이다. 모성과 부모역할획득은 매우 복합적인 다단계의 과정이다. Mercer의 이론과 그의 업적은 이 과정을 논리적이고 알기 쉽게 하였으며 실무, 교육 및 연구에 견고한 기초를 마련하였다.

Mercer의 이론을 정리한 저자 Meighan(2008)에 따르면, Mercer 이론이 부모-자녀 간호에서 도출되고 구체적이지만 모성과 부모되기에 관심이 있는 다른 학문에서도 이용되고 있다. 이 이론은 연령, 출산경력 혹은 환경을 고려하지 않고 임신부터 출산 후 1년 동안 모든 여성에게 일반화할 수 있다. 고위험 주산기 환자와 그의 가족에게도 적용할 수 있는 몇 몇 이론 중에 하나이다. Mercer(1995)는 임부 배우자의 애착을 포함하여 부모 애착을 예측하고 연구하는 이론으로 재 구체화하였다. 그러므로 이 이론은 출산 후 가족을 연구하고 실무에 적용하는데 유용하다. Mercer의 연구는 모성역할획득에 대한 기존이론의 적용을 더 광범위하게 확장시켰다. 그 이유는 Mercer연구가 많은 다른 연구가 공유하지 않은 질, 상황적 맥락, 다양한 발달적 수준을 지나왔기 때문이다.

어머니 되기 과정은 추가로 학령기, 청소년, 일반 성인 또는 할머니의 어머니 되기에 대한 전환이 더 연구되어야 한다. 이 과정은 여성이 자신 스스로를 확장시키는 것과 어떻게 다른가? 여성의 스트레서 확인과 요구된 지지는 영아가 완전 의존에서 동료가 되어가는 것처럼 부모가 가족의 삶에서 새로운 정상으로 준비, 학습 및 이동하기, 그리고 확대된 모성정체감과 함께 편안감 달성을 의미한다. 어떤 변수가 각기 다른 발달 단계에서 더 영향을 줄 것인가? 여성이 어머니와 동료가 될 때 딸을 어떻게 지지하는가? 여성 역할이 아내, 어머니, 직장인이라는 복합성은 지지를 제공하는 데 있어 건강 및 사회체계가 가진 것에 비해 더욱 빨리 증가하였다. 어머니 되기에 대한 평생 접근이 필요하며 다양한 상황 속에서(미혼모, 입양모, 계모의 경우) 모아관계에서 행복하고 불행한 다양한 방법을 결정할 필요가 있다(McBride & Shore, 2001). 모성역할과 전환과 관련된 이론과 실무를 더욱 발달시키고 정련화하기 위해 이런 확대된 탐색이 필요하다.

참고문헌

Meighan, M.(2008) Maternal role attainment-Becoming a mother. In A.M. Tomey & M.R. Alligood(Eds.), *Nursing theorists and their work*(pp 725-747). Seoul : Daihak Publisher.

Mercer, R. T. (1981). A theoretical framework for studying factors that impact on the maternal role. *Nursing Research, 30*(2), 73-77.

Mercer, R. T. (1986). Predictors of maternal role attainment at one year postbirth. *Western Journal of Nursing & Research, 8*(1), 9-32.

Mercer, R. T. (1995). *Becoming a mother: Research on maternal identity from Rubin to the present.* New York: Springer publisher.

Mercer, R. T., & Ferketich, S. L. (1995). Experienced and inexperienced mothers' maternal competence during infancy. *Research in Nursing & Health, 18*(4), 333-343.

Mercer, R. T. (2004). Becoming a mother versus maternal role attainment. *Journal of Nursing Scholarship, 36*(3), 226-232.

간호사의 공감 표현과 환자 결과에 관한 중범위 이론

A Middle-Range Theory on the Nurse-Expressed Empathy and Patient Outcomes

Joanne Olson and Effie Hanchett

임 숙 빈

간호과학의 이론 발달에서 거대이론이나 개념모델의 중요성이 감소하면서 중범위 이론의 필요성은 커지지만 중범위 이론은 아주 제한된 수에 불과하다. J. Olson과 E. Hanchett는 Orlando 이론으로부터 간호사의 공감 표현과 환자 결과의 중범위 이론이 어떻게 도출되고, 연구를 통해 검증되는지 보여주었다. 개발 당시 Joanne Olson은 캐나다 에드몬튼(Edmonton)에 있는 알버타(Alberta)대학교 간호대학의 교수였고 Effie Hanchett는 미국 디트로이트(Detroit)에 있는 웨인(Wayne)주립대학교 간호대학의 교수였다. 상호작용을 다룬 여러 모델이 있으나 간호의 관심 현상을 확인하고 간호학을 위한 새로운 지식 창출의 방향을 제시할 수 있다는 점에서 Orlando 모델을 선정하고 관계진술로부터 중범위 이론의 명제(propositions)를 도출한 후 이로부터 나온 연구 가설을 검증하였다.

이론의 가정

간호사는 매일 매일 건강상태가 변하는 사람들을 돌보는데, 환자들은 건강 상태의 변화에 따라 고통 받으며 불안, 분노, 혹은 우울을 경험한다. 간호는 개인이 경험하는 이런 고통에 공감적으로 반응하는 것이다. 간호사가 어떻게 반응하느냐 그 질적인 차이에 따라 환자 결과가 다를 텐데 이에 관한 간호연구는 극히 적다. 이제까지 간호학적 질문을 탐구하기 위해 종종 다른 학문의 모델이나 이론을 사용해왔고 정신치료나 상담 분야에는 공감과 관련된 연구도 많지만 간호의 관심 현상을 확인하고 간호학을 위한 새로운 지식 창출의 방향을 제시할 수 있다는 점에서 간호 모델을 사용하기로 하였다. 그 중에서도 Orlando 모델이 공감과 환자 결과간의 관계를 탐구하려는 연구자들에게 가장 적합하다고 보았다.

Orlando 모델에서는 학습한 간호과정을 통해 간호를 어떻게 전달할지에 초점을 두었지 어떤 돌봄을 제공하는지에는 초점을 두지 않았다. 그리고 간호과정을 환자의 행동, 간호사의 반응, 그리고 환자에게 유익한 간호행위의 상호작용이라고 기술하였다. 간호는 환자가 자기의 고통을 확인하기 위해 자기 행동에 대한 특정한 의미를 표현하도록 돕는 과정을 주도하고 어떤 도움이 필요한지 알기 위해 환자가 자기 고통을 탐색하도록 돕는 것이라는 것이다. 이런 Orlando의 간호 초점이 간호사의 공감 표현과 환자 결과에 관한 중범위 이론 개발의 기초가 되었다.

이론의 출처

이미 언급하였듯이 Olson과 Hanchett는 간호사-환자 상호작용에서 공감 요소와 환자 결과의 관계와 관련된 기본적인 의문을 제기하기 위해 Orlando 모델을 선택하였는데 다음과 같은 이유에서 이 모델이 가장 적합하다고 보았다.

Orlando 모델의 선정

Orlando는 치료적 만남(therapeutic encounter)안에서 명료화(verification)를 공감 표현이나 공감적 커뮤니케이션 요소와 연결할 수 있는 과정으로 기술하였다. 환자에게서 관찰한 바의 의미를 확인하는 것이 이 과정의 결정적 요소 중 하나라고 했다. 즉 간호사가 자기 자신이나 대상자의 즉각적인 경험을 이해하기 위해서 스스로의 지각(perception)을 확인하거나 수정해야 한다는 것이다.

건강과 질병에 대한 관점이 연구자들과 일치하였기 때문에 Orlando 모델을 선택하였는데 질병은 인간의 불가피한 경험이고, 질병에서도 의미를 찾을 수 있으며, 이것이 성장의 경험이 된다는 것이다. 다른 상호작용 이론가들도 건강과 질병에 대한 견해를 피력했지만 이 신념과는 달랐다. 예를 들어 King은 건강을 기능적 상태로 보고 질병은 기능적 상태를 방해하는 것으로 보았는데, 이 관점은 질병을 치료받아야만 하는 일탈(deviation)로 보는 것이기 때문에 건강-질병 연속선의 관점에 적절하지 않다고 했다.

세계적으로 노령화가 가속화되면서 만성 질병이 건강관리의 초점이 되고 있으며,

기동성의 문제와 암이나 AIDS 같은 만성 질병이 젊은이들에게까지 침투하고 있다. 이런 상황에서 간호사의 역할은 어떤 일탈을 고친다기보다는 돌보고, 이해하고, 만성 질환자들이 질병에 맞추어 자기 생활을 관리하도록 돕는 것이다. 따라서 질병을 일탈로 보는 간호 모델들은 오늘날의 건강-질병 패턴에 맞지 않고 또한 연구자들의 관점과도 맞지 않다고 생각했다.

물론 Orlando 모델도 간호 조망이 폭 넓어서 검증하기에 너무 추상적이고 일반적인 면이 있다. 검증을 위해서는 용어나 개념간의 연결이 보다 구체화되어야 한다.

Orlando 모델의 분석

이론 분석은 검증을 위해 무엇이 필요하고 어떻게 해야 하는지를 결정하는 방법이 된다. 보통 이론분석을 할 때 개념 모델이나 이론의 취약점, 혹은 개념간의 관계에 초점을 두므로 분석 후 모델의 분명치 않은 관계나 새로운 관계를 연구하는 방향을 제시하기도 한다.

Orlando 모델 : 메타 패러다임의 개념

- 인간(Person) ; Orlando는 인간을 욕구를 가진 발달 개체 그리고 언어적 · 비언어적으로 행동하는 유기체로 보았다. 인간은 스스로 욕구를 해결하지만 그렇게 할 수 없을 때 고통을 받는 존재이다.
- 간호(Nursing) ; 간호는 욕구를 지닌 환자와 상호작용 하는 것 혹은 고통 받는 개체나 무기력을 예상하는 개체에 대한 반응이라 하였다. 즉 간호는 도움을 필요로 하는 환자의 즉각적인 요구를 발견하고 해결하는 것이고, 개체의 무기력을 피하고 감소시키고 완화시키고 낫게 하기 위해 즉각적인 경험 안에서 돌보는 과정이다. 간호 문제(nursing problem)는 신체적 제한, 환경에 대한 부적응 반응, 환자의 욕구 표현을 막는 경험 때문에 욕구 해결이 되지 않아 나타나는 고통이다. 전문 간호의 목적은 환자가 욕구를 충족시키는데 필요한 도움을 제공하는 것이다. 간호의 초점은 환자의 정신적 · 신체적 안위를 방해하는 것에 두어야 하며, 간호의 목표는 고통, 신체적 · 정신적 불편감을 완화시키고 안녕감(well-being)을 증가시키는데 있다. 간호사의 책임은 환자들이 욕구를 해결하고 의학적 치료나 감독을 받는 동안 신체적 · 정신적 평안을 제공하는 것이다.

- 건강(Health) ; Orlando는 일차적으로 환자-간호사 상호작용을 언급했지만 건강과 환경에 대해서는 개념을 충분히 발달시키지 못했다. 정신적 신체적 불편으로부터 해방, 욕구의 충족, 충만한 느낌, 웰빙 등이 건강에 기여한다고 가정했을 뿐이고 건강을 충족감, 안녕감, 욕구의 만족으로 보았다.
- 환경(Environment) ; 환경에 대해서도 명확히 정의하지 않았지만 환경이 간호 상황의 즉각적이고 개별적인 양상에 영향을 미치므로 환자-간호사 상호작용에 중요하다면서 환자에게 유익하기 위해 간호행위를 통해 환경을 변화시킬 수도 있다고 했다.

Orlando Model : 주요 개념

- 욕구(Need) : 상황적으로 정의할 수 있으며 욕구는 환자가 필요로 하는 것인데, 만약 충족된다면 즉각적인 고통을 줄일 수 있고 안녕감을 증진시킬 수 있다. 환자가 고통이나 무기력을 경험하는 것은 도움을 바라는 욕구가 해결되지 않은 결과이다.
- 즉시성(Immediacy) : 간호의 즉시성이 Orlando 모델에서는 중요하다. 도움이 필요한지 아닌지 결정하기 위해 발생하는 즉시 환자의 행동을 사정해야만 한다. 환자가 보이는 똑 같은 행동도 시기에 따라 다른 욕구를 나타낼 수 있기 때문이다. 그러므로 간호 행위는 즉각적인 만남을 위해 특별히 계획되어야 한다.
- 간호행위(Nursing action) : 간호행위는 간호사가 전문적 능력내에서 말하거나 행동하는 것이다. 반응(reaction)은 오감을 통한 신체적 자극의 지각(perception), 인간의 마음에 발생하는 아이디어인 생각(thought), 그리고 지각에 따라 생기는 마음의 상태인 느낌(feeling)을 포함한다. 간호사의 반응은 간호행위를 촉진시킨다. 상호작용(interaction)은 환자의 행동과 간호사의 행위와 반응으로 이루어진다. 간호의 상호작용은 환자의 욕구를 해결하는 특정 활동과 일반적으로 유용한 활동의 구분에도 관여한다.
- 탐색(Exploration) : 탐색은 Orlando 이론에서 일차적인 개념인데 그녀는 환자의 행동에 대한 지각과 관련하여 간호사의 생각이나 느낌을 확실히 하고 수정하기 위해 간호사와 환자에 의해 이루어지는 탐색의 중요성을 강조했다. 명료화 혹은 타당성 확인(validation)은 환자의 욕구를 정확하게 파악하는 것이다.

- 개선(improvement) : 환자의 즉각적 행동에서 개선은 즉각적인 욕구가 해결된 후에 환자의 행동이 더 나은 상태로 변화했다는 의미로 간호행위의 결과이다. 개선은 환자의 즉각적인 언어적 · 비언어적 행동을 그 과정이 시작되기 전의 행동과 비교해서 관찰할 수 있다. 즉 개선은 도움을 필요로 하는 욕구가 해결되었는지 아닌지를 결정하는 기준이다.

Orlando 모델은 상호작용 과정을 통해 환자의 고통을 표현하고 욕구를 정확히 지각하고, 그것을 환자를 통해 확인하는 것이 간호라고 기술하고 있다. 결과는 환자가 호전된 것이라고 명확히 언급하고 있으며 이것이 간호행위와 관련이 있다고 하였다.

이론 개발과정

Olson과 Hanchett은 연역적 과정을 통해 '간호사의 공감 표현과 환자 결과'에 관한 중범위 이론을 개발하고자 했다. Orlando 모델을 선정하고 이 모델의 관계진술을 확인한 후, 중범위 이론의 명제를 도출하고, 이 명제들로부터 연구 가설(research hypotheses)을 끌어내어 검증하였다.

시작단계 : Orlando 모델로부터 관계 진술 선정

Orlando 모델의 관계 진술(relational statement)은 다음과 같다.

- 간호사가 자동적으로 반응할 때보다 훈련받은 전문적 반응을 보여 간호 효과가 커질 때 환자 행동이 더 증진된다.
- 간호사가 환자의 즉각적인 요구, 경험, 그에 따르는 행동을 사정할 때 고통을 감소시키는 간호가 더 효과적이다.
- 환자와 대화를 나누면서 환자 요구를 정확히 지각하면 환자에게 나타나는 결과가 더 커진다.

Orlando 모델의 진술과 명제의 관계

Olson과 Hanchett은 위와 같은 관계 진술로부터 다음의 세 가지 명제를 도출하였다.

- 간호사의 공감 표현(환자와 언어적으로 공유한 정확한 지각)은 환자의 고통과 부

적 관계를 가진다.

- 간호사의 공감 표현은 환자가 지각하는 공감과 정적 관계를 가진다.
- 환자가 지각하는 공감은 환자의 고통과 부적 관계를 가진다.

첫 번째 명제는 간호사의 공감과 환자의 고통에 관한 것이다. 이 이론에서 쓰인 환자의 디스트레스(patient distress)는 Orlando 모델에서 환자의 결과를 나타내는 행동이므로 '환자 디스트레스'는 Orlando의 환자 행동(patient behavior)에서 추론되었다고 하겠다. 간호사의 언어적 공감은 Orlando 모델에서 간호사가 환자와 정확한 지각을 나누는 것이다. 간호사들이 치료적 공감 수준에 자동적으로 이를 수는 없다. 공감하기 위해서는 공감을 전달하기 위해 필요한 태도와 기술을 가져야 한다. 이 부분이 Orlando가 언급하는 훈련받은 전문적 반응이라고 할 수 있다. Orlando는 훈련 받은 전문적 반응을 논의하면서 '공감(empathy)'이라는 용어를 특별히 사용하지 않았지만 다른 사람에 대한 정확한 지각을 공감의 조작적 정의로 생각할 수 있다. 타인을 정확히 지각하는지 확인하는 것이 공감의 기초이기 때문이다. Orlando가 서술한 전문적 반응은 높은 수준의 공감 없이는 성취할 수 없다. 그러므로 공감 기술은 '훈련 받은 전문적 반응'의 구성 요소로서 중범위 이론의 목적이 된다.

두 번째 명제는 간호사의 정확한 지각을 환자와 언어적으로 나눌 수 있다면(간호사의 공감 표현), 환자가 간호사를 공감적이라고 지각할 것이다. 세 번째 명제에서는 Orlando 진술의 직접적 관계가 다시 나온다. 이 명제는 Orlando의 둘째, 셋째 진술과 관련이 있다. 간호사가 환자의 즉각적인 욕구, 경험을 사정하는 것이 환자의 생각이나 감정을 탐구하는 것이고 이에 따라 공감적이 된다. Orlando의 세 번째 진술이 간호사가 환자의 욕구를 정확히 지각해야 한다는 참조사항이다. 그래서 Olson과 Hanchett는 간호사의 공감에 대한 환자의 지각과 간호사의 공감 표현이외에도 자기가 이해받는다는 느낌을 말하고 있다. 이처럼 이해받는 느낌이 중범위 이론의 고통 감소, 무기력 감소, 안위(comfort)의 증가로 연결된다.

가설(Hypothesis) 설정과 검증

가설

- 간호사의 공감 표현의 측정과 환자 고통 측정 사이에는 부적 관계가 있을 것이다.
- 간호사의 공감 표현과 환자가 지각하는 공감 사이에는 정적 관계가 있을 것이다.
- 환자가 지각하는 공감과 환자 고통 사이에는 부적 관계가 있을 것이다.

용어의 정의

중범위 이론의 개념간의 관계에서는 이론적 정의와 조작적 정의에 유의해야 한다.

간호사의 공감 표현 ;

이론적 정의 - 환자가 무엇을 말하고 느끼는지 이해하고 이것을 환자에게 소통하는 기술이다.

조작적 정의 -

a) Staff - Patient Interaction Response Scale(SPIRS, Gallop, 1989, Olson & Hanchett, 1997 재인용)의 총점 SPIRS는 가설적 상황에서 간호사가 환자에게 말한 것을 측정하는 도구이다.

b) Behavioral Test of Interpersonal Skills(BTIS, Gerrard & Buzzell, 1980)
BTIS는 비디오 속의 가상 환자에게 간호사가 보이는 언어적 반응을 측정하는데, 내용(content)과 느낌(feeling)을 합한 점수에서 그렇지 않은 느낌(don't feel)을 뺀 것이다.
느낌 점수는 가상적인 상황에서 간호사가 환자의 느낌을 정확히 확인한 수이고 내용 점수는 가상적인 상황에서 간호사가 환자가 말한 내용을 정확히 확인한 수이다. 그렇지 않은 느낌의 점수는 가상적인 상황에서 간호사가 부정하고 무시하고 얕보는 언급을 확인한 수이다.

환자가 지각하는 공감 ;

이론적 정의 - 간호사에 의해 이해받고 수용된다고 느끼는 환자의 느낌이다.

조작적 정의 - Empathy Subscale of the Barrett-Lennard Relationship Inventory 점수(BLRI, Barrett-Lennard, 1962)

환자 고통(분노, 불안, 우울 포함) ;

이론적 정의 - 해결되지 않은 욕구로 인해 나타나는 부정적인 정서 상태이다.

조작적 정의 - Profile of Mood State(POMS, Mcnair, Lorr, & Droppleman, 1981) Multiple Affect Adjective Check list(MAACL, Zuckerman & Lubin, 1965)

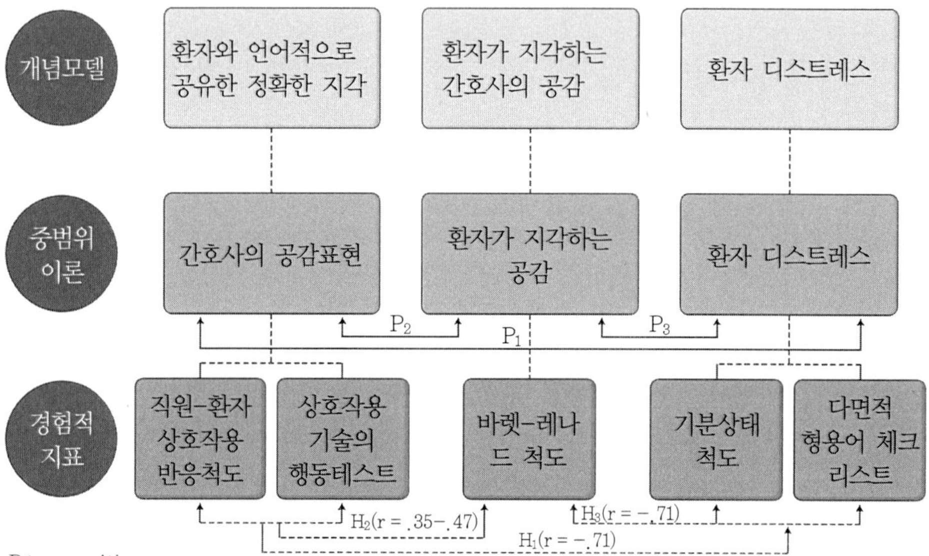

P : proposition
H : hypothesis

그림 1. 연구의 개념적-이론적-경험적 구조

SOURCE: From "Nurse-Expressed Empathy, Patient Outcomes, and Development of a Middle-Range Theory" by J. Olson and E. Hanchett, 1997, *Journal of Nursing Scholarship*, 29(1).

가설 검증

간호사의 공감 표현, 환자가 지각하는 공감, 환자 고통의 관계를 확인하기 위해 서술식 상관관계 연구를 시도하였다. 간호사 70명, 환자 70명, 총 140명을 조사하였다. 간호사가 낮번에 간호한 환자 중 무작위로 뽑아 환자 대상자를 선정했다. 간호사에게는 SPIRS와 BTIS를 측정하고, 환자에게는 BLRI, POMS, MAACL을 측정하였고 자료분석은 상관분석과 다중회귀분석으로 하였다. 그 결과 간호사의 공감 표현과 환자 고통은 부적 관계($r = -.71$, $p < .001$), 간호사의 공감 표현과 환자가 지각하는 공감 사이에는 정적 관계($r = .35$ to $.47$, $p < .05$), 그리고 환자가 지각하는 공감과 환자 고통

은 부적 관계($r = -.71$, $p < .001$)가 있었다. BTIS를 사용했을 때 모든 가설이 지지되었다고 Olson(1995, Olson & Hanchett, 1997 재인용)이 보고하였다.

이론 소개

개념

- 간호사의 공감 표현 : 환자가 무엇을 말하고 느끼는지 이해하고 이것을 환자에게 소통하는 기술
- 환자가 지각하는 공감 ; 간호사에 의해 이해받고 수용된다고 느끼는 환자의 느낌.
- 환자 고통 ; 해결되지 않은 욕구로 인해 나타나는 부정적인 정서 상태

개념관계

- 간호사의 공감 표현과 환자 고통 사이에는 부적 관계가 있다.
- 간호사의 공감 표현과 환자가 지각하는 공감 사이에는 정적 관계가 있다.
- 환자가 지각하는 공감과 환자 고통 사이에는 부적 관계가 있다.

모델

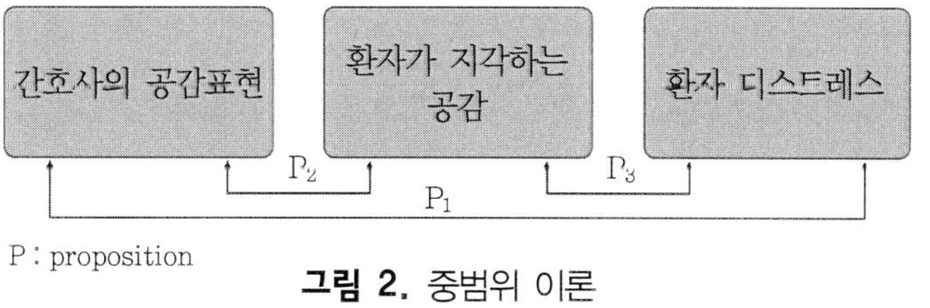

그림 2. 중범위 이론

SOURCE: From "Nurse-Expressed Empathy, Patient Outcomes, and Development of a Middle-Range Theory" by J. Olson and E. Hanchett, 1997, *Journal of Nursing Scholarship,* 29(1).

이론의 적용

Olson(1995, Olson & Hanchett, 1997 재인용)의 연구 결과는 Orlando가 언급한 환자의 욕구에 대한 정확한 지각(간호사의 공감 표현과 환자가 지각하는 공감)과 환자 고통사이의 관계를 지지하였다. 개념 모델은 매우 추상적이어서 이처럼 경험적으

로 검증하고 이론적으로 확인할 수 있도록 구체화하는 작업이 필요한데 중범위 이론은 제한된 변수에 초점을 두고 있으므로 경험적 검증이 더 쉽다. 이러한 경험적 검증이 이론을 지지하게 되며 실무의 방향을 제시하는 이론을 발전시키게 된다.

맺음말

Orlando 개념 모델을 선정하여 연역적 과정을 통해 '간호사의 공감 표현과 환자 결과'에 관한 중범위 이론을 개발하고자 한 Olson과 Hanchett의 시도는 이해하기 쉽다. 간호의 조망이 잘 나타나는 Orlando 모델의 관계진술을 확인한 후, 중범위 이론의 명제를 도출하고, 이 명제로부터 연구 가설을 끌어내어 검증하였다.

주요 개념인 '환자 디스트레스'는 Orlando의 '환자 행동'에서 추론하고, 자동적으로는 치료적 공감 수준에 이를 수 없으며 공감적이기 위해서는 공감을 전달하는 태도와 기술을 가져야 한다는 점에서 Orlando의 '훈련받은 전문적 반응'으로부터 '간호사의 공감 표현'을 추론하였다. 또한 타인에 대한 지각의 정확성을 확인하는 것이 공감의 기초이기 때문에 '환자가 지각하는 공감' 개념을 도출한 후 조작적 정의를 통해 검증함으로써 개념모델의 넓은 범주에서 single-domain theory의 좁은 범주에 이르는 연속선 중간에 놓이는 중범위 이론의 위치를 잘 보여주었다.

Olson과 Hanchett의 이론에서는 간호사의 공감에 대한 환자의 지각과 간호사의 공감 표현 이외에도 환자가 이해받는다는 느낌을 말하고 있다. 이처럼 이해받는 느낌이 중범위 이론의 고통 감소, 무기력 감소, 안위의 증가로 연결된다. 대상자를 만족시키고, 감동을 주는 의료서비스 목표가 대두되고 있는 이즈음에 공감을 주요 개념으로 선택한 이론이기에 더욱 의미가 있다고 본다.

하지만 공감은 매우 복합적인 개념이므로 앞으로 더 많은 과정을 통해 이 이론이 발전될 수 있으리라 기대한다. 이 이론에서는 공감의 전달 즉, 의사소통적 요소를 강조하였는데 공감은 상대방이 느끼는 바에 대해 알고 그렇게 느끼는 이유도 아는 인지적 차원과 상대방과 똑 같이 느끼는 정의적 차원 또한 포함하기 때문이다(박, 2004).

특히 간호를 훈련받은 전문적 행위라고 볼 때 공감 능력을 키우기 위해서는 공감을 표현하는 능력만이 아니라 공감하는 능력 자체를 증진시켜야 하기 때문이다. 이를 위해서는 인간을, 그것도 고통 받는 상태의 인간이 어떻다는 것을 아는 지식이 필요하고, 왜 그런지 이유를 알아야 하며 함께 느끼는 능력 또한 필요하다. 다른 사람의 심리적 관점을 취해보려는 노력, 자기가 그 입장이라면 하고 바꾸어 상상해보는 시도, 타인의 고통에 대한 관심, 그리고 그 고통을 감지하면서 마음이 불편해질 수 있어야 한다. 그래야 대상자의 고통을 덜어주기 위해 간호행위를 하기 때문이다.

급속한 기계문명의 발달속에서 인간을 지키고 인간됨을 지키는데 무엇보다 중요하다고 할 수 있는 '공감' 을 실천적으로 적용하고 그 능력을 키우기 위한 이론이라는 점에서 관심을 가지고 실무에 적용해볼만 하다.

참고문헌

박성희(2004). 공감학 – 어제와 오늘. 서울 : 학지사.

Barrett-Lennard, G.(1962). Dimensions of therapist response as causal factors in therapeutic change. *Psychological Monographs*, 76(43, Whole No. 562).

Gerrard, B., & Buzzell, Mo.(1980) *User's manual for the behavioral test of interpersonal skills for health professionals.* Reston, VA : Reston.

McNair, D., Lorr, M., & Droppleman, L.(1971). *Profile of mood states manual.* San Diego, CA : Educational and Industrial Testing Service.

Olson, J. & Hanchett, E.(1997). Nurse-Expressed Empathy, Patient Outcomes, and Development of a Middle-Range Theory. *Image: Journal of Nursing Scholarship*, 29(1), 71 76.

포용적 이야기 경청 이론

Attentively Embracing Story, A Middle-Range Theory

Mary J. Smith and Patricia Liehr

임 숙 빈

이 장에 소개하는 포용적 이야기 경청 이론은 인간의 발달을 지향하는 간호사와 대상자 대화 과정이다. 웨스트 버지니아 대학교(West Virginia University) 간호대학의 Mary J. Smith와 텍사스 대학교(The University of Texas) 간호대학의 Patricia Liehr는 실무와 연구의 경험을 토론하면서 이론을 개발하였다. 이 이론은 네오모더니스트(neomordernist)와 동시성(simultaneity) 패러다임의 맥락에서 나왔는데 저자 모두 동시성 패러다임을 수용하는 Parse 등의 간호이론을 교육받았기에 더욱 깊이 있고 활기차게 토론할 수 있었다고 한다.

포용적 이야기 경청이 간호 실무와 연구를 이끈다는 점이 명확한데, 이야기(story)를 잘 기록할 수 있다면 간호 상황을 학문 탐구의 도구로 쓸 수 있고, 혹은 건강서비스를 전달하고 치료적 환경을 제공하는 총체적 접근으로 사용할 수 있다는 점에서 포용적 이야기 경청 이론의 연구나 실무의 유의성을 내세울 수 있을 것이다. 저자들이 개념화한 것만큼 이야기의 중요성을 모두 파악할 수는 없지만 학문 영역에서 개념적인 발달이 부족할 때에는 누구든 생각하는 바를 발표하여 여러 사람이 고찰함으로써 그 학문이 더 발달할 수 있기 때문에 이런 시도가 중요하다. 이에 Scholarly Inquiry for Nursing Practice : An International Journal에 발표된 논문을 통해 건강과 인간 발달을 증진시키기 위한 포용적 이야기 경청 이론을 살펴보도록 한다.

이론의 가정

이 논문에서는 이론의 기본 가정을 명확하게 기술하고 있지 않다. 다만 이야기가 건강과 인간 발달을 증진시키는 초기 상호작용의 핵심이라고 언급하고 있고, 진실한 마음으로 들어주는 사람에게 자기의 건강 이야기를 털어놓을 때 대상자 내부에서 조망의 변화가 일어난다고 하였다. 간단하지만 이 아이디어가 포용적 이야기 경청 이론의 중심이다.

이 이론은 목적적인 대화(intentional dialogue), 관계속의 자기와 연결(connecting with self-in-relation), 편안해짐(creating ease) 같은 주요 개념을 포함하고 있으며 앞에서도 언급하였듯이 충분하지 않지만 저자들의 생각을 중범위 이론으로 발표하였다.

이론의 출처

포용적 이야기 경청 이론은 네오모더니스트와 동시성 패러다임에 뿌리를 두고 있다. 네오모더니스트 패러다임이 21세기 간호지식의 발달과 비평을 위한 배경이 될 수 있다는 Reed(1995, Smith & Liehr, 1999 재인용)는 발달해가는 인간의 잠재력, 건강과 치유를 위한 변환과 자기초월적 능력, 그리고 자기 주변에 대한 발달사적 인식이 간호지식을 만들어내는 실질적인 메타 내러티브가 될 수 있다고 하였다. 저자들은 이런 Reed의 주장을 인용하였는데 메타 내러티브는 건강과 인간 발달을 증진시키는 실무와 연구의 지침이 되는 중범위 이론을 구축하는 구조를 제공한다.

애매한 면이 있지만 네오모더니스트 입장에서 설명하자면, 네오모더니즘(Neo-modernism)은 모더니즘의 역사적 발전에서 볼 때 후기의 모더니즘에 해당된다고 할 수 있으며 모더니즘을 비판적으로 보는 입장이다. Ágnes Heller나 Carlos Escudé를 대표적으로 드는데 그 뿌리는 Habermas의 포스트모던 철학에 두고 있다. 즉 universalism과 critical thinking이 인간의 권리에 필수적 요소이며 인간의 권리가 남을 지배하는 우월한 문화를 창출한다는 것이다. 결국 equality와 relativism은 상호 역설적(mutually contradictory)이라고 할 수 있다. 실존이 본질보다 선행한다는 실존주의가 포스트모더니즘을 가져왔는데 네오모더니스트들은 진리가 일반적인 형식(universal form)으로 존재한다고 보면서 실제는 관찰자들의 편견안에서 만들어진다는 실존주의자와 포스트모더니즘의 견해를 반박한다. 네오모더니스트들은 언어에 있어서 포스트모더니스트의 견해도 탐탁치 않게 여기고 간단한 용어로 쓰여진 텍스트만이 쓰는 사람의 의도한 대로 의미를 가질 수 있다고 본다. 어떤 점에서는 네오모더니즘도 모더니즘에 대한 포스트모더니즘의 비판을 받아들인다. 알려진 대로 모더니즘이 우월한 그룹의 세계관을 부추겨 여성이나 소수인종 같은 그룹이 있게 했다는 점이다. 그러나 인류학자인 Ágnes Heller의 견해에 따르면 네오모더니즘은 포스트모더니즘을 비과학적(unscientific)이고, 사건이 왜, 어떻게 일어났는지 설명하지 못함으로써 저널리즘(journalism)에 사로잡혀 있고, 패턴을 인식하지 못해 지협적(local)이며, 검증 과정이 부족해 타당화가 부족하다(unverified)고 거부한다(www.wikipedia.com).

한편 Parse 등이 말하듯 건강이나 인간 발달은 인간이 자기 세계에서 다른 사람과 관계를 변화해가며 자기 에너지 속에서 지속적으로 성장하고 변화한다고 보는 동시성 패러다임에 의한다. 여기에서 출발한 신념이 포용적 이야기 경청 이론에 적용하고 있는 사고의 논리적 근거를 이룬다. 인간에게 있어 이야기가 주는 기능, 이야기의 역동적 과정, 그리고 그 과정을 통해 편안해질 수 있는 상태와 관련된 문헌 고찰을 각 개념을 설명하는데 인용하고 있다.

이론 개발과정

이 이론은 저자들이 실무와 연구의 경험을 논의하면서 개발했다고 했을 뿐 이론 개발과정에 대한 자세한 기술은 없다. 간호이론에 대한 교육 배경이 비슷한 저자들이 서로의 경험을 이야기하고 비판적 사고를 나누다가 이 이론을 개발했다고 한다. 말하자면 이론 개발에 있어 하나의 축이 될 수 있듯이 생각을 확장하고, 새로운 명명을 하며, 보다 나은 것을 꿈꾸고, 공통점을 함께 나누는 꿈을 실현할 수 있는 방법을 찾아 일하는 우수한 사람들의 생기 넘치는 담론에서부터 이론 개발이 시작되었다.

이론 소개

이론을 구성하는 주요 개념은 움직이고 변화하는 이야기를 생생하게 묘사하는 차원에서 논의되고 있다. 이야기는 인간에게 기계적이 아닌 생생한 체험의 시간을 털어놓게 한다. 체험의 시간은 선형적이지 않고 예측할 수 없으며 때로 놀랍고 꼬이고 되돌기도 하면서 역동적으로 움직이는 과정이고, 사건을 전체적으로 털어놓으면서 전개되어 가는 움직임이다. 이때 이야기는 시작, 중간, 그리고 다른 곳으로 움직이기를 바라는 순간순간의 종결들로 패턴화 되어 가는데, 이야기 전개가 이론의 가장 핵심에 있다.

개념

목적적인 대화(intentional dialogue) ; 털어놓는 이야기에 진정으로 함께 하며 반응하는 것(true presence)을 말한다. 목적적인 대화는 인간의 고통, 혼란, 기쁨, 깨어진 관계, 만족 혹은 고통스러웠던 경험에 대한 대화로 메시지를 찾으며 정화가 되고 변화 과정을 시작하게 된다. 자기 이야기를 말하는 것은 간호사가 그 사람과 함께 산책길을 걷는 것 같은 신뢰관계에서 어떤 일이 벌어졌는지 함께 만나 이야기에 집중할 때 일어난다.

목적적인 대화는 개인의 내적 자기의 핵심을 건드림으로써 살아있다는 경험을 활성화시킨다. 이야기 전개를 통해 간호사는 이 경험이 환자에게 참으로 의미하는 바가 무엇인지 빠르게 파악하게 된다. 포용적 이야기 경청 이론은 목적적인 대화를 하는 간호사가 지금 시점에서 과거의 일을 재수집하고 희망과 꿈과 기대를 가진 현재의 순간에 살아 있는 자기를 받아들이는데 함께 하는 것이다. 간호사는 대상자에게 온전히 집중함으로써 대상자의 이야기가 들을 가치가 있고, 대상자는 다른 사람의 주의집중을 받을 만하다는 존중을 전달한다.

- *진정으로 함께 함(true presence)* : 진정으로 함께 한다는 것은 간호사가 대상자를 대할 때 판단하지 않으면서 에너지를 율동적으로 집중/재집중 함으로써 환자의 경험에 마음을 여는 것이다. 포용적 이야기 경청 이론에서는 진정으로 함께 하는 것이 결정적이며, 대상자가 자기를 털어놓는 동안 간호사가 하는 실제 활동이다.
  털어놓는 대로 이야기에 집중하는 것이 진정으로 함께 하는 것인데 이야기의 시작, 중간, 끝을 잇는 패턴을 명확하게 하는데 초점을 두어야 한다. 대상자의 이야기에 따라 리듬을 맞추어 몰입하기도 하고 거리를 두기도 하는 등 조정한다. 짧은 대화이던 긴 대화이던 관계속의 자기(self-in-relation)에 연결되는 것이 중요하다. 이 때 연결되면서 의미가 생겨나고 편안해질 수 있다. 대화를 계속 이어야 할 때에는 그동안 이야기했던 정신세계에 다시 이어지도록 하는 것이 중요하고 새로 전개될 대화의 방향을 위해 마음을 열 수 있다. 그런데 대화가 길어지는 경우 이야기의 진행을 간호사가 기억할 수 있도록 기록할 필요가 있다.

- *순간순간 드러나는 진실 찾기(querying emergence)* : 이야기 전개에서 질문을 통해 이야기의 방향을 확실히 할 수 있는데 간호사는 이야기에 관해 아무 것도 전제할 수 없다. 이야기를 하는 사람만이 자세한 내용을 알고 간호사는 말하는 사람이 아는 진실을 찾을 책임만 있다. 그래서 중간에 끊기도 하고 재진술 하기도 한다. 연구자들은 보통 전체 이야기(whole story)를 알고 싶어 하지만 그럴 수 없다. 전체 이야기는 늘 누군가 알고 있거나 말하는 것보다 더 많은데 이야기에는 말하고 싶지 않은 것들이 포함되어 있기 때문이다. 그러므로 간호사가 진정으로 함께 함으로써 더 말하고 싶게 하는 것이다.

관계속의 자기와 연결(connecting with self-in-relation) ; 이야기에서 반성적 인식을 통해 관계속의 자기에 이르는 것이다.

간호사와 대상자 모두 대상자의 개인적 경험에 반응을 하는데 간호사는 타인의 시각으로 이야기에 집중하고 이해하려고 노력한다. 관계속의 자기와 연결에서 중요한 두 영역은 개인사(personal history)와 반성적 인식(reflective awareness)이다. 이야기를 통해 개인이 어디로부터 왔는지, 어느 시점에 있는지, 그리고 어디로 가는지 개인사를 확인한다. 그리고 내러티브로 직접적인 활동, 선택 여부, 타인의 행동뿐만 아니라 신체적 감각, 정서, 사고, 가치 등 모든 경험을 포함해서 자기 이야기를 구성하도록 한다. 이야기를 털어놓는다는 것은 생의 길을 따라 회상하는 것이다. 회상 중에 대상자만의 독특한 생에서 관계적인 자기를 인식하도록 한다. 이야기를 따라 들으면서 간호사는 과거로 여행을 하는데, 이야기를 시작하고 이어가며 현재에서 미래까지 나아가는 개인사를 엮도록 격려하고, 이렇게 함으로써 모호하게 숨겨져 있던 독특한 의미를 발견할 수 있어 이야기의 깊이를 더하게 된다. 뉘앙스, 결점과 강점을 인정하고 수용하는 것뿐만 아니라 그동안 어떻게 살아왔는지 그리고 어떻게 미래를 기대하고 꿈을 꾸는지 이해함으로써 자기(self)를 확인할 수 있다.

반성적 인식이란, 주어진 대로 생을 받아들이는 것과는 반대인데, 관계속의 자기에 연결되면서 개인의 시각, 세계속의 위치, 보다 구체적인 시점에 이르기까지 자기에게 와 닿는 존재감과 관계가 있다. 이야기에 나오는 순간의 신체적 경험, 생각, 느낌을 반성적으로 인식하도록 간호사가 이끄는 대로 대상자는 잘 몰랐던 의미를 표면화시키게 된다. 물론 이 때 알고 싶은 욕구와 아는 것에 대한 두려움을 동시에 가질 수 있는데, 대상자는 의미를 잘 모르다가 일관된 흐름이 있고 통합된 현재의 순간으로 이어지면서 인식이 일어날 때 변화한다. 반성적 인식은 타인이나 세계와 관계적인 자기를 잘 연결할 수 있게 하고 반성적 인식으로 그 순간의 개인사를 수용함으로써 이야기를 포용적으로 경청하는 분위기를 만든다.

편안해짐(creating ease) ; 편안해지는 것은 대상자가 편안함을 추구하고 간호사는 대상자를 편안하게 해주려는 차원에서 일어난다. 편안해지는 것은 이야기가 연결되지 않는 순간과 이야기 흐름이 닻을 내리는 가운데 기억하는 것이다. 이야기의 부분들이 의미 있는 전체로 통합되면서 오는 현실화, 수용, 이해가 일어날 때 편안해진다. 흐름(flow)은 역동적인 조화로움을 경험하게 하는 것이고 anchoring은 연결되지 않는 이야기의 순간들을 다시 기억하면서 의미를 이해하는 경험이다.

이해(understanding)란 연결되지 않은 이야기 조각들을 포괄적인 전체로 파악하는 것이다. 간호사와 대상자가 이야기를 공유하는 동안 간호사가 대상자의 이야기 속으로 몰입함으로써 연결이 되지 않던 순간을 다시 기억하게 하고, 대상자가 중요한 경험의 의미를 밝힘으로써 패턴(pattern)이 드러난다. 간혹 처음에 이야기가 나왔다가 다른 이야기에 뒤로 밀린 경험에는 제대로 집중하도록 돕지 못할 수도 있다. 간호사는 현재에 초점을 두면서 의미가 드러나는 일관된 패턴에서 쟁점, 가치, 아이디어, 그리고 맥락을 볼 수 있도록 해야 한다. 간호사가 함께 하면서 들어주는 가운데 대상자는 이야기를 다시 기억하면서 연결되지 않았던 순간들을 엮어 갈 것이다.

패턴이 밝혀지면 이름을 붙이고 명백히 말하는 동시에 anchoring과 flowing이 일어날 수 있는데 이 때 의미가 드러난다. 흐름은 의식이 조화롭게 질서를 이루고 스스로 무엇을 하려 했는지 알고 싶은 사람들이 자기 마음 상태를 묘사하는 방법이다. 스포츠, 예술이나 취미 활동을 통해서도 흐름을 키울 수 있지만 보다 행복하려면 일상에서 흐름을 발견하는 것이 중요하다. 또한 생의 향방에 초점을 두고 목적이 있는 일치감을 얻는 의미로 anchoring하는 조화로움이 있는데 생의 흐름을 발견할 줄 아는 사람은 절망밖에 없는 상황에서도 즐길 수 있나는 말을 서사들은 인용하고 있다.

Justice(1998, Smith & Liehr, 1999 재인용)는 스스로 보다 넓은 전체(wholeness)속에서 질서(order)를 느끼게 될 때 고통으로부터 빠져 나올 수 있고 고통을 완화할 수 있으므로 생의 양면에 모두 주의를 기울이라고 하였다. 이야기는 기쁨과 슬픔, 억제와 자유, 두려움과 안정의 생을 모두 포함한다. 다시 말해 한쪽 방향으로 치우친 이야기는 없다. 상실을 경험하는 사람도 이익을 얻었던 적이 있고 외로움을 경험하는 사람도 종종 다른 사람과 연결되었던 때를 회상한다. 연결되지 않은 이야기의 순간들이 전체적으로 하나가 될 때, 말하지 못한 억압으로부터 놓여날 수 있는 의미의 anchoring과 flow가 일어난다. 이것이 편안해지는 것이다. 이것이 짧지만 안정과 비전을 주는, 인간 발달의 가능성을 만드는 힘찬 순간이 된다.

개념관계

개념에 대한 정의와 설명을 상세히 하고 그림으로 나타내기도 했지만 개념간의 관계를 제시하는 진술이나 명제를 요약하지는 않았다.

모델

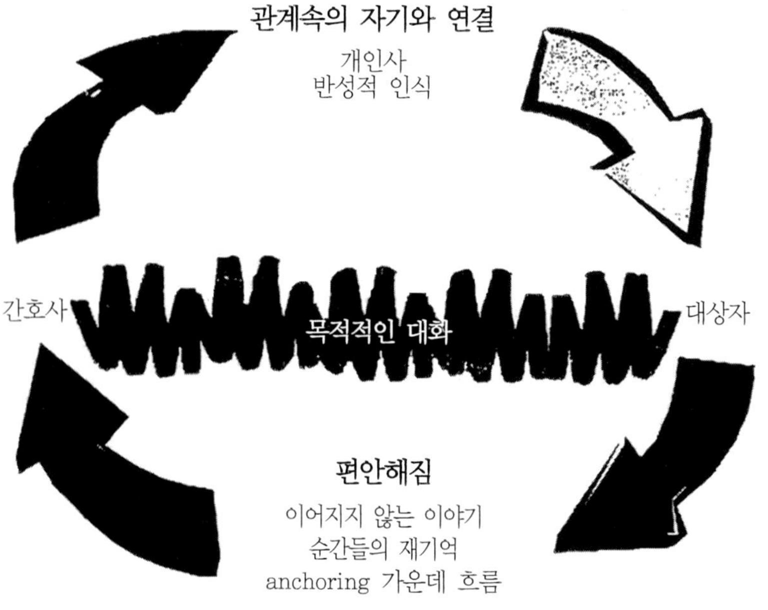

그림 1. 포용적 이야기 경청

SOURCE: From "Attentively Embracing Story: a middle-range theory with practice and research implications" by M. J. Smith and P. Liehr, 1999, *Scholarly Inquiry for Nursing Practice,* 13(3). Reprinted by permission.

포용적 이야기 경청 이론은 목적적인 대화(intentional dialogue)를 관계속의 자기에 연결(connecting with self-in-relation)하면서 편안해지는 것(creating ease)이다. 중심이 되는 개념적 서술은 인간의 이야기로, 상호 과정에서 간호사와 대상자의 대화로 털어놓는 이야기에 중점을 둔다. 시작(beginning), 중간(middle), 끝(end)으로 펼쳐져가는 이야기는 다음 해프닝을 만든다. 〈그림 1〉이 이 이론을 요약적으로 나타낸다.

이론의 간호 적용

실무와 연구의 지침이 될 수 있는 중범위 이론으로서 가능성을 보기 위해 고혈압 환자에 대한 간호실무와 임신한 청소년에 관한 연구에 적용하였다.

실무적용

이제 소개하는 사례는 간호사가 목적적인 대화를 통해 대상자의 건강 이야기(health story)에 개입하고 진정으로 함께 하면서 개인사의 전개에 민감하게 응하고 이야기에 주의를 기울이는 전문성이 높은 간호를 보여준다. 간호사는 관계속의 자기에 연결할 수 있도록 대상자의 메시지에 주의를 기울이는데 단어, 제스처, 상징적 참조, 지각, 행동, 그리고 심전도나 혈압 변화 등을 통해 전달된다.

Lynch(1985)는 말하는 중에 나타나는 혈압 변화를 "심장의 언어(language of the heart)"라고 하면서 흔히 단어로 말을 하지만 살과 피(flesh and blood)로도 말할 수 있다고 하였다. 이야기는 말하는 것 이상의 여러 방법으로 표현될 수 있으므로 이야기에 집중하면 그 사람의 복합적인 표현을 알 수 있다. 어떻게 포용적 이야기 경청 이론이 적용되는지 고혈압 대상자의 간호를 예로 들어보겠다.

대상자는 38세 흑인으로 6개월전 고혈압 진단을 받았다. 혈압을 낮추는 생활 양식으로 바꾸기 위해 건강증진센터의 영양사를 방문했다가 식이 조절의 효과를 증가시키는 이완술을 배우려고 전문 간호사에게 왔다. 전문 간호사는 대상자의 진단을 보고 혈압을 관찰하고 혈압 변화에 따라 표현하는 말을 측정하기 위해 대상자와 이야기를 나누었다. Lynch(1985)와 Lynch & Thomas(1985)의 이론이 적용된 이 간호 실무는 건강 교육, 상담과 건강 자아인식 등 중요한 간호활동이 복합되어 있는데 혈압 변화로 이야기의 의미를 명확하게 해준다. 3~5분마다 자동으로 혈압을 모니터 하고 1시간 동안 기록한다. 첫 방문에서 수축기 혈압이 149에서 172 mmHg이었고 이완기 혈압은 96에서 128 mmHg 사이였다. 그녀의 말에 의하면 불편감은 쉴 새 없이 바쁜 변호사 업무와 연관이 있었다. 첫 회기에서 이완기 혈압이 100 mmHg 이상인 경우가 10~12번이나 있었으며, 문장을 끊지도 않고 큰 소리로 빠르게 이야기 했다. 그 점에서부터 그녀가 일상적인 자기 방식에 주의를 기울이는 것을 배우게 했다. 잘 알다시피 말투는 혈압 상승과 관련이 있다. 느리고 부드러운 말투가 빠르고 시끄러운 말투보다 혈압 상승과 관련이 적다고 한다.

혈압이 높을 때 다른 감각은 없느냐고 물었더니 가슴에 압박감을 느끼는데 업무할 때 그렇다고 하여서 호흡을 느리게 하면서 차분한 이미지와 조용한 회상을 떠올리라고 하였다. 예수의 발(the feet of Jesus)을 떠올리는 동안 혈압이 170/112 mmHg에서 156/98 mmHg까지 떨어지고 압박감이 사라졌다고 해서, 일상에서 압박감을 느낄 때마다 예수의 발을 떠올리고 회복하는 경험에 집중하라고 했다. 이제 포용적 이야기 경청 이론 과정이 시작된 것이다. 이 회기를 마치면서 간호사는 다음 회기에 대상자가 선택한 이미지, 예수의 발에 대한 의미를 이해해야겠다고 적었다.

1주일 후 두 번째 방문에서 대상자는 자기 자신에 대해 좀 더 인식하고 있었으며 인식이 생기자 중압감을 느끼면서도 어려운 상황에 스스로를 밀어 넣는 대신 'No' 라고 말하게 되었다. 그리고 이런 변화는 언덕을 올라가는 것처럼 의식적인 노력이 필요하다는 것을 인정했다. 변화하려는 에너지는 그녀가 '깨끗한 석판(clean slate)' 이라고 부르는 상태를 가져왔다. 그녀는 자기 자신에게 집중하는 이 변화를 가능성이 있는 미래에 이르게 할 '석판 지우기' 로 묘사했다. 그녀를 이해하기 위해 간호사는 석판의 의미를 언어화하도록 하면서 개인사에 닻을 내리는 안내지침으로 빈 칸을 두었다. 이렇게 빈칸을 둠으로써 과거에 일어났거나 앞으로 기대하는 중요한 생활 사건을 대상자가 확인하게 하였다. 그녀 이야기 속의 사건이나 관계는 친할머니와 학교를 졸업하고 결혼하고 딸을 낳으면서도 자아를 지키려하는 그녀의 노력과 연관이 깊었다. 기억을 떠올리다보니 교회 일을 하면서 희망을 나누어주는 꿈을 이루려는 소망을 가지고 있었다는 것을 알았다. 첫 회기에서 예수의 발 이미지는 이런 희망과 꿈을 나타내는 것이었다. 이 회기에서 수축기 혈압은 131에서 156 mmHg, 이완기 혈압이 83에서 102 mmHg 사이였다.

3회기에 대상자는 훨씬 긴장이 풀려보였다. 더 천천히 조용히 말을 했고 움직임도 훨씬 목적적이어서 에너지가 덜 들어보였다. 즉 편안해지는 과정에 있었다. 이런 행동은 영양사도 확인할 수 있었는데, 대상자는 이런 이완의 경험을 '새로운 영역(new territory)' 이라고 묘사했다. 그녀는 주로 '핀과 바늘 위' 에 있는 듯한 느낌이었는데 '차분한' 순간을 경험하자 새로운 영역이라는 인식을 가지게 된 것이다. 간호사와 이야기를 나누면서 무슨 일이 일어나고 있는지 이해가 되기 시작했다고 말했다. 간호사는 대상자가 털어놓는 이야기에 주의를 기울이기는 하지만 편안해지는 새로운 방법에 대해 개방적으로 있는 것이 중요하다. 이 회기에 수축기 혈압은 114에서 126 mmHg이고 이완기 혈압은 74에서 84 mmHg이었다. 말하자면 대상자는 이야기를 포용하는 길을 따라 움직이고 있었다. 목적적인 대화를 통해 이야기를 나누면서 관계 속의 자기에 연결됨으로써 이야기를 하는 동안 온전히 편안하지는 않지만 편안해지고 있는 것이다. 그녀의 이야기는 아직 끝나지 않았지만 인간 발달의 다음 순간으로 나아가는 일관된 움직임의 시작, 중간, 그리고 끝으로 가고 있다.

연구 적용

포용적 이야기 경청 이론을 검증하기 위해서는 현상학적 연구 방법을 쓸 수 있다. 현상학적 방법에 의한 질문은 사람들로 하여금 자기 상황에 관한 감각을 만드는 방법에 주목하고 생생한 경험의 지식을 얻고 이해하게 한다. 연구 차원에서 볼 때 대상자는 참여자이다. 연구자들은 이야기를 통해 상황에 대한 감각을 얻음으로써 자신을 알게 되는 참여자들과 연관된다. 이것이 현상학적인 것과 이야기 방법(story method)간의 차이이다. 이야기 방법은 연구와 실무를 분리하지 않고 사람들이 간호사와 건강 이야기를 나누면서 자기 상황을 보는 시각의 변화가 일어나는 것을 허용하고 기대한다. 이 때 이야기는 자기 자신, 그리고 세상과 대화를 나누는 자기를 나타내는 과정이다. 이야기 경청은 그것이 진정 어땠는지 사실(fact)의 기록이 아니고 생의 혼란스러운 지각과 경험의 덩어리에 대한 감각을 만드는 의미 창출 체계의 기록인데 비해 현상학적 방법은 내러티브를 모으고 분석하는 생의 의미 있는 상황을 통해 보고서를 제출하는 것이다. 이야기의 메타포를 통해 포용적 이야기 경청 이론은 현상학적 방법에 연결될 수 있다. Giorgi(1985, Smith & Liehr, 1999 재인용)가 해석한 〈표 1〉과 이야기의 메타포가 현상학적 방법을 기술하고 있다.

표 1. 자료의 수집과 분석 : Giorgi의 현상학적 방법과 이야기 메타포 방법

Giorgi의 현상학적 방법	Story Metaphor 방법
자료 수집	자료수집
대상자에게 구체적인 용어로 어떤 상황에 대한 서술적 진술을 해달라고 요청함.	이야기의 시작, 중간, 끝으로부터 의문을 떠올리기 위한 목적적인 대화
자료 분석	자료 분석
전체 진술의 일반적 감각 파악 의미 단위의 구분 의미 단위의 심리적 인식 확인 대상자 경험과 관련된 일관된 진술 합성 여러 진술에서 일반적 진술 합성	이야기에서 전체적인 개인사의 감각 파악 털어놓은 이야기 순간의 지정(명명) 이야기 순간의 주제 추출 단편적 이야기의 합성 여러 단편적 이야기로부터 전반적 이야기 합성

다음에 소개하는 연구 이야기는 이론 정립에 기여하는 상황의 예이다. 하나의 이야기가 이야기 메타포를 통해 현상학적 방법을 잘 나타내는데 "시골 고등학생의 임신경험"이라는 제목의 자료 세트로부터 나온 이야기이다. 연구 목적을 듣고 동의서를 쓰고 임신에 관한 이야기를 털어놓도록 했다.

고등학교 여학생이 임신한다는 것은 간호 실무와 관련이 있는 결정적 사건이므로 연구자로서 노력도 의미가 있다.

대화를 시작하면서 여학생에게 임신한 것을 처음 알게 된 시점에 대해 생각하라고 했다. 여학생이 대답하기를 "뱃속에 무슨 일이 생긴 것인지 알기 위해 진료실 앞에 앉아 있었어요. 어디 아픈 데는 없었고 단지 느글거리는 느낌이었거든요. 궤양이 있다고 생각했더라면 부모님께 의사 진료를 받겠다고 했을 거예요. 하지만 임신을 했을 수도 있다고 생각했기 때문에 말할 수 없었어요."

그 다음은 무슨 일이 있었느냐고 간호사가 물었다. "의사가 내게 임신을 했다고 말했을 때 그 자리를 뜰 때까지 울지 않으려고 애썼지만 나온 후 하루 종일 울었어요. 믿을 수 없었거든요. 이럴 수는 없다고 계속 이야기 했어요. 스스로 받아들일 수가 없었어요." 털어놓는 이야기에 주의를 기울이면서 간호사가 반응을 했다. "스스로 받아들일 수 없었다고요?" 여학생은 "아니요, 믿을 수가 없었어요. 그래서 나를 데리고 의사에게 간 가장 친한 친구에게 말을 했고 친구가 나를 붙잡고 함께 울었어

요. 그리고 엄마께 말했지요. 처음에는 믿지 않아서 세 번을 이야기해야 했지만, 엄마는 믿지 않았어요. 옆에 같이 있어주던 친구가 말을 하자 엄마가 울기 시작했어요. 그래서 나도 더 울었어요."

간호사는 그녀를 이야기 속으로 한층 더 끌어들이며 그 다음에 무슨 일이 있었느냐고 물었다. "아버지가 집에 올 때까지 한동안 우리는 떨어져 있었어요. 아버지가 샤워를 하러가자 엄마가 따라가서 이야기했지요. 그러자 아빠도 우셨는데, 아빠는 평상시 울지 않는 사람이었어요. 그리고는 나를 안아주면서 "너는 내 딸이야. 나는 너를 사랑하고 내가 할 수 있는 어떤 방법으로든 너를 돕겠어. 우리는 해낼 수 있을 거야" 라고 말했어요." 여학생의 경험에 진정으로 함께 하면서 간호사는 물었다. "그때 생각이 어땠어요?" "나는 아버지가 그렇게 말하지 않으리라고 생각했기 때문에 놀랐고 내가 들은 바를 믿을 수 없었지요."

간호사가 그 다음을 묻자 대답했다. "한참 후에 친구와 함께 아기 아빠에게 이야기하러 갔어요. 그에게 모든 것을 이야기하는 동안 그는 서서 삽을 툭툭 차기만 했어요. 나를 바라보지도 못했고 그게 나를 더 힘들게 만들었어요." "힘들게 만들었어요?" 라고 간호사가 묻자 "더러운 기분이었어요. 그래서 아기 아빠를 세워둔 채 친구와 차를 몰고 나왔지요. 그 곳을 떠나는 게 기뻤어요." 어디를 갔느냐고 간호사가 물었다. "한참 달리다가 집에 왔고 잠자리에 들었어요. 긴 하루였고 많이 피곤했거든요."

청소년이 임신했다는 것을 알게 된 이야기를 듣기 위해 간호사는 진심으로 대상자와 함께 하면서 이야기의 전개에 주의를 기울였다. 자료를 분석하기 위해 연구자는 여학생이 묘사하는 대로 나타나는 이야기의 감각을 챙기기 시작한다. 그리고 이야기의 시작, 중간, 끝을 확인하고 연구자의 반성적 인식을 통해 각 이야기 순간, 담론의 더 높은 수준에서의 해석의 주제를 뽑아낸다. 마지막으로 각각의 이야기는 일관된 전체로 합성을 한다.

합성된 이야기(Synthesized Story)

임신 경험에 관해 합성된 이야기는 다음과 같다.

> *어린 여학생에게 임신했다는 생각은 알고 싶지 않을 만큼 인식의 바깥으로 내몰리는 것이었다. 정말로 임신했다는 것을 의료인이 확인해주었을 때 믿을 수 없*

었고 슬펐다. 이 두려운 현실을 친한 친구와 나눔으로써 위안을 받았고 이것이 부모에게 임신을 털어놓을 수 있을 만큼 움직이게 했다. 부모에게 임신 사실을 털어놓는다는 것은 슬프고 고통스러웠다. 하지만 부모는 슬픈 중에도 이해하고 지지해 주었다. 기대하지 않았던 지지를 받고 이해를 얻음으로써 그녀는 아기 아빠가 임신에 대해서 동떨어진 반응을 보일 때 부정과 무가치감에 직면하면서도 견딜 수 있었다. 그녀는 그 순간, 그 날로부터 빠져나올 만큼 이완될 수 있었고 휴식을 취할 수 있었다.

이것이 연구자에 의해 분석된 어린 여성의 임신 이야기이다. 간호사도 참여자로서 상호과정에서 함께 이 사건이 어린 여성에게 무슨 의미였는지 사건을 기억하고 끄집어냄으로써 이야기에 연관된다. 이 이야기는 패턴을 밝히고, 정말 달라지려고 원하는 것이 무엇인지 밝히고, 고통과 슬픔 가운데 사랑과 지지, 타인의 인정과 부정, 그 안에서 움직이고 벗어나는 것으로 구조화할 수 있다.

어린 여성이 임신한 이 이야기에서 의미있는 사건의 강도와 구체적인 면을 뽑아내면서 연구에 참여한 다른 사람과 함께 몰두한다. 연구 상황에서 이 이야기를 통해 함께 걷는 것이 이론의 중심 개념의 기술자로서 이야기를 명명하는데 기여한다.

간호 실무와 연구의 비교

실무와 연구에 적용한 사례에서 이론이 전개되는데 여러 가지 다른 점이 보였다. 우선 간호사가 이야기를 털어놓게 하는 방법이 달랐다. 실무사례에서는 간호사가 희망과 꿈의 차원에서 과거 사건의 의미를 해석해줌으로써 대상자를 이끌었다. 연구사례에서는 해석 없이 이야기의 시작, 중간, 끝으로 이어지는 사건에 따라 참여자를 이끌었다. 연구에서 문제를 이끄는 질문은 그것을 알게 된 처음 시점에 대해 이야기 하라, 그리고 무슨 일이 벌어졌는지, 무슨 의미인지, 그것에 대해 어떻게 느꼈는지 등이었고 이것은 참여자의 조망에서 이야기를 끌어내게 했다. "당신 이야기 속의 사건들은 상실에 관한 것입니다. 그것에 대해 어떻게 생각합니까?" 혹은 "지난 몇 회기에 걸쳐 어머니에 대해 이야기 할 때 눈물이 고였습니다. 눈물의 의미를 이해할 수 있게 해주시겠습니까?" 등의 질문이 대화 내용을 다시 짚어보는 실제를 이끈다.

실무나 연구 모두에서 간호사와 대상자가 모두 관여하는 이야기 속에서 의문이 발생한다. 사실 질문의 내용은 진정으로 함께 있는 차원에서 어떤 방법으로 묻느냐 만큼 의미 있지 않다. 참여자인 대상자가 자연스럽게 계속하는 이야기, 의미 있는 생의 경험에 있고, 간호사는 이야기를 들으면서 의도적인 관여를 통해 진정으로 함께 하게 된다. 실무의 일차적인 목표는 포용적 이야기 경청 이론의 생생한 경험에 적극적으로 초대하는 동안 이야기 패턴이나 뉘앙스에 대상자의 회상을 불러일으켜 주면서 대상자에게 관여하고 안내하는 것이다. 실무에서 간호사의 해석 전략은 이야기를 포용하기 위한 기회를 주려는 것이다.

연구에서는 연구자가 이야기를 통해 그 순간의 자기를 인정하고 수용하는 의미 창출 과정을 하도록 관여한다. 해석 전략이 없는 것은 다른 대화를 창출한다. 연구에서 간호사는 이야기를 나누는 과정에서 변화가 일어나도록 두고 그렇게 되기를 기대한다. 참여자들이 관여하는 동안 이야기를 포용할 수도 있으나 연구자의 의도는 간호 지식을 축적하기 위해 이야기를 모으는 것이다. 연구와 실무 과정이 포용적 이야기 경청 이론에 의해 안내되더라도 이야기를 하는 사람이 발달하기 위해 이야기를 어떻게 포용해야 하는지 누구도 확실히 할 수 없다. 실무이건 연구이건 포용적 이야기 경청 이론은 질문과 응답의 시리즈가 아니라 드러나는 이야기의 상호적 과정이다. 즉 면담이 아니라 대화이다.

맺음말

중범위 이론은 실무와 연구에 적합해야 하며 연구와 실무의 간격을 줄여주므로 어느 하나도 무시하면 안 된다. 이런 점에서 지식을 축적하는 수준이라고 할 수 있는 포용적 이야기 경청 이론은 간호학을 발전시킬 수 있고, 특히 포용적 경청을 간호실무 활동으로 사용할 수 있다는 점에서 유용하다. 대상자들이 진심으로 자기 이야기를 들어주는 사람에게 이야기를 털어놓으면서 조망의 변화가 일어나기 때문이다. 이것이 포용적 이야기 경청 이론의 중심인데 아이디어는 단순하지만 경험적 일반화 이상의 실무를 이끄는 좋은 중범위 이론으로 발전할 가능성이 크다.

또한 간호사가 네오모더니즘에 입각해 의문을 가질 때 실무나 연구의 치유 가능성이 있다고 하였다. 왜냐하면 네오모더니즘은 포스트모더니즘을 비과학적이고, 저널리즘에 빠져 있고, 패턴을 끌어내지 못하며, 타당화가 부족하다고 거부하는 입장이기 때문이다. 간호학이 과학으로서 더욱 발전하기 위해서 이런 측면의 발달이 더 필요하다.

이야기는 지식 발달을 위해 가치가 있는 인간 내러티브이다. 하이데거는 언어구사 능력은 인간이 가진 독특한 능력 가운데 하나로 인간으로서 본질을 지닌 살아있는 존재가 되게 한다고 하였다. 언어는 '존재의 집' 이고 말을 통해 존재를 드러낸다(성, 김과 문, 1998). 인간은 언어에 근거하는데 이것이 대화에서 비롯된다는 것이다. 오래전부터 이야기는 의미를 구성하고 공유하며 생활사건의 감각을 만들어 왔다(Sandelowski, 1991, Smith & Liehr, 1999 재인용). 따라서 이야기를 통해 의미를 인식함으로써 통합적이고 관계적인 자기를 찾아 더 나은 미래로 향할 수 있다는 것이다.

간호가 건강과 인간을 돌보는 전문직으로 이 시대에 자리매김을 하고 결정적인 전환을 하기 위해서는 중범위 이론을 통해 실무-연구의 일치성을 높이는 이와 같은 노력들로 이어져야 할 것이다. 목적적인 대화를 통해 관계속의 자기에 연결됨으로써 편안해지는 포용적 이야기 경청 이론은 간호 이론의 발달에 능동적으로 참여하는 정신을 키워줄 것이다. 간호 이론에 근거한 작업이 실무와 연구에 적용될 수 있고 또한 이것이 간호지식을 구축하는데 이바지할 것이라고 저자들은 보았다.

최근 고통에 대한 견해가 달라지고, 인간이 고통을 가진 채로도 인간답게 살도록 돕는 것을 간호의 중요 과제라는 관점에서 볼 때 포용적 이야기 경청 이론은 실무에 매우 유용할 수 있다는 점에 동의한다. 동시성 패러다임으로 인간의 성장발달을 지향한다는 점에서도 매우 바람직하다고 생각한다. 그러나 이 이론의 경우 주요 개념에 대한 설명은 있지만 기본 가정이나 주요 명제, 명제간의 관계 등이 명확하지 않아 검증하기 쉽지 않다. 실무와 연구를 통해 이론으로 정련될 수 있기 위해서는 다듬어져야 할 부분이 많다. 특히 철학적 가정에서부터 인간 이해의 맥을 가다듬어야 이론의 이해를 위한 소통이 쉬워지리라 본다. 하지만 저자들이 논문의 서두에서도 언급하였듯이 중범위 이론으로서 개발할 의미는 충분하다고 본다.

무엇보다 간호학자들이 자신들의 간호 경험을 나누다가 직관적으로 이론을 개발하게 되었다는 점이 매우 용기 있고 창의적이라고 생각한다. 흔히 이론 개발이라면 일단 어렵게 생각하고 위축되기 쉬운 국내 간호학자들도 이들의 작업을 읽으면서 일단 한 걸음을 내딛는 용기를 배워야 하겠다. 또한 간호사와 대상자 도메인의 이론을 개발하기 위해서는 포괄적으로 인간 이해를 할 수 있도록 철학적 기초를 쌓기 위해 노력해야겠다.

참고문헌

성염, 김석수, 문명숙(1998). 인간이라는 심연 – 철학적 인간학 –. 서울 ; 철학과 현실사.

http://en.wikipedia.org

Lynch, J.J.(1985). *The language of the heart.* New York : Basic Books.

Lynch, J.J. & Thomas, S.A.(1985). Hypertension : Controling blood pressure. In A.M. Razin(Ed.), *Helping cardiac patients : Behavioral and psychotherapeutic approaches* (pp.1–54). San Francisco : Jossey–Bass.

Smith, M. J. & Liehr, P.(1999). Attentively embracing story: A middle-range theory with practice and research implication. *Scholarly Inquiry for Nursing Practice*: An International Journal, 13(3), 187–204.

간호실무 영역

간호예술 이론

Theory of Nursing Art

Peggy L. Chinn

김 명 애

Chinn은 단순히 기술적이거나 대인관계 기술을 넘어선 실무에서 치유로서의 간호예술에 대해 깊이 있게 이해하기 위하여 간호예술 이론을 개발하였다. 간호의 치유 예술은 간호의 모든 국면을 일관된 전체로 통합하며, 이러한 간호가 어떻게 일어나는지를 이론을 통해 철학적으로 서술하고 설명해 준다. Chinn은 본인이 실증적 이론을 제시하려는 것이 아니라는 것을 강조한다. 오히려 그는 간호예술의 개념적 정의를 제시하는 철학적 이론을 소개하고자 하였다. 즉, 간호예술이 어떻게 간호실무의 독특한 측면으로 발전되었는지를 설명하고 간호에서의 예술의 정당성을 설명하고자 하였다. 그는 이를 실증적으로 검증하려는 것이 아니라 논리적이고, 철학적이고, 미학적인 관점에서 다루고 있다. 철학에서 미학은 미학적으로 정당한 것에 대해 탐구하는 것이다. 예를 들어 미와 같은 견해는 논리적인 탐구의 대상이 되지만 실증적인 조사가 필요한 것은 아니다. 마찬가지로 이 이론을 개발하는데 있어서 그는 복합적인 활동과 상호작용 내에서의 유일하고, 일관된 전체에 대한 견해- 즉, 간호예술과 행위-에 대해 고찰한다.

이를 위해 먼저 이론의 근거가 되는 가정을 소개하고 이어서 이 이론이 개발된 배경을 설명한다. 그리고 간호의 앎의 패턴으로서, 간호의 존재 방식으로서의 간호예술의 개념 정의와 간호의 독특한 측면으로서 간호예술이 어떻게 발전되었는가를 이론적으로 설명할 것이다.

이론의 가정

Chinn의 간호예술 이론에 대한 가정은 간호에 대한, 그리고 예술의 속성에 대한 그의 신념으로부터 나온 것이다.

1. 간호는 치유 예술이다. 이러한 개념은 간호사가 치유과정에 참여하는 것을 증진시키는 총체적 치유 방식으로 나아갈수록 그 중요성이 커진다. 총체적 방식을 통해 간호의 잠재력이 크게 확장될 뿐 아니라 전통적으로 간호실무의 부분이었던 모든 것이 치유 과정을 위한 매체로 간주될 수 있다고 믿는다.
2. 예술은 두 가지 종류의 지식을 필요로 한다(Chinn & Kramer, 1999; Eisner, 1985). 하나는 간호예술이 다루고 있는 고통, 통증, 출생, 생의 전환, 스트레스, 질병 등 인간 경험에 대한 지식이다. 또 하나는 예술 자체에 대한 지식을 필요로 하는데, 이것이 Chinn의 연구의 초점이고 이 이론의 요점이다.
3. 예술은 부분적인 요소를 전체로 만들어가는 모든 활동에 존재한다. 예술에 대한 대부분의 사례는 비평적 숙고를 해야 하는 것도 아니고 예술로서 가치를 지니는 것도 아니다. 그러나 부분들이 모여 전체를 형성하게 될 때 우리는 예술을 경험한다.
4. 예술은 '무엇인가' 를 넘어서 '무엇이 되어야 하는가' 까지 지각 능력을 확장한다. 예술은 우리를 다른 국면, 다른 가능성, 다른 잠재성으로 움직여준다. 누군가가 소설을 읽거나 혹은 그림을 보거나 퍼포먼스를 볼 때 그는 예술의 형태로 묘사되는 경험의 영역으로 움직인다. 이러한 "움직임(move)" 은 미학(심미감)으로부터 일어나는 지각의 영역에 있는 내적, 정서적, 정신적, 영적 움직임이다.
5. 모든 예술은 예술의 기술적 측면에서의 기술을 요한다. Chinn은 하프를 배우는 과정에서의 경험을 통해 기술적 측면이 중요하다는 것을 알 수 있었다. 그녀는 선생이 처음 두 주 동안 단순한 곡이 어떻게 들리는지 상상하도록 한 것과 그것을 가능하게 만든 선생의 능력으로 인해 배운지 처음 두 주 만에 아름답고 예술적인 곡을 연주 할 수 있었다. 그녀가 쉬운 기술을 습득하였을 때부터 선생의 지도를 통해 그가 연주하는 동안 예술의 수준에 초점을 둘 수 있었다. 처음 그는 한 곡만 연주할 수 있었으나 천상의 소리 같이 들렸다고 하였다.
6. 예술은 부분들을 창조적인 전체가 되도록 하기 위한 상상과 직관을 필요로 한다. 기술을 배우기 시작하는 순간에서부터 창조적인 상상이 길러질 때 기술의 의미가 수 천 배 증가되고, 기술을 상상의 장소로 이동시킴으로써 예술의 운반자가 된다. 이러한 역동성 때문에 기술이 개발되고 있을 때조차도 학습을 즐겁고 아름다운 일로 만들면서 수준 높은 예술이 실현된다.

7. 예술은 독특(unique)한 표현을 추구한다. Chinn이 초기에 배웠던 "단순한 선물" 이라는 노래에 의하면 우리가 친구와 이웃하여 살고, 서로 주고받는 단순한 선물에서 즐거움과 기쁨을 찾고 만족을 느낀다. 이러한 일상적인 인간 경험은 언어와 음악으로 전달되며, 서로를 연결시켜 준다. 그는 그가 곡을 연주할 때마다 그 순간에 나오는 독특한 표현이 있다는 것을 느낄 수 있었다.
8. 예술은 신체정신 경험이며 신체정신 반응을 일으킨다. 이것은 간호의 요소로서 이해하기 어렵게 만드는 예술의 측면이다. 우리는 간호를 정신적 경험만으로 이해하는데 익숙해 있다. 신체마음 개념으로 옮겨가는 것은 상당한 도전이다.

이론의 출처

문헌고찰

간호예술 개념의 의미

Joy Johnson(1994)은 "art of nursing" 이라는 용어를 사용한 간호문헌을 철학적으로 분석하였다. 존슨은 다섯 가지 의미가 간호예술의 개념과 관련이 있다고 하였다. Chinn은 간호예술은 간호사의 예술 경험에 대한 지식, 그리고 예술 자체에 대한 지식을 필요로 한다는 가정에 따라 이들 각각을 간략히 논하였다.

존슨(1994)은 간호예술은 어떤 상황에 대한 의미를 파악하는 것을 뜻한다고 하였다. 의미를 파악하는 것은 주로 예술이 행해지는 경험에 대한 지식과 주로 관련이 있다. 간호사는 질병, 생의 전환(life transition), 슬픔, 긴장, 스트레스 등 경험의 특성을 알아야 한다. 간호사는 어느 상황에서든 특정 경험의 특성을 지각할 수 있어야한다. 간호예술이 이루어지는 것은 이러한 경험의 맥락 내에서이다. 그리고 간호예술이 향하는 것은 이러한 경험 쪽이다. 그러나 이것이 예술 자체를 설명하는 것은 아니다.

존슨이 발견한 또 다른 의미는 의미있는 관계를 형성하는 능력이다. 이러한 능력은 Chinn의 덴버 연구에서 실무 간호사와 함께 논의한 부분에서 반복해서 나타났다. 그들 간호사는 예술을 수행하는데 대한 이유로서의 의미있는 관계에 대해 분명히 확인하였다. 예술, 그들 실무간호사들이 반복해서 말했던 예술이란 관계를 가능하게 만드는 어떤 것이다. Jeanne LeVasseur의 계속적인 연구(LeVasseur, 1999)와 일관되게 이러한 간호예술의 측면은 예술의 결과에 대한 혹은 간호예술의 대상에 대한 것을 제시해준다. 그러나 그렇게 해서 수립된 관계가 예술 자체를 설명해 주지는 않는다.

존슨은 또한 간호예술은 간호활동을 기술적으로 행하는 능력과 관련이 있다는 것을 발견하였다. 간호예술의 이러한 측면은 덴버 연구에서 간호사들과의 논의에서도 자주 나타났다. 그들 간호사들은 종종 "이것은 당신이 한 것이 아니라 당신이 한 방법이다"라고 말했다. 여전히 그들은 "당신이 그것을 어떻게 하는지"가 의미하는 바에 대해서는 언급하지 못하였다.

존슨(1994)은 나아가 합리적으로 행동을 결정하는 능력과 실무를 도덕적으로 행하는 능력에 대한 의미를 확인하였다. 이들 두 가지 능력은 간호실무의 모든 요소가 모여 하나의 전체를 형성할 때 그 안에 포함되는 부분이다. 그러나 실무의 분명한 실체로서의 이러한 능력이 예술의 형태를 말하는 것은 아니다.

Chinn은 존슨의 간호예술의 개념에 대한 문헌고찰을 통해 간호사의 예술 경험에 대한 지식, 그리고 예술 자체에 대한 지식은 언급되지 못하고 있음을 지적하였으며, 이러한 접근의 필요성을 제기하게 되었다.

연구, 교육, 실무 분야의 자료와 경험

Chinn은 덴버에 있는 Colorado school of Healing Arts에서 1,000시간짜리 마사지치료 프로그램을 이수했다. 이 프로그램은 치유예술로서의 마사지 방법을 교육하는 것이었는데 동기, 의도, 행동, 정신을 치료적 마사지 기술로 통합하는 것이었다. 그녀는 자신이 간호에 대해 믿고 있는 것과 마사지치료에서 배운 것 간에 철학적 유사성이 있음을 경험하였다. 그러나 그녀는 간호교육에서 그동안 치유예술로서의 간호에 대한 명확한 인식도 없었고 그것에 초점을 둔 적도 없었다는 것을 깨달았다. 이러한 발견을 통해 그녀는 '간호가 무엇이 되어야 하는가' 그리고 '간호가 어떻게 학습되어야 할 것인가'에 대한 매우 다른 비전을 갖게 되었다.

Chinn은 또한 음악을 공부하면서 '예술을 배우는 것이 의미하는 바가 무엇인지'와 '예술을 효과적으로 가르친다는 것이 무엇을 의미하는지'에 대해 깊은 이해를 할 수 있게 되었다. 그녀는 전통적인 하프 민속음악을 연주하면서 훌륭한 교사와 함께 일하고 계속 공부와 실무를 하는 행운을 가졌다. 이러한 경험은 그가 추구하는 미학에 밑받침이 되었으며 실증적 방법과 미학적 방법 간의 어떤 차이점을 인식하게 해주었다.

이론 개발과정

시작단계

Chinn은 간호예술의 개념을 구상하면서 미학으로서의 간호예술에 초점을 두는 것이 -실증적 현상으로서가 아닌- 매우 어렵기 때문에 예술 경험에, 그리고 치유로서의 예술에 근거를 두는 쪽으로 관심을 갖기 시작하였다.

Chinn은 마사지 교육 프로그램에 참여하고 하프연주를 학습하는 과정에서 이것이 단순한 기술에 불과한 것이 아닌 심미적 의미와 동기, 의도, 정신적인 면이 통합적으로 포함되어 있음을 경험하게 되었다. 이러한 경험이 치유 예술로서의 간호행위에 대한 의미를 탐색하는 계기가 되었다.

개발과정

간호예술 이론의 개발은 Chinn이 1990년에서 1996년 까지 덴버, 콜로라도에서 수행했던 조사에서 비롯되었다(Chinn, 1994; Chinn & Kramer, 1999; Chinn, Maeve, & Bostick, 1997). 이 조사를 하는 과정에서 Chinn은 두 병원의 다섯 병동에서 일하는 간호사와 함께 작업을 하였다. 또한 연구 당시 박사과정 학생이었던 두 명의 동료 Katherine Maeve과 Cynthia Bostick과도 작업을 하였다. Kathy는 간호 내러티브와 story telling(Maeve, 1994) 부분에 대해 연구했다. Cynthia는 전문직 댄서로서 박사논문으로 움직임에 대해 그리고 움직임과 창조성과의 관계에 대한 학위논문을 준비하였다(Bostenck, 1997).

Chinn은 먼저 12명의 간호사를 두 시간씩 3~4회에 걸쳐 관찰하였다. 그리고 동료 연구자와 함께 각자 관찰한 내용에 대해 검토하고 기록하였다. 2~3일 후 서로의 경험과 간호사들의 실무에서의 의견을 논의하였다. Chinn은 주 목적이 간호의 미학적 지식을 개발하는 방법을 개발하기 위한 것이었기 때문에 해석학적 방법과 미학적 비평을 통합하는 접근법을 실시하였다(Chinn, 1994). 다시 말해 그녀는 a) 간호사들의 실무에 대해 그녀가 지각한 의미 b) 간호사들이 행한 것과 그들이 어떻게 했는지를 전달해주는 상징적 메시지 c) 미학적 특성에 대한 세부사항, 즉 그들이 행한 행동을 전체 시나리오와 관련시켜 실무의 리듬, 움직임과 상호작용과의 조화, 전체적 일관성과 같은 미학적 특성에 대한 견해를 함께 논의하였다. 예를 들어 어떤 간호사가 환자의 병실에 들어가서, 공간을 둘러보고, 몇 가지 만지고 접촉하는 행동을 관찰했다.

그 간호사가 접촉한 공간은 그녀가 병실에 머무른 기간 동안 실무를 유지하는 공간이 되었다. 어떤 경우에는 그 병실에서 다른 사람을 포함시키는 넓은 공간 내에서 움직였고, 어떤 경우에는 침대와 환자만을 포함하는 비교적 제한된 공간 내에서 움직였다. Chinn은 이렇게 시간과 공간 속에서 마주치는 간호사의 실무에 대한 "무대설치(setting the stage)"의 상징적 의미에 대해 생각하게 되었다.

그 조사에 참여했던 자원봉사자 간호사 집단은 간호예술에 관한 아이디어를 논의하기 위해 그리고 실무의 이야기를 나누기 위해 매주 모여 의논하였다. Charlene Eldridge라는 간호사는 대상 실무 간호사들의 흑백 사진을 자원해서 찍었다. 연구자들은 그 사진에서 간호방법과 미학적 방법 간의 어떤 차이점을 인식하게 해주었다.

통합, 타당성 확인 및 정련화 단계

Chinn이 간호예술에 대한 개발과정을 거처 이론의 합성 단계에 들어가게 된 것은 그녀가 1998년 봄 코넥티컷 대학에서 "간호예술 입문"이라는 입학생과 3학년 학생을 위한 교과목을 제안하고 가르친 것에서 비롯되었다(http://www.nursing uconn.edu/, 이 과정의 syllabus가 있음). Chinn은 간호예술 이론을 개발하는데 있어서 드러났던 것에서 더 많은 아이디어와 통찰력을 갖기 위해 이들 학생과 e-mail로 교신하였다. 그 과정의 내용과 진행과정은 그녀의 덴버 연구의 결과로부터 고안된 것이었다. 간호예술에 초점을 둔 첫 3주 후부터 간호 돌봄/치료예술로서의 기술을 개발하는 쪽에 초점을 두고 교실에서 연습하면서 대증요법과 총체적 기술을 통합하였다. 기술은 활력증후 체크, 상처관리, 발관리와 마사지, 온습찜질 적용 등과 같은 일반 사람들이 사용할 수 있은 것들을 포함하였다. 매 주 그녀는 돌봄과 치유 예술로서의 간호를 개발하기 위해 학습한 것의 의미에 초점을 두면서 그 주의 주제에 적합한 나이팅게일의 "간호에 대한 소고"로부터 추출한 내용을 가지고 논의하였다. 예를 들어 치료 방식으로서의 음악 및 움직임에 대해 공부하는 주에 아픈 사람에게 도움이 되는 음악의 종류와 그 치유 특성에 대한 나이팅게일의 노트를 읽었다(Nightingale, 1969, p.67). 이 독서는 간호사가 음악과 움직임(동작)을 주의 깊고 의도적으로 사용함으로써 치유를 촉진시키는 방법이 무엇인지에 대한 많은 논의를 하게 하였다.

간호예술 교과목을 개설했던 1998년의 이러한 과정은 학생들이 대인관계 역동의 요소를 실무에 적용하기 시작하기 전에 기술을 마스터할 필요가 있다는 평소에 생각했던 아이디어에 직접 도전하는 전제를 기초로 하였다. 그녀는 학생들에게 예술로서의 간호를 먼저 소개하고, 예술의 운반자, 배달자로서의 기본 기술을 사용하는 것이 많은 이점을 지닐 수 있다는 생각이 들었다. 그러한 맥락을 가지고 있음으로써 학생들은 기술을 더 쉽게 습득할 것이고, 간호사로서 그들이 하는 것의 가치를 느낄 것이고, 간호사들 자신이 돌봄과 치유과정에 적극적으로 개입한다는 생각을 하게 될 것이다. 지금까지 그녀가 관찰한 모든 것은 간호실무에서 사례를 통해 확인되었다.

이론 소개

개념

간호예술의 정의는 Chinn이 1990년에서 1996년 까지 덴버, 콜로라도에서 수행하였던 연구에서 나온 것으로 간호예술 이론의 개념적 기초가 되며, 이는 예술 자체에 초점을 둔다(Chinn & Kramer, 1999). 그녀는 간호예술에 대해 다음과 같이 기술하였다.

> *간호사의 내러티브와 움직임이 동시에 작용하여 다른 식으로는 가능하지 않을 영역으로 경험을 전환시켜 배열하는 것이다. 이 때의 배열은 자연발생적이고, 순간적이며, 직관적인 것이다. 움직임을 전환시키는 능력은 관련 이론, 사실, 기술, 개인적 앎, 윤리적 이해를 포함하는 간호에 대한 깊은 이해에 기초를 둔다. 그리고 이해한 내용을 신중하게 적용하기 위해서는 리허설이 필요하다(p. 90).*

이 정의에서는 먼저 간호사들이 전체를 만들기 위해 사용한 요소인 내러티브와 움직임을 확인하고 있다. 이들 요소를 동시에 사용함으로써 간호사는 다른 식으로는 가능하지 않은 영역으로 경험을 전환시킨다. 간호사의 움직임이나 내러티브에 초점을 두는 것이 가능하기는 하지만 여기서 드러나는 것은 부분의 합보다 크며 간호사가 상호작용하는 타인을 포함하는 상황의 전체 그림을 포함한다.

내러티브와 움직임을 배열하는 것은 자연발생적이고, 순간적이고 직관적인 것이다. 간호예술의 정의에 포함된 이러한 요소는 간호사들이 예술을 공부할 때 간호예술라고 경험한 것에 대한 아날로기로서 즉석무대를 사용하면서 나온 것이다. 그러나 즉석 예술과 일관되게 상황 내에서 자연발생적이고 직관적으로 상호작용하기 위해 간호예술은 리허설(예행연습)을 요한다. 예술에 대해 연구하는 과정에서 간호사는 그들의 실무의 기간(연수)을 "리허설 타임"이라고 이야기 했을 뿐 아니라 그들이 연습실(스튜디오)에서 유능한 교사, 코치, 지시자와 함께 실무 초기부터 예술의 잠재력을 정련시켜가면서 작업할 수 있었다면 어떠했을 것인가를 상상하기 시작했다.

간호실무에서 예술을 형성하는 능력은 또한 이론, 기술, 개인적 앎, 윤리적 이해를 포함하는 간호에 대한 깊은 이해에 뿌리를 둔다. 연습장에서 이러한 이해를 통합하는 실무를 제공할 수 있다. 그러나 임상 경험은 실제로 이러한 통합이 이루어지는 장소이다.

바바라 카퍼는 간호의 앎의 패턴에 대한 초기 발표에서 예술의 요소들과 전체 간의 관계에 대해 언급하였다. 카퍼에 의하면 "디자인, 그것이 미학이 되려면 역동적인 통합과 전체의 연결이 이루어져야 하며, 균형, 리듬, 비례, 조화에 대한 지각에 의해 조절되어야 한다".

간호예술의 존재론(ontology)

예술은 간호실무의 독특한 측면이다. 간호예술은 미학적 앎을 통해 생겨난다. 실증적, 개인적, 윤리적 앎은 간호예술이 될 수 없다. 예를 들어 통증과 안위에 대한 실증적 이론은 간호사가 통증을 완화시키는데 필요한 판단을 내리기 위해 해야 할 바를 알려준다. 그러나 그러한 이론은 통증을 완화시키기 위해 '어떻게' 간호를 수행하고 상호작용 하는지에 대한 시각을 제공해주지 않으며 그럴 수도 없다. 간호사가 '어떻게' 라는 것은 간호사의 미학적 민감성과 센스로부터 나온다.

카퍼의 앎의 패턴을 검토하면서 Chinn과 Kramer는 지식을 두 가지로 구분하였다. 하나는 우리가 알고 있는 것이 무엇이며 어떻게 알게 되었는지에 초점을 둔 인식론적인 것이다. 또 하나는 '간호사가 된다는 것이 무엇을 의미하는지' 의 존재론적 지식이다. 여기서 저자는 '간호란 무엇인가' 라는 존재론적 관점에서 간호실무를 간호의 핵심으로 개념화하였다.

간호는 간호의 네 가지 기본적인 앎의 패턴으로부터 나오는 것이다. 앎의 각 패턴은 서로 별개이지만, 이는 간호실무에서 구분할 수 있는 것이고 〈그림 1〉과 같이 간호실무를 형성하는 존재론적 요소를 형성하고 있다.

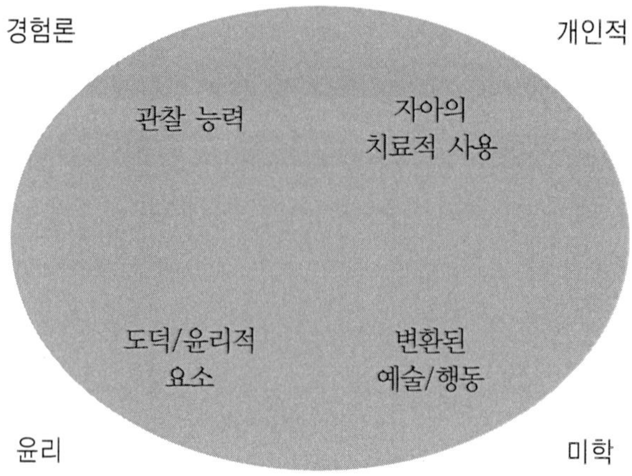

그림 1. 간호실무의 존재론

Chinn, P. L. & Kramer, M. K.(1999). *Theory & nursing: Integrated knowledge development*(5th ed.). St. Louis: Mosby.
SOURCE: From "Toward a theory of nursing art" by P. Chinn (2001), in N. L. Chaska (Ed.). *The nursing profession: Tomorrow and beyond* (pp 287-298), Thousand Oaks: Sage. Reprinted by permission.

과학적 능력은 실증주의에서 나온다. 도덕과 윤리적 요소는 윤리학에서 나온다. 자아의 치료적 사용은 개인적 앎에서, 변환된(transformative) 예술과 행동은 미학에서 나온다. 우리가 간호실무를 목격할 때 일어난 것 전체를 지각하는 것이지 전체에서 분리된 실무 요소를 지각하는 것이 아니다. 동시에 우리는 우리가 과학적 능력이라고 특징지은 것을 구분할 수 있고 이를 도덕과 윤리적 요소로부터 구분할 수 있다. 예를 들어 한 개인을 인식하기 위해 취해야 하는 바를 생각해 보라. 당신은 개인의 음성, 그의 얼굴 표정, 그의 몸의 크기와 형태를 안다. 당신은 그 사람을 인식할 수 있게 만드는 이들 각 요소를 구분할 수 있다. 그러나 그 사람이 누구인지에 대해 전체적으로 정확하게 지각하기 위해서는 모든 요소가 필요하다.

Chinn은 간호예술 이론을 개발할 목적으로 간호실무의 기본 요소에 대한 초점을 바꿀 것을 제안한다. 간호예술의 관점에서 미학은 통합적 패턴으로 간주되며, 그럼으로써 예술 그 자체가 변환된 예술과 행위를 위한 기초를 제공한다. 그리고 〈그림 2〉와 같이 변환된 예술과 행위는 도덕과 윤리적 요소, 과학적 능력, 자아의 치료적 사용을 통합한다. 즉, 모든 요소를 한데 모아 간호실무 전체를 형성하는 것은 예술이다.

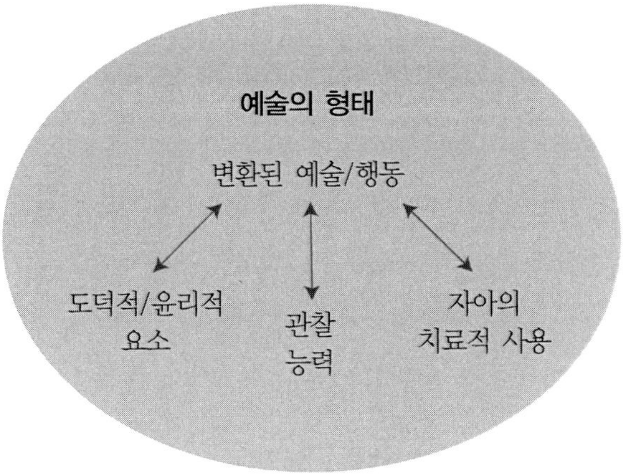

그림 2. 통합적 패턴으로서의 예술

SOURCE: From "Toward a theory of nursing art" by P. Chinn (2001), in N. L. Chaska (Ed.). *The nursing profession: Tomorrow and beyond* (pp 287-298), Thousand Oaks: Sage. Reprinted by permission.

간호예술이 어떻게 발전하는가?

간호예술은 다음 네 가지 방식으로 발전한다.

- 동시적 내러티브 기술을 정련시킴
- 동시적 움직임 기술을 정련시킴
- 리허설과 감식력(connoisseurship)
- 비평적으로 혹은 전문가(connoisseur)와 함께 반성적인 간호실무

이들 각각의 과정은 학습 기술 이상을 필요로 한다. 이를 위해서는 돌봄과 치유 의도를 자신에게 경험 속으로 가져오는 주의 깊은 방식의 개발이 필요하다.

동시적 내러티브 기술을 정련시키기

내러티브 기술은 말한 것 혹은 말하지 않은 것 모두를 포함할 뿐만 아니라 말한 방법도 포함한다. 내러티브 기술을 발달시키는데 있어 주요 초점은 어떻게 말을 하고, 소리가 들리는가에 대한 것과 돌봄과 치유 의도를 전달하기 위한 시기와 리듬을 개발하는 것이다. 목소리 톤은 예술로서의 내러티브 기술의 중요한 측면이다. "간호예술 입문"이라는 클래스에서 우리는 목소리 톤을 탐색하기 위한 다양한 연습을 하였고 어떤 톤이 돌봄과 치유 의도를 전달하는 것으로 간주되는지를 숙고하였다. 학

생들의 목소리 톤과 표현에 대해 서로 피드백을 주고 서로 다른 목소리를 사용하면서 이야기를 하였다.

'효과적으로 이야기하기'는 지금까지 대부분의 간호사가 당연한 것으로 간주했던 기술이다. 덴버 예술 연구에서 Chinn은 일상의 간호실무에서 이야기하기가 중요한 역할을 한다는 것을 인식하기 시작했다. 간호사는 그들이 환자에게 얘기하는 스토리, 간호사들이 서로 얘기하는 스토리에 대해서 얘기했고, 자신들의 실무를 이해시키고 증진시키기 위해 그들이 어떻게 이야기를 했는지를 얘기했다. 간호사들은 자신들의 스토리를 모여서 기록하였으며, 이 스토리를 고치고 대안적인 스토리를 연습해보는 기회를 가졌다(Maeve, 1994). 스토리를 고쳐 만드는 것은 일종의 리허설이 되었고, 그럼으로써 간호사는 서로 스토리에 대한 다른 가능성을 구상하고, 스토리를 가지고 내러티브를 연습하기 위해 서로 도전을 했다. 스토리를 이야기 하면서 반성적인 통찰력이 깊어졌고 미래 만남에 대한 가능성이 넓어졌다. 예를 들어 간호사 중 하나는 죽어가는 여성으로부터 질문을 받았다고 말했다. "내가 언제 죽을지 알게 될까요?" 라는 질문에 대한 실제적인 반응은 매우 불만족스러웠다. 일어난 일에 대한 그의 설명에 반응하여 많은 다른 스토리가 나올 것이고 다른 방식의 반응, 다른 리듬, 타이밍, 다양한 시나리오가 펼쳐질 수 있다. 이러한 과정은 유사한 상황에서 일어나는 사항에 대해 깊이 있는 지각을 하게 해준다.

내러티브 예술의 정당성

내러티브 기술을 발달시키기 위해서는 것은 예술로서의 타당성을 구축하는 것에 대한 이해가 필요하다. 내러티브의 예술로서의 질은 어떠한가? 일반적으로 예술의 질은 전체로서의 타당성에 달려있다. 내러티브 관점에서 볼 때 이것은 간호사의 목소리 톤, 표정 등이 상호작용에서 의도한 것과 일치된다는 것이다. 간호 맥락에서 의도는 돌봄 및 치유와 일치된다. 예술의 질은 "올바른 관계형성"에 달려있으며, 이는 또한 동시성(synchrony) 개념에 반영이 된다. 표현된 것과 표현되는 방법 간에 관계가 있는 것이 확실하다. 올바른 관계란 자신과 타인의 움직임과 synchrony, 그리고 경험을 타당한 전체로 가져와 돌봄과 치유 의도를 전달하는 타당한 전체를 형성하는 데 있어서의 간호사의 타이밍과 리듬을 포함한다.

동시적 움직임 기술을 정련시키기

내러티브 기술은 간호에서 어느 정도 주목을 받아왔으나 움직임은 신체 역학에 대한 간략한 소개로 축소되어왔다. 움직임 기술은 신체 기전 이상의 것을 포함하며, 예술의 관점에서 볼 때 신체 역학은 새롭고 중요한 의미를 지닌다. 움직임의 기술은 크고 미세한 움직임, 정련된 균형, 기량, 타이밍, 조화 측면에서의 개인의 스타일을 포함한다. 기술은 어떻게 신중하게 움직임을 만들어서 동기, 의도, 혹은 느낌을 전달하느냐를 아는 것을 포함한다. 접촉은 분리된 것으로 흔히 간주하는데 예술의 관점에서 나온 접촉은 전체 움직임의 한 국면이다. 접촉의 의미를 전달하는 것은 움직임이다. Chinn은 예술 연구에서 간호사를 찍은 흑백 사진을 연구하면서 이러한 통찰력을 얻었다. 사진은 사진이 찍혔을 때 일어날 수 있는 많은 이야기들을 즉각적으로 보여주었다. 환자와 접촉하는 간호사의 사진에서 나타난 스토리는 접촉 자체에 초점을 두는 것에서 나온 것이 아니다. 스토리와 그 상황에서 상징하는 의미는 어떤 움직임이 선행되었고 접촉하는 순간에 어떤 움직임이 수반되었는지를 추측하는 것에서 나왔다.

움직임 예술의 정당성

움직임에 대한 예술의 특성은 내러티브의 경우와 같이 타당한 전체를 형성하는데 초점을 두며 크고 미세한 움직임 모두에서의 균형과 기량이 특징이다. 움직임은 타이밍과 리듬의 동시성을 나타낸다. 각 간호사는 반복해서 정련된 움직임에 대한 개인적인 스타일을 드러낸다. 그러나 성격이 그러하듯이 특정 간호사는 움직이는 독특한 방식을 전달하는 지속적인 특성을 지니고 있다. 예술로서 타당성을 지니기 위해서 간호예술에서의 움직임은 돌봄과 치유 의도를 전달한다. 간호사의 움직임은 내러티브와 타인의 움직임 모두와 조화를 이루어야 한다.

리허설과 감식력(connoisseurship)

간호예술이 발달되는 방법을 설명하는 다음 요소는 리허설과 감식력(connoisseurship)이다. 리허설은 감식가(connoisseur) 없이도 될 수 있다(예. 교사, 코치, 감독, 비평). 그러나 감식가(connoisseur)의 존재는 예술이 나타내고자 하는 것이 무엇이고 그것이 의도하는 메시지를 얼마나 잘 전달하는지를 인식하게 해준다.

리허설은 움직임과 내러티브를 함께 묶어준다. 내러티브와 움직임 기술을 정련시키기 위하여 Chinn이 간호예술 교과목에서 사용했던 운동은 주로 다른 사람에게 초점이 있었으나 우리가 리허설을 시작할 때는 상대방 없이는 일어날 수 없다. 예를 들어 처음에는 새로운 환자에게 접근하기 시작할 때 무슨 말을 해야 할 지를 연습했다. 이때 상호작용과 관계형성을 위해 돌봄과 치유 의도를 전달하는 말과 목소리 톤에 특별히 주의를 기울였다. 다음으로 다른 의도를 전달하는 다양한 신체 움직임과 자세를 조사하면서 새로운 상황으로 이동해가는 방법에 초점을 두었다. 이러한 분리된 운동이 내러티브와 움직임 기술을 정련시킨다. 그들은 전체 과정을 다음과 같은 순서로 리허설하였다. a) 처음 접근, b) 소개, c) 익숙해지기 위한 질문, d) 이러한 만남에서 무엇이 일어날지에 대한 설명(예. 혈압측정하기), e) 돌봄과 치유 의도를 전달하기 위하여 몸과 손을 움직임, f) 무엇이 일어났는지 혹은 무엇이 관찰되었는지에 대해 설명, g) 만남을 친근하게 만들기 위한 말과 움직임.

리허설 목적

각 리허설은 시나리오를 "실행"하는 학생과 리허설에서 예술의 질에 대해 지켜보는 한 명 이상의 학생 관찰자(connoisseur)를 포함했다. 이러한 종류의 리허설은 예술의 능력을 정련시키는 반성적 능력을 길러준다. 이를 통해 간호사 아티스트는 예를들면 부적절한 타이밍 및 리듬과 적절한 타이밍 및 리듬 간의 차이를 알아차리게 된다. 관찰자 혹은 감식가는 시나리오를 적용하는 학생들이 새로운 차원에 도달하도록 격려하면서 피드백을 제공한다. 새로운 차원이란 협동적 운동, 예를 들면 특히 어려워 보이는 것에 대해 이를 성취하는 것이 어떤 지에 대한 느낌을 의미한다. 감식가가 되는 것을 배우는 것과 동시에 예술을 연습하고 배우는 것은 반성적 실무(refelctive practice)에 필수적이다. 감식력은 표면에 나타난 것 이면에 있는 예술을 들여다보고, 예술의 특성을 알아차리며, 의도한 예술의 표현에 도달하는 것을 가능하게 만든다.

리허설 과정에서 감식가는 아티스트가 위험을 감수하도록 용기를 주기 때문에 리허설은 창조적인 잠재성을 나타낸다. 감식가는 실제 일어난 일에 대한 "거울"이 될 뿐 아니라 시나리오에서 일어날 다른 어떤 것을 – 예술을 발달시킬 새로운 가능성– 보여주고, 나타내고, 불러일으킬 수 있다. 감식가가 학생동료라 할지라도 그는 능숙한 선생, 최상의 코치, 가장 고무시키는 감독이 될 수 있다. 감식가는 아티스트의 기술과 예술의 질에 대한 "거울"을 제공해 준다. 최선의 감식가는 퍼포먼스가 어떻게 일어났는지를 정확하게 피드백 해준다. 이것이 잘 이루어지지 못할 경우에는 그것을 어떻게 더 잘하느냐에 초점을 둔다. Chinn은 자신의 하프 선생의 예를 들어 이 점을 설명하였다. 그 선생은 "그 소리는 끔찍해"라는 말을 절대하지 않았다. 대신 "이렇게 연주해 봐(보여주며), 그리고 그 차이를 들어 봐. 이제 다시 시도해 봐" 라고 말하였다.

감식가의 역할

감식가는 동기, 의도, 느낌을 해석한다. Chinn의 하프 선생은 예를 들어 흥분된 목소리로 "그것은 마치 내가 달리고 있고, 숨이 멎는 것 같이 느끼게 만드네"라고 말한다. 그러다가 목소리가 느리고, 낮으며, 쾌활한 리듬으로 바뀌면서 "이것은 자장가 같아서 자고 싶은 마음이 들게 해"라고 말한다. 그리고 나서 자장가 같이(행진곡 같지 않고) 연주를 할 때, 그녀는 "오, 얼마나 아름다운 소리인가! 어린 애가 잠들 때 까지 안고 있는 것같이 생각이 드는 군" 하고 말한다.

감식가는 상상 속의 상황을 제시하고 학생들이 새로운 상황을 상상하고 새로운 창조적인 가능성을 펴도록 돕는다. 예를 들어 "간호예술 입문 클래스"에서 Chinn은 스토리 내용을 바꾸어 새로운 창조적 기술과 가능성을 불러일으켰던 새로운 시나리오를 공연하면서 이전에 연습했던 것과 다른 상황을 상상하게 되었다.

중요한 것은 감식가는 아티스트에게 다른 관점에서 예술을 보는 방법을 제시하면서 예술로서의 정당성을 설명한다. 그렇게 하는 것에는 다음 사항을 포함한다.

- 경험을 변형시켜주는 상징적 요소를 설명하기
- 예술의 질의 구체적인 요소를 전달된 의미 및 의도와 연결하기
- 예술이 불러일으킨 것을 미래를 위한 새로운 가능성으로 연결하기

감식가와 함께 반성적으로 실무를 행하기

마지막으로 내러티브와 움직임을 정련시켜 나온, 그리고 감식가와 함께 리허설을 통해 나온 것을 반성적 실무로 가져와서 적용한다. 반성적 실무는 궁극적인 리허설 연습장(스튜디오)이며 실무 자체를 정련시켜 준다. 반성적 실무는 리허설 한 것을 실

무로 가져오고 감식력 기술을 간호실무에 적용도록 해준다. 실무는 보통 리허설에서는 나타나지 않은 복잡성을 지니고 있으며 반성을 위한 무한한 가능성을 제공한다. 실무는 예술로서의 실무에서 나온 윤리적, 실증적, 개인적 통찰력을 지니고 있으며, 간호사 아티스트를 위한 새로운 가능성을 생각하기 위한 기반을 제공한다.

맺음말

Chinn은 간호예술에 대한 가정, 이론개발 과정, 간호예술의 개념적 의미, 간호예술의 정의, 간호예술이 전개되는 방식에 대한 설명을 포함하는 간호예술 이론을 제시하였다. 이 이론은 간호 교육과 실무에 정보를 주고 감식력에서 비롯되는 예술에 대한 설명을 통해 학문적으로 미학적 탐구에 접근할 수 있었다.

남아있는 질문은 '왜 간호예술을 고양시키는가?' 이다. 이러한 비판적 질문에 대해 Chinn은 간호예술에 대해 자신이 내린 정의 속에 그 답이 들어있다고 하였다. 그에 의하면 "간호예술은 '무엇인가(what is)' 에서부터 '무엇이 가능한가(what might be possible)' 에 이르는 경험으로 변환시켜준다." 이러한 변환은 간호실무의 돌봄과 치유의 심장이다. 이는 새로운 가능성을 불러일으키고 치유를 촉진시키는 방식으로 경험에 참여하는 능력이다.

참고문헌

Chinn, P. L.(2001). Toward a theory of nursing art. In Chaska, N. L.(Ed.). *The nursing profession: Tomorrow and beyond*(pp.287-298). Thousand Oaks, CA: Sage.

환자교육을 위한 관계와 대화의 돌봄이론

Caring Through Relation and Dialogue: A Nursing Perspective for Patient Education

Rhea C. Sanford

고 성 희

환자교육의 중요성은 간호의 역사와 초기 간호 이론가들의 연구에 분명히 나타나 있다. 그러나 임상 간호의 이러한 본질적인 측면을 구체화한 간호 틀이 명확히 언급되지 않고 있던 차, Sanford는 돌봄의 개념화에 바탕한 환자교육에 대한 간호 관점을 제시한 중범위 간호이론을 개발하였다. 그녀는 간호 및 환자교육에 대한 철학적 전제로부터 이론을 도출하였다. Sanford는 성인전문간호사이면서 코네티컷대학교 간호대학 박사연구생으로 있을 당시 이론을 개발하여 발표하였는데, 여기서는 2000년에 발표한 "Caring through relation and dialogue : a nursing perspective for patient education"을 중심으로 그녀의 이론을 소개한다.

이론의 가정

Sanford는 간호 및 환자교육에 관한 철학으로부터 다음의 가정을 도출하였으며, 이 가정들은 Sanford가 제시한 '환자교육을 위한 관계와 대화의 돌봄이론'의 전제로 사용되었다.

- 간호 인식론은 실증적, 윤리적, 개인적, 미학적 앎의 양상을 통해 발달되고 탐구된다. 알고 있는 것과 알려진 것은 분리시킬 수 없다.
- 실재(reality)는 개인적 그리고 대인적으로 구성된다. 삶의 경험과 문제가 무엇인지를 규정하기 위해 복합적인 관점과 의미들이 생성된다.
- 자연적 그리고 윤리적 돌봄은 간호에서 대인관계에 대한 독특한 배경을 규정한다. 윤리적 돌봄은 학습된다.

- 돌봄제공자로서 간호사와 돌봄을 받는 환자간의 관계의 친밀성은 간호에서 돌봄의 독특성을 나타낸다. 다른 어떤 의료인도 간호사들이 하듯이 '대상자와 친밀해지거나', 말 그대로 '대상자를 감동시키지는' 못한다.
- 간호사-학습자(nurse-student)와 환자-교사(patient-teacher) 간의 대화는 환자의 힘을 북돋우는(empower) 결정과 행동을 촉진시키는 학습기회를 조성한다.

이론의 출처

환자교육에 관한 간호역사와 간호이론 고찰

간호분야에서는 환자교육에서 간호전문직의 역할을 강조함과 동시에 명료하게 할 것을 요구하고 있다. 역사적으로 볼 때, 탁월한 간호지도자들이 환자 및 가족의 교육을 간호의 핵심으로 간주하였다. 나이팅게일은 간호를 "자연적인 치유과정이 진행될 수 있는 최상의 상태에 환자가 있도록" 돕는 것이라고 정의하였다. 즉 나이팅게일도 건강교육이 간호 영역내에 포함되는 것으로 간주하였다.

금세기 초에, 뉴욕에 방문간호기관을 설립한 방문간호의 창시자인 Lillian Wald와 뉴욕시 헨리가 인보관(Henry Street Settlement in New York City, 인보관은 사회복지관 즉 '영세민 구제 사회사업 시설'을 뜻함) 소속 공중보건간호사는 환자와 가족을 대상으로 질병의 확산, 위생 개선방법, 질병 증상의 치료법에 대해 교육시켰다. 캐나다와 영국의 간호사들도 지역사회를 위해 유사한 일을 수행하였다.

초기 간호이론가들은 간호사가 환자교육자로서 역할을 해야 하며, 이러한 역할을 수행하는데 있어서 건강과 질병 관련 지식에 대한 환자의 요구를 이론의 중심 구성요소로 인정하였다. 간호분야의 대인관계 이론에서, 페플라우는 환자를 대상으로 행해지는 간호사의 많은 역할을 확인하였다. 그 중에서 그녀는 건강 정보를 제공하는 자원 그리고 환자를 대상으로 이론 학습과 체험 학습을 촉진시키는 교사 역할에 관해 설명하였다.

환자교육을 위한 간호 지침은 이론틀을 넘어 확대되었다. 미국간호협회(American Nurses Association, ANA)와 미국 보건의료기관 평가합동위원회(the Joint Commission on Accreditation of Healthcare Organizations, JCAHO)는 환자교육을 실시하는 것을 전문직 실무의 한 요소로 규정하였다. 이 두 단체는 질병, 증상 발견과 관리, 일반적인 건강을 증진시킬 수 있는 행위에 관한 지식과 기술을 획득하려는 환자의 요구를 충족시킬 목적으로 많은 임상실무 표준을 제정하였다.

분명히 환자교육은 전문직내에서 역사적인 중요성을 점유하고 있으며, 간호이론가에게 중요시되고 있음은 물론, 전문직 실무표준에도 통합된다.

철학적 관점

'환자 교육을 위한 관계와 대화의 돌봄이론' 은 다음과 같은 간호 철학 및 환자교육 철학에 기반을 두고 있다.

간호 철학

여기서 제안된 간호 철학은 핸더슨(Virginia Henderson)의 간호에 관한 다음의 정의에 근거를 두고 있다.

> *간호사의 독특한 기능은, 건강 혹은 건강회복(혹은 평화로운 죽음)에 기여하는 행동을 수행하는 개인을, 아프거나 건강하거나 상관없이, 돕는 것이다. 이는 개인이 그러한 행동을 수행하기 위해 필요한 힘, 의지, 혹은 지식을 가지고 있지 않다면 도움 없이는 수행할 수 없을 것이기 때문이다. 그리고 그와 같은 방식으로 이것을 하는 것은 가능한 한 빨리 독립심을 획득하도록 그를 돕기 위함이다.*

핸더슨의 정의는 질병을 경험하고, 건강을 회복하거나 죽음에 이르는 사람을 대상으로 간호의 전문적 관계를 규정하고 설명하고 있다. 그녀는 정의에서 간호사가 간호수혜자의 힘을 북돋우는 것이 중요하다고 주장하고 있다. 힘 북돋우기(empowerment)는 지식, 힘, 개인 및 집단 의지의 상호 공유를 통해 달성된다. 간호사로서, 나는 혼자 떠맡아서 돌보는 것이 아니라 동반자로서 함께 돌보는 위치에 있다. 간호에서 동반자로서 효과적으로 역할을 하려면, 간호사인 나는 나 자신의 공간과 시간에 대해 이해해야 할 뿐만 아니라 동반자의 시간과 공간에 대해서도 이해해야만 한다. 이 정의는 Watson의 인간 과학으로서 간호에 대한 기술 및 간호에서 앎의 패턴에 관한 Carper의 설명을 지지하고 있다.

인간과학으로서 간호는 모든 인간을 총체적으로 볼 필요가 있다. 전체론(holism)은 인간인 우리가 물리적 환경과 사회적 환경을 가지고 있다는 상호연결성을 기꺼이 받아들인다. 개인적, 사회적, 문화적 의미는 인간 개개인을 고유한 존재로 볼 수 있을 뿐만 아니라, 인간의 공통 근거(common human ground) 영역을 인식하게 하는 통찰력의 근원이 된다. 우리가 삶의 경험으로부터 구성하는 의미는 그 존재에 의해 만들어진 어떤 물리적인 증거만큼 중요하다. 구성된 의미는 우리의 주관적인 이해 및 그러한 이해를 통해 우리가 취하게 되는 행동으로 표현된다.

개인행동과 선택의 자유에 대한 문제는 특정 상황의 환경 및 사회 조건에 의해 제한된다. 개인을 "부분적으로 구조화된 주체(partially constituted subject)" –즉, 대부분은 시간과 장소내의 그녀의 상황에 의해서만이 아니라 부분적으로는 그녀 자신의 결정과 행동에 의해 만들어진 사람–라고 한 나딩스(Nel Noddings)의 설명은 자유의지와 결정론의 이분법적 사고에 대한 균형 잡힌 해결책을 제공한다.

이러한 총체적인 관점을 염두에 두면서, 간호사와 환자는 무엇이 건강과 질병의 문제인지, 간호사와 환자 모두에게 이 문제들이 무엇을 의미하는지, 어떤 결정이나 행동이 가능하고 선호되는지 이해하기 위해 협력한다. 공동 참여자로서, 간호사와 환자는 대화를 한다. 이 대화는 논의되는 주제에 따라 각자가 내놓는 의미를 상호존중하며 진행된다. 내재된 신념과 암묵적 가정은 성찰적이고 논증적인 과정을 거쳐 만들어진다.

인간과학으로서 간호는 윤리적, 개인적, 미학적, 실증적인 지식을 개발하는데 매우 적합하다. 인간과학으로서, 간호에서 실증적 앎(empirical knowing)의 중요성은 전체론의 존재론적 견해와 일치되지 않는다. 훌륭한 그리고 총체적인 간호는 인간존재를 정의하는데 도움을 주는 모든 학문에 대한 확고한 이해에 토대를 두고 있다. 실증적 앎은 본질적으로 명료해서 대중이 조사해보고 검증해 볼 수 있다. 그것은 관찰 가능한 결과로 설명되며, 궁극적 목적은 인간존재에게 중요한 현상을 서술하고 설명하는 이론 체계를 개발하는데 있다.

간호 인식론의 미래는 모든 앎의 양상에 대해 얼마나 긴밀하게 그리고 공식적으로 탐구하느냐에 달려 있다. 여기서 앎이란 간호에 대한 것과 우리가 간호하면서 만나는 환자에 대한 것이 포함된다. 윤리적, 개인적, 미학적 앎에 대한 탐구는 특별한 주의가 필요하다.

윤리적 지식이 어떻게 학습되고, 어떻게 간호 실무에 적용되는지가 독특한 관심을 불러일으킨다. 나딩스는 윤리적 지식과 간호 철학, 이론, 연구에서 널리 사용되는 개념인 돌봄의 관계에 관해 중요한 구분을 하였다. 즉, 나딩스는 자연적 돌봄(natural caring)과 윤리적 돌봄(ethical caring)을 구분하였다. 그런데 이 두 가지 가운데 자연적 돌봄이 더 근원적인 것이며, 윤리적 돌봄의 감정은 자연적 돌봄의 감정에 기초해서 나오게 된다고 하였다. 자연적 돌봄은 "자발적인 반응으로..... 자체적으로 발생하는 돌보고자 하는 동기인데, 그것은 요청할 필요가 없다."

윤리적 돌봄은 "내가 해야 한다." 대 "나는 원한다." 라는 생각에 의해 생기기 시작한 갈등에 대한 반응으로, 요청이 필요한 돌봄이다. 나딩스는 돌봄이 요청되는 상황에서 경험하게 되는 우리가 들을 수 있는 내적 목소리를 인정하지만, "우리의 내적 목소리는 '나는 해야만 하지만, 원치 않는다.' 혹은 '이 사람은 마땅히 고통을 받아야 하는데 왜 내가 도와야 하는가?' 라고 투덜거린다."

간호사는 종종 윤리적 돌봄의 딜레마와 그에 따른 혼란에 직면한다. 이 혼란의 해결은 규칙이나 원칙에 의존해서 이루어지지 않는다. 해결책은 "윤리적인 논의(ethical discussions)......논의에 의해 영향을 받은 사람과의 돌봄 상호작용 시에 만들어진다." 돌봄제공자로서 간호사와 돌봄을 받는 자로서 환자는 윤리적 돌봄의 갈등과 해결책을 규정한다. 상호 친밀성에 대한 요구는 매우 중요하다. 돌봄제공자는 돌봄수혜자와 친밀해져만 한다.

개인적 앎은 "나는 내가 행하는 것을 알고 있는가? 나는 알고 있는 것을 행하고 있는가?" 라는 질문에 대한 비판적 평가로부터 발달된다. 간호 실무는 개인적 상호작용, 종종 친밀한 상호작용 속에서 이루어진다. 인간이 그 상호작용에서 자신을 어떻게 표현하느냐에 대한 인식, 우리가 다른 사람의 경험을 우리 자신에게 어떻게 이용하느냐에 대한 인식이 개인적 앎의 초점이다. 이 양상의 앎은 인식주체가 무엇을 알고 있느냐와 무엇을 알고 있지 못하느냐와 관련되는데, 인식주체는 그 연결을 명확히 잘 모를 수 있다.

미학적 앎은 실무에서 간호사가 다른 상황에서는 가능하지 않을 새로운 영역으로 경험을 옮겨 "변형된 예술-행위(transformative art-acts)" 로 표현된다. 간호의 예술-행위의 초점은 인간의 건강과 질병에 대한 체험이다. 즉 이 체험은 간호사에 의해 공유되며, 독특한 개성과 보편적인 인간성의 두 측면에서 이해된다. 미학적 앎의 예는 Benner(1984) 그리고 Benner와 Wrubel(1989)에 의해 설명된 전문가 단계의 간호 실무에서 볼 수 있다.

이 간호 철학은 복합적인 현실의 수용, 명백하게 그리고 함축적으로 개발되어 제시된 앎의 양상, 개인 및 집단적 맥락 내에서 고려되고 행해지는 인간 행동 위에 형성되었다. 그것은 간호에서 돌봄의 딜레마를 솔직하고 정확하게 설명한 자연적 돌봄과 윤리적 돌봄의 본질 위에 형성되었다. 그것은 또한 우리의 분야에서 중요시되고 있는 개념들과 일치된다. 간호학자인 리드(Reed PG)는 중요시되는 개념으로 "자아성찰, 개인적 자율성, 선천적인 발달 잠재력, 진리와 삶의 연결, 해방적 실천과 연구, 기회로서의 혼돈(chaos)"을 들었다. 이들 가치와 내재된 신념은 리드가 제시한 것을 지지하며, 간호를 타 분야와 구별되도록 한다.

환자교육 철학

위에서 기술한 간호철학의 배경에서, 간호사인 우리는 교육과 학습 활동에서 환자에게 어떻게 개입하는가? 이는 부연설명이 필요하다. Sanford는 간호사-환자관계를 협력적이면서 돌봄과 상호 존중이라는 울타리 안에 있는 관계라고 정의하였다. 교사로서의 간호사의 역할과 학습자로서의 환자의 역할은 이러한 Sanford의 정의에 입각한 간호사-환자 관계에 이의를 제기한다. 핸더슨의 정의에 의하면, 간호사는 환자와 지식을 공유하고 알려줄 필요가 있다. 지식은 건강과 건강관리의 선택에 대한 논의와 결정 시에 대등하게 개입한 모든 사람들에게 힘을 북돋워주는 요소이다.

"우리는 중요한 임상적 돌봄 영역에서 환자와 우리 자신을 어떻게 보는가?"라는 질문에 대답하기 위해 Sanford는 두 교육철학자의 연구를 참조하였다. 교육의 방법과 태도를 서술한 넬 나딩스(Nel Noddings)의 연구와 교사-학생 관계에서 교육의 문제와 태도에 관한 파울로 프레이리(Paulo Freire)의 견해가 그것이다.

넬 나딩스(Nel Noddings)는 중심윤리로서 돌봄의 윤리가 있는 교육적 접근을 추천하였다. 돌봄은 위에서 기술한 바와 같이 자연적 돌봄과 윤리적 돌봄으로 구분된다. 나딩스의 접근법은 간호사-교사(nurse-teacher)와 환자-학습자(patient-student)로서 간호사-환자 관계(nurse-patient relationship)와 관련이 있다. 그녀의 접근에는 네 구성요소인 모델링(modeling), 대화(dialogue), 실천(practice), 확증(confirmation)이 포함된다.

모델링(modeling)은 특히 돌봄에 있어서 중요한 요소로서, 말 그대로 교사가 돌봄을 몸소 실천하는 모습을 보여주는 것을 말하는데, 이것은 전적으로 교사의 책임이다. 만약 우리가 돌봄제공자이자 돌봄수혜자인 학생의 성장에 관심을 갖는다면, 우리는 우리의 행동에서 돌봄이 무엇을 의미하는지를 보여주어야 한다. 학생들은 돌봄에 대해 교육을 받거나, 또는 과제물이나 테스트를 통해 배우게 되는 것은 아니다. 다시 말해서 교사는 학생들에게 돌보라고 말할 것이 아니라, 학생들과 돌봄의 관계를 형성하는 것에 의하여 그들에게 돌봄을 몸소 보여주어야만 한다. 돌봄 능력은 돌봄을 받았던 경험과 돌봄을 제공했던 경험에 달려 있다. 따라서 돌봄은 교사가 학생과의 관계에서 학생에게 시범을 보여 주는 것이 필요하다.

교사와 학생 간의 대화(dialogue)는 돌봄제공자와 돌봄수혜자의 역할 학습에 중요하다. 그것은 돌봄의 의미에 대한 토론을 촉진시키며, 그들이 돌봄제공자와 수혜자의 역할로 만났을 때 학습자에게 혼동을 줄 수 있는 돌봄 표현에 대한 개인적 성찰(personal reflection)을 격려한다. 그것은 "개방적이고 진실된 방식으로 타인을 받아들이고자 하는" 의지인 수용성(receptivity)이 요구된다. 게다가 나딩스는 이것을 개방성(openness)이라고 설명하였는데, 개방성은 전념(engrossment)이라고도 할 수 있다. 나딩스에 따르면, 전념이란 돌봄수혜자에 대한 개방되고 비선택적인 주의력(nonselective form of attention)을 의미한다. 그녀는 전념을 타인을 수용하기 위해 영혼이 스스로 자신의 내용물을 비우는 것에 비유하고 있다. 즉, 타인의 요구를 주의깊게 듣고, 그 사람이 수용하고 인정하는 방식에서 반응하는 것을 일컬어 전념이라고 하였다. 어떤 사람을 돌본다고 할 때, 그 사람이 전하고자 하는 것을 진심으로 보고, 듣고, 느끼려는 의식 상태가 바로 전념인 것이다. 이는 다른 사람과 입장을 바꿔 생각하는 것이 아니라, 다른 사람을 내 안으로 수용하여 함께 느끼는 것을 말한다. 나딩스는 전념으로 옮겨간 경험을 다음과 같이 토로하고 있다.

> *마치 그때는 그 사람이 설명한 장면을 보기 위해 그의 눈과 나의 눈이 서로 결합되었던 것 같다. 그 상황에서는 다르게 행동했어야 했다는 것을 알지만, 이것은 그 자체가 관심밖이었다. 그가 느꼈다고 말한 바를 내가 느끼며, 이 '다른' 사람이 나의 마음 속으로 자리잡고 들어온 것이다.*

이처럼 돌봄제공자는 상대방에 대한 세심한 주의력을 가질 필요가 있다. 그러나 그것으로 충분한 것은 아니다. 돌봄수혜자가 무엇을 필요로 하는지를 제대로 알고, 그 사람이 필요로 하는 것을 현실화할 수 있도록 해야 한다. 돌봄제공자는 도움이 필요한 그 사람을 도와주려는 열망을 느껴야만 한다. 이것이 바로 동기 전환(motivational displacement)이다. 그녀는 동기전환을 더 일반적인 전념의 과정을 구성해주는 태도와 능력의 한 부분으로 간주하였다.

대화는 이 전념(engrossment)이라는 기준 속에 함축되어 있다. 상대방을 수용한다는 것은 전적으로 그리고 열린 마음으로 상대방에게 주의를 기울이는 것이다. 대화를 지속하는 것은 우리의 반응을 이끌어 주는 서로에 대한 지식을 갖게 하는데 도움을 준다.

한편, 돌봄수혜자의 의식상태는 수용(reception), 인정(recognition), 반응(response)이다. 돌봄수혜자는 돌봄제공자의 돌봄을 수용하고, 돌봄이 자신에게서 수용되었음을 보여주어야 한다. 이러한 인정은 돌봄제공자가 자신의 전념 속에서 수용하는 것의 일부분이 되기에, 돌봄이 완성되는 것이다. 나딩스는 모든 사람이 주어진 기회에 따라 돌봄제공자가 될 수도 있고 돌봄수혜자가 될 수 있다고 말했다. 또한 나딩스는 가장 기본적인 상황에서조차도 돌봄수혜자의 기여를 무시할 수 없다는 것을 강조하고 있다. 이를 뒷받침하기 위해 나딩스는 어머니와 유아의 관계를 예로 들고 있다. 모든 돌봄의 만남에 있어서 필연적으로 어머니는 돌봄제공자이고 유아는 돌봄수혜자이다. 그러나 유아는 킥킥거리며 좋아하기도 하고, 꿈틀거리며 나아가기도 하며, 방긋 웃거나 손을 뻗치기도 하며, 어머니에게 꼭 안기는 것을 통하여 나름대로 반응을 한다. 이러한 반응들은 마음을 따뜻하게 하는 것들이다. 유아들은 이러한 반응을 통하여 어머니의 돌봄 행위를 보람이 있는 경험으로 만들어준다.

위에서 설명하였듯이 돌봄제공자와 돌봄수혜자간의 대화에서 무엇보다 중요한 것은 돌봄수혜자의 말을 '판단없이' 그대로 주의를 기울여서 들어주고 받아들이는 것이다. 때에 따라서 돌봄제공자는 대화의 기술을 특별히 훈련받을 필요가 있을 수도 있지만, 나딩스는 돌봄수혜자로 하여금 돌봄을 '실천' 해보도록 하는 것도 좋은 방법이라고 말했다.

실천(practice)은 나딩스가 효과적인 대화의 중요한 요소라고 주장한 수용성과 전념의 과정을 학습하기 위해 필요한 과정이다. 태도와 지적 성향은 적어도 부분적으로 경험에 의해 형성되고, 돌봄 능력과 성향도 실천 경험을 통해 발달되므로 돌봄을 실천해볼 수 있는 기회를 제공해 주어야 한다는 것이다. 실천은 돌봄제공자와 수혜자로서 관계를 경험하는 것을 통해 달성된다. 시간이 경과됨에 따라 학생은 돌봄의 존재와 효과에 대한 평가를 발달시킬 기회를 가진다. 그럼으로써 교사와 학생은 돌봄 관점에서 세계를 바라보게 된다.

확인(confirmation)은 도덕교육을 위한 나딩스의 접근방법 중 마지막 구성요소이다. 나딩스는 확인의 개념을 "다른 사람에 속해 있는 가장 좋은 것을 확신시켜 주고 격려하는 행위" 라고 정의한 마틴 부버의 개념을 그대로 수용하여 사용하였다. 그녀는 확인을 위해서는 관계에 있어서 진실성(truth), 지속성(continuity), 신뢰(trust)의 요소가 필요하다고 주장하였다. 이 요소들은 발달시킬 시간이 필요하며, 대등하지 않는 힘(power)을 가질 수 있는 교사-학생, 부모-자녀, 의사 또는 간호사-환자와 같은 관계에서 더욱 그러하다.

나딩스의 접근법은 미래의 간호사를 포함하여 모든 학생들에게 교사와 동료 학생과의 실제 관계가 이루어지는 상황에서 돌봄 제공자와 수혜자의 역할을 배울 기회를 허용한다. 그러한 교육에 의해 획득된 관점은 나딩스가 설명한 윤리적 돌봄의 딜레마를 경험하는 간호사에게 관련 배경을 제공하는데, 여기서 딜레마는 인간 간호사와 인간 환자 관계의 친밀성(intimacy)에서 발생한다. 이때 돌봄의 윤리는 이 중요한 돌봄 관계로 확대될 수 있다.

파울로 프레이리(Paulo Freire)는 저서 "페다고지" 에서, 교사-학생 관계를 면밀히 분석하였다. 그의 분석은 환자-학습자에 대한 간호사-교사로서의 역할을 하는 간호사에게 특히 유용한 관계의 예를 제공한다.

프레이리의 저서에서, 억눌린 사람은 브라질 시골의 농민과 도시 빈민이다. 그들의 억압은 경제적, 사회적, 정치적인 것이다. 그가 설명한 교육은 자유에 관한 교육인데, 여기서 초점은 억압당하는 자의 사회적 의식을 일깨우는 방법으로서 교육을 사용하는데 있다. 즉, 억눌린 사람들의 교육은 인간의 억압상황을 자각하고 극복하려는 노력이다. 억눌린 사람들의 교육은 그 방법에서부터 인간의 자유와 해방을 실천하는 방향으로 이루어져야 한다. 이를 테면 학교 학습과정에서 흔히 볼 수 있는 수직적이고 권위주의적인 교사-학생관계에 바탕한 일방적인 전달은 수평적인 인간관계를 바탕으로 한 의사소통으로 바뀌어져야 한다. 전자의 방법은 마치 우리가 은행구좌에 돈을 저금해 놓듯이 지식을 가두고 세계를 가리워, 사람들이 세상에 존재하는 방식을 설명해주는 분명한 사실들을 감추고 숨기는 이른바 '은행예금식 교육' 이다. 그 반면에 후자의 방법은 현실을 드러내고, 현실에 대한 창의적인 사고와 자발적인 행동을 자극하는 '문제제기식 교육' 이다. 이런 문제제기식 교육방법을 통해서만 구체적인 학습과정에서부터 탐구와 변혁이라는 인간의 능동적이며 역동적인 삶의 내용을 담은 교육이 이루어질 수 있다.

문제제기식 교육은 인간의 비판적 사고와 그에 바탕을 둔 '대화' 를 기본으로 한다. 누가 누구를 '위해서' , 무엇에 '대하여' 행하는 교육이 아니라 모두의 의견과 견해를 자극해 불러일으켜 그들에게 감명을 주고, 아울러 그들에게 도전하는 세계를 매개체로 교육주체들이 더불어 자신과 세계를 변혁하는 과정이다. 인간이 스스로 처한 상황을 문제상황으로 인식하고 비판적으로 사고하게 되어, 현실을 그저 주어진대로 받아들이고 그 안에 매몰되는 것이 아니라 현실에 적극적으로 개입하게 되는 과정이 그것이다.

프레이리의 견해에 의거해 볼 때, 교사와 학생의 전통적 역할은 내러티브의 이중성(narrative duality)을 나타낸다. 관계는 이야기하는 교사와 수용적이고 경청하는 대상인 환자, 즉 학습자로 구성된다. 이 시나리오에서, 학습자는 사실과 자료를 수동적으로 받아들이는 사람인데, 학생이 예금을 보관하는 사람이고 교사는 예금을 하는 사람으로 교육을 예금 행위로 격하시켰다. 이것은 교육의 "은행업무(banking)" 개념인데, 행동의 범위는 학생이 받아들이고, 채우고, 보관할 수 있는 범주내에서만 예금을 증가시키는 것을 허용한다. 프레이리는 교육을 이와 같이 은행업무 개념으로 설명하였으며, 교사와 학생간의 관계가 더 이상 극이 아니라, 두 사람이 동시에 교사이면서 학생이 될 때 해결책에 도달한다고 주장하였다.

그 학생의 교사(teacher-of-the-student)와 그 교사의 학생(student-of-the-teacher)이 존재하지 않게 되며, 대화를 통해 새로운 용어인 학생이자 교사(students-teachers) 그리고 교사이자 학생(teacher-student)이 출현하게 되었다. 교사는 더 이상 가르치기만 하는 사람이 아니라 학생과의 대화에서 배우는 사람이며, 또한 그는 배우고 있는 동안에도 가르치는 사람이다. 그들은 모두가 성장하는 과정에 공동으로 책임을 진다. 그래서 대화는 프레이리의 교육에 대한 개념화의 강력한 도구이고, 교육 내용이 어떻게 개발되어 전달되느냐가 중요한 의미를 가진다.

교육내용의 개발 시 또 다시 교사-학생 역할이 관심의 초점이 된다. 프레이리는 개발자가 자신의 견해를 박식하다고 보고 프로그램을 감독했던 바로 그 사람의 견해를 무시한다면, 교육 계획은 실패하게 되어 있다고 경고하였다. 학생-교사는 무엇을 배울지 결정하는 경험에 있어서 동등한 인식주체로서 보도록 해야 할 필요가 있다. 교육을 구성하는 프로그램은 선물(gift)도 숙제(imposition)도 아니며, 오히려 그들이 더 많이 알기를 원하는 것에 대해 개인에게 조직된, 체계화된, 개발된 '재-설명(re -presentation)' 이다.

교육 자료를 전달할 때는 설명방법에 주의를 기울여야 한다. 교육 자료의 선택과 자료로부터 나오는 반응은 모든 교육프로그램이 성공하는 데 있어서 가장 중요하다. 프레이리가 추천한 것은 참여 학습자(participant learner)의 삶과 관련된 주제에 관한 재-설명(re-presentation) 방법 중 하나이다. 이러한 재-설명 방법은 학습자의 삶에 내재된 갈등이나 혼란을 문자나 이미지로 나타내는 것이라고 프레이리는 말했다. 문자는 책이 될 수 있으며, 문맹인 학습자에게는 갈등을 표현하는 사진이나 그림이 될 수 있다. 이 재-설명 방법은 학습자가 모순을 인식하도록 하며, 문제를 제기한 후 적합하고 바람직한 해결책에 대해 대화하도록 돕는다. 문제제기식 교육을 통해서 사람들은 그들이 속해있는 세계에 어떻게 존재해야 하는지를 비평적으로 인식할 수 있는 나름의 능력을 개발한다. 그들은 세계를 정적인 실재가 아니라, 과정 중에 있으며 변화되는 실재로 보게 된다.

프레이리에 따르면, 대화란 타인과의 언어 교환을 넘어서는 과정이다. 사람들이 명명과정을 통해 세상을 변형시키고 그렇게 변형시킨 것을 말하는 것이 대화라면, 대화는 그 자체로 사람들이 인간으로서의 의미를 획득하게 하는 방식이다. 대화는 그러므로 실존을 위해 꼭 필요하다. 교사-학생은 학생-교사의 대화를 촉진시킨다. 그들은 학생-교사가 더 많이 대화하도록 돕는 문제를 제기하고 있다. 이 교육 방법과 과정의 결과는 학생-교사의 현실에서 모든 참여자들에 의한 비평적인 반성과, 학생-교사가 현재 명명하도록 힘을 북돋우는 행동을 확인하는 것이다.

나딩스와 같이, 프레이리도 교사-학생과 학생-교사로서 서술된 관계에서 신뢰가 필요하다고 말했다. 그는 또한 신뢰가 관계에서 주어지는 게 아니라, 대화를 통해 키워진다고 하였다. 발생한 대화에 우선순위를 제시해야만 하는 것이 믿음, 다시 말해서 관계에서 신뢰가 가능하게 하는 믿음이다.

요약하면 환자교육의 과정은 간호사-학습자와 환자-교사의 총체적 관점에서 발생한다. 인간 삶의 상호연결성은 인식되는 것이 아니라, 신뢰와 실재에 대한 복합적인 지각을 받아들이는 개인적 개입 행위를 통해 키워지는 것이다. 대화는 의미의 구성 및 무엇이 알려져 있으며 밝혀질 필요가 있는 것이 무엇인지(무엇을 알고 있으며 무엇을 발견해야 하는지)를 확인하는 작업을 촉진시키기 위해 선택하는 방법이다. 인식주체와 알려진 것 간의 강력한 연결은 개인의 이해와 공유된 이해를 여는 뜻밖의 행운의 열쇠라고 할 수 있다. 이 연결은 존재론에 대한 인식론의 관계를 구축한다.

이론 개발과정

간호사의 교사로서의 중요성을 주장한 대다수 간호이론들(핸더슨, 오렘, 페플라우)은 거대 이론 수준이다. 거대 이론은 분야의 관심 현상을 광범위하게 확인하고 있지만, 중간범위이론에 초점이 맞추어져 있는 실무자에게 제공되지 않고 있다. 중범위이론은 매일의 실무에서 나오는 질문과, "통합적인 이론(unified theory)" 개발을 위한 간호분야의 포괄적이고 체계적인 모든 노력들을 연결시키고 있다.

돌봄을 통한 환자교육 현상에 초점을 둔 중범위이론은 간호에서 이 관심분야에 명확성과 방향을 부가할 수 있으며, 이론, 실무, 연구 간을 연결시킬 수 있는 기회를 제공한다. 최근 돌봄과 환자교육이라는 개념은 각각 실무와 연구의 지침이 되고 있다. 그러나 이 두 개념의 통합으로 인한 간호사와 환자의 상호 이익은 아직 밝혀진 바 없다.

간호에서 중범위이론 개발의 현 상태를 분석한 후 Liehr & Smith(1999)는 중범위이론을 만드는 사람에게 다음의 다섯 가지 권고사항을 제시하였다. 이 권고는 새로운 밀레니움 시대에 간호의 요구를 충족시킬 수 있는 이론 생성을 도울 수 있을 것이다.

권고 1: 이론을 생성하고 이론을 명명하는데 사용된 접근법을 명확히 제시하기

Liehr와 Smith는 21세기에 들어섰을 때 간호 분야의 요구에 가장 적합한 이론을 생성하기 위한 다섯가지 접근법을 확인하였다. 그 접근법은 다음과 같다. (1) 실무에서 나온 귀납적 연구 (2) 실무에 거대이론을 적용하는 연역적 연구 (3) 간호 및 타분야에 존재하는 중범위이론의 결합 (4) 간호의 학문적 관점과 관련을 가지고 있는, 간호가 아닌 타분야의 이론으로부터 이론 도출 (5) 연구에 토대를 둔 실무 표준 및 지침으로부터 이론을 도출하는 방법이 있다.

'관계와 대화의 돌봄 이론' 은 간호학과 교육학의 두 분야의 철학적 및 이론적 관점으로부터 나왔다. 여기에 제시된 철학적 관점은 간호에 대한 현재 관점과 앞으로 전개될 관점에 일치되는 견해이다. 전문직 실무지침과 승인된 표준도 또한 이론발달에 기여한다. 이 표준은 임상 실무에서 환자교육의 중요성을 구체화하며, 환자교육 활동을 통해 환자에게 성취될 특정 결과를 열거하고 있다. 그러나 이 표준은 실무자에게 환자교육에 개입하는데 중요한 개념의 설명 혹은 실무와 연구를 연결시키는 틀을 제공하지는 않는다.

권고 2: 도해모형으로 이론의 개념적 연결을 명료화하기

이론 내의 개념들은 그 개념들간의 상호관련성에 의해서 어떤 형태로 존재한다. 이 개념들간의 관계를 도해모형(diagrammed model)으로 표현해볼 때, 그 연결 상태가 명료해진다.

권고 3: 이론에 대한 연구-실무 연결을 명료화하기

환자교육 분야의 연구에 사용되는 대부분의 이론틀은 동기와 학습의 추상개념을 평가하기 위해 개발되었다. 이 추상개념들은 간호의 영역 밖에서 발생되었으며, 질병(illness), 질환(disease), 죽음을 경험하는 사람들의 요구에 충분히 주의를 기울이지 못하고 있다. 환자교육을 간호의 인간과학 관점 및 개념상의 돌봄 환경과 연결시키는 것은 실무에 다른 연구 질문을 걸부시기는 것이다. 간호사-학습자의 환자-교사가 공동으로 참여하는 환자교육은 인간-환자가 공동 연구자가 되는 연구에 가장 잘 연결된다. 이때 분명한 것은 구성주의와의 결합이다.

구성주의자의 연구(constructivist inquiry)는 연구자와 참여자간의 지속적인 상호작용과 목적 있는 해석을 통해 지식에 접근한다. 대화, 인터뷰, 내러티브, 참여관찰, 사례연구를 사용한 연구방법은 인간 경험의 심층적이고 더욱 정교한 이해를 통해 보다 심오한 의미를 반영한 실재와 지식에 관한 다원론자(pluralist)와 상대주의자(relativist)의 관점을 추가한 자료를 제공한다. 구성주의자 패러다임(constructivist paradigm)과 일치되는 연구 질문과 방법은 여기서 제시된 중범위이론과 잘 조화를 이룬다.

권고 4: 간호 분야에서 제안한 이론과 교육 관점간의 연관성 만들기

이 이론은 발전하는 간호 분야를 반영하는 철학적 관점과 가정으로부터 나왔다. 그것은 우리 간호전문직에 의해 중요성을 인정받았을 뿐만 아니라 간호를 타 분야와 구분하는 가치와 내재된 신념을 나타내는 개념들이다.

권고 5: 간호 실무와 연구의 가장 전면에 중범위이론을 배치하기

중범위이론을 실무와 연구의 최전방에 두는 것이 간호분야의 인식론적·존재론적 성장에 필수적이다. 여기에 제안된 이론에는 간호사-학습자-돌봄제공자와 환자-교사-돌봄수혜자간의 실제 관계가 강하게 연관되어 있다. 이 이론은 임상 실무에서 활용하기에 매우 적합하다. 게다가 환자교육의 경험에 대한 강조는 역사적으로 일관되게 우리 간호전문직에 의해 가치가 있는 것으로 인정되었던 중요한 간호활동에 대한 지침을 제공하지만, 간호의 이론틀을 제시하는데는 도움이 되지 않는다.

환자교육은 다양한 환자에게 적용되며, 모든 임상상황에서 제안된 이론을 사용하도록 허용하는 활동이다. 연구 기회는 많이 있다. 철학적으로 구성주의자 패러다임(constructivist paradigm)과 결합될 경우, 다양한 방식으로의 탐구가 가능하다. 이는 간호사-연구자와 환자-참여자가 공동연구자로서 연구를 진행하는 경우에도 마찬가지이다.

이 연구의 실무에의 적용은 우리가 간호사를 어떻게 교육하느냐에 대한 문제 제기를 한다. 간호사는 자신이 받은 간호교육과 일치되는 태도와 관점으로 환자교육을 실시한다. 환자교육 내용은 간호교육과정에 더욱 공식적으로 통합될 필요가 있다. 나딩스에 의해 서술된 교육에 대한 접근법은 임상 실무에서 환자 상호작용에 의해 유발된 자연적 돌봄과 윤리적 돌봄의 딜레마를 어떻게 해결하며 대화술의 학습을 어떻게 도울지를 미래의 간호사에게 가르치는 수단으로 검토해 볼 필요가 있다.

이론 소개

Sanford는 위에서 설명한 간호철학 및 환자교육철학에 대한 전제를 가지고 '환자교육을 위한 관계와 대화의 돌봄이론' 을 중범위이론으로 개발하였다. 이 이론의 주요 개념들을 설명하면 다음과 같다.

주요개념

돌봄

돌봄(caring)에 대해 일치된 두 가지 정의가 이 이론의 토대를 형성한다. Benner와 Wrubel은 돌봄을 특정 배경에서 항상 일어나는 것이라고 하였다. 이때 배경은 시간, 장소, 상황을 포함하며 사람들에게 중요한 것이 무엇인지를 결정해 준다. 돌봄은 사람들이 중요하게 여기는 관계를 규명하며, 또한 돌봄은 그 관계속에 내재한 위험이나 취약성의 범위나 가능성을 규정한다. 나딩스는 "돌봄의 필수 요소가 돌봄을 제공하는 사람과 돌봄을 제공받는 사람 간의 관계에 놓여있다"고 말했다. 또한 이 정의에서, 돌봄은 특정 상황, 즉 구성적 전념(constitutive engrossment)과 동기 전환(motivational displacement)이 필수 요소인 돌봄제공자와 돌봄수혜자에 의해 규정된 관계를 필요로 한다.

전념

돌보는 사람은 돌봄을 받는 사람과 함께 느낀다. "함께 느낌(feeling with)"은 상황을 자료로 분석함으로써 다른 어떤 사람의 신발을 신고 있는 것과 같은 이해의 객관적 시도가 아니다. 오히려 전념(engrossment)으로서 "함께 느낌"은 다른 사람이 개입한 "상황"을 객관화하고 분석하고 진단하고자 하는 유혹을 피하는 것이다. 전념은 다른 사람이 보는 것을 보고, 다른 사람이 느끼는 것을 느끼는 완전한 수용을 요구한다.

동기 전환

전념은 정서적 관계 이상으로, 동기 전환(motivational displacement)을 필요로 한다. 돌봄제공자의 에너지가 돌봄수혜자에게로 향한다. 돌봄제공자의 동기 에너지(motive energy)는 돌봄수혜자와 공유된다. 사실, 그것은 다른 사람의 서비스에 투입된다.

자연적 돌봄과 윤리적 돌봄

자연적 돌봄(natural caring)은 자발적인 반응으로, 돌보고자 하는 동기가 그 자체 내에서 일어난다. 그것은 요청할 필요가 없다. 반대로 윤리적 돌봄(ethical caring)은 요청되어야 한다. "내가 해야만 할 경우"에 발생되지만 갈등에 직면할 수 있다. 이 경우에 우리는 원칙으로 되돌아가기 보다, 돌봄과 돌봄수혜자를 떠올려보고 돌봄제공자로서 우리 자신의 모습을 점검해 보는 것이 더 효과적이다.

돌봄 관계

돌봄은 돌봄제공자와 돌봄수혜자, 이 두 사람을 포함한다. 그것이 둘에게 이행될 때 완전한 것이 된다. 이 돌봄 관계(caring relation)를 이해하는데 중요한 것은 돌봄 수행이 두 당사자에게 다르게 경험될 수 있다는 것을 이해하는 것이다. 돌봄제공자의 관점으로부터 나온 돌봄의 필수 부분은 다른 사람의 실재(reality)를 아는 것, 그가 느끼는 것을 가능한 한 가깝게 느끼는 것이다. 보충하자면, "돌봄은 어떤 관계에서건 돌봄제공자가 돌봄수혜자의 돌봄에 관한 견해를 알게 될 때 완성되는 것이다." 만약 돌봄제공자가 이러한 견해를 돌봄수혜자에게 전달하지 못한다면, 돌봄수혜자는 자신을 간호의 대상/객체(object) 즉, 돌봄제공자의 업무 중 일부로 느낄 수 있다.

공식적인 역할에서, 간호와 마찬가지로 돌봄을 제공하는 전문직의 기대는 돌봄제공자인 간호사와 돌봄수혜자인 환자의 대등하지 않는 만남을 초래한다. 돌봄수혜자인 환자에 의한 돌봄의 인지가 돌봄 관계의 필수요소인 반면, 돌봄수혜자는 관계에서 돌봄제공자만큼 똑같이 호혜적일 필요는 없다. 간호사-환자에 의해 형성된 관계에서, 돌봄제공자가 돌봄제공자로서 관계를 형성하지 못했을 때, 돌봄제공자는 돌봄수혜자에게 돌봄의 부담감(의무적인 돌봄에 대한 걱정과 중압감)을 줄 수 있다.

대화

대화(dialogue)는 우리의 세계를 명명하는 과정으로 정의된다. 그것은 문제를 제기하고, 비판적으로 반영하며, 이전에 실현하지 못한 해결책을 인지하도록 참여자에게 가능성을 열어놓는 과정이다. 이 과정은 돌봄제공자와 돌봄수혜자가 호혜성을 나타내며 "반영(refection), 초대(invitation), 평가(assessment), 개정(revision), 추가 탐색(further exploration)"을 수행하는 돌봄 관계 내에서 일어난다.

여기에 정의된 대로 대화를 수행하기 위하여, 돌봄제공자로서 간호사는 간호사-학습자로서 환자-교사(돌봄수혜자)와 관계를 해야만 한다. 전통적인 간호사-교사

접근법을 가지고 있을 때, 현실과 가능성에 대한 문제제기식 토론에 필요한 종류의 대화 및 그러한 토의를 효과적으로 하는데 필요한 상호 신뢰가 발달하지 못하게 된다. 전통적인 역할은 프레이리의 교육의 은행업무(banking) 개념을 빌려와 설명하였는데, 그에 따르면 환자는 건강, 질병이나 질환에 대해 개별적 의미를 알지 못한 채 정보를 제공받는 수동적인 역할을 하게 된다.

환자 교육의 경험

위에서 정의된 주요 개념들을 통합하여 환자 교육에 관한 경험(experience of patient education)이 발달되었다. 그것은 돌봄 관계의 맥락에서 인간-간호사-학습자(person-nurse-student)와 인간-환자-교사(person-patient-teacher)간의 대화를 통해 일어나는 과정이다. 돌봄제공자로서 간호사-학습자와 돌봄수혜자로서 환자-교사는 서로 돌봄에 대한 관점을 수용하고, 또한 건강, 질병, 질환에 관한 명칭과 의미를 규명하는 과정에 개입하기 위해 개방성을 가지고 돌봄관계에 들어간다. 이때 제기되는 문제는 상호 신뢰의 분위기속에서 당면한 현실을 평가하고 미래의 가능성을 숙고하는 기회로 작용한다.

이론모델 구축

왓슨이 시각적으로 표현한 이론틀에는 정적-역동적(static-dynamic) 그리고 구체적-추상적(concrete-abstract)이라는 두 개의 연속선이 포함되어 있다. 여기에 제시된 '환자교육을 위한 관계와 대화의 돌봄이론' 은 정적-역동적 연속선의 역동적인 점과 구체적-추상적 연속선의 중간 지점 가까이에 놓여 있다〈그림 1〉. 상황적 현상으로서 돌봄은 경험의 구체화를 요구한다. 돌봄은 시간, 장소, 문제가 되는 상황안에서 규정된다. 그것은 규정된 역할, 즉 돌봄제공자와 돌봄수혜자의 관계에 존재하는 사람간에서 일어난다. 이 경험적 현상은 이론을 구체적-추상적 연속선의 중심부 가까이에 둔다. 관계 및 환자교육 과정에 대한 증거는 그러나 관계속의 개인에 의해 독특하게 해석된다. 과정과 돌봄 관계는 항상 발전하고 있다. 이것은 이론을 정적-역동적 연속선에서 역동적 지점에 위치하게 한다.

이론 내 개념들은, 원래 특성상 서로가 관련되어 있어서, 특정형태로 존재한다. 〈그림 2〉에 제시된 이론은, 이론을 구성하는 모든 요소가 임상실무에서 조작적으로 정의될 경우에 존재가능한 형태이다. 돌봄 상황에서 중요한 요소, 간호사-학습자와 환자-교사간의 돌봄 관계 및 수용성 · 전념 · 상호 신뢰를 포함하는 대화가 제시되어 있다. 여기에서 설명하였듯이, 건강, 질병, 질환의 양상에 대한 토의는 이 대화, 즉 의미의 확인과 인식, 문제 제기 및 가능성 탐색을 이끄는 대화를 통해 발생한다.

만약 이러한 형태가 깨어진다면(즉, 개념이 정의된 대로 조작화되지 않았다면), 형

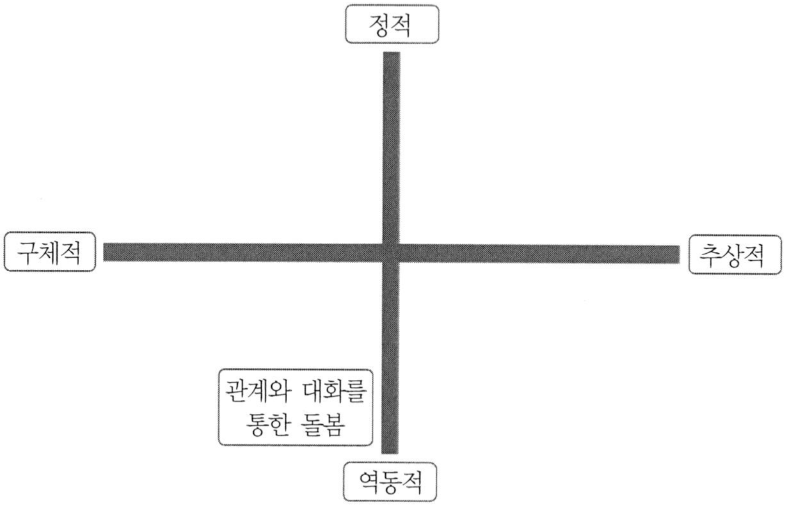

그림 1. 관계와 대화를 통한 돌봄: 정적-역동적 및 구체적-추상적 연속선상의 위치
SOURCE: From "Caring through relation and dialogue: a nursing perspective for patient education" by R. C. Sanford, 2000, *Advances in Nursing Science,* 22(3). Reprinted by permission.

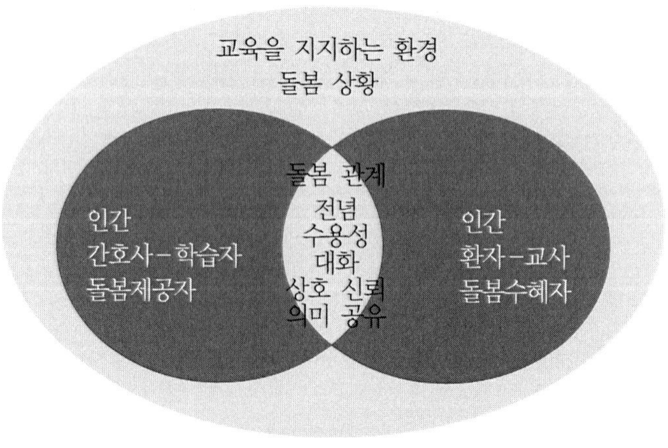

그림 2. 관계와 대화를 통한 돌봄: 환자교육의 중범위이론
SOURCE: From "Caring through relation and dialogue: a nursing perspective for patient education" by R. C. Sanford, 2000, *Advances in Nursing Science,* 22(3). Reprinted by permission.

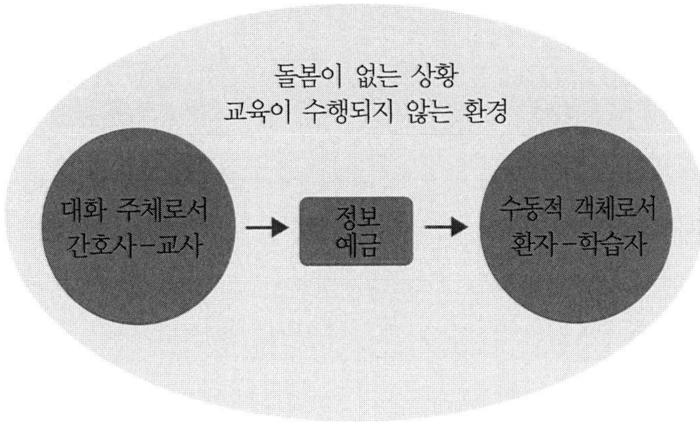

그림 3. 돌봄이 없는 상황에서의 환자교육

SOURCE: From "Caring through relation and dialogue: a nursing perspective for patient education" by R. C. Sanford, 2000, *Advances in Nursing Science,* 22(3). Reprinted by permission.

태는 〈그림 3〉과 더욱 비슷하게 보일 것이다. 이 때 돌봄 관계는 발달되지 않는다. 간호사-교사는 돌봄수혜자인 환자-학습자에 대한 돌봄제공자로서 관계를 맺지 않는다. 이 대조되는 그림은 환자가 대상화되고 간호사 업무에서 "사례"로서 간주될 경우 그리고 만약 교육의 과정이 환자에게 "예금(depositing)" 정보로서 수행될 경우에 발생할 수 있다는 것을 나타내고 있다.

맺음말

간호분야에서 환자교육이 시작된 것은 간호의 역사만큼 오래되었다. 초기 간호이론가들에 의해 개발된 이론틀 그리고 현행 실무표준을 규정하는 실무지침에 의해 이러한 환자교육은 이루어졌다.

여기에 제시한 '환자교육을 위한 관계와 대화의 돌봄이론'은 인간-간호사-돌봄제공자와 인간-환자-돌봄수혜자 간의 돌봄 관계에 토대를 형성하는 철학적 관점에 근거를 두고 만들어졌다. Sandford가 표방한 철학적 관점은 상황 중심이 아니라 관계 중심적이다. 특히 돌봄제공자인 간호사와 돌봄수혜자인 환자는 수직적이고 권위적인 관계가 아니라 수평적이고 자유로운 관계를 형성하면서, 간호사 곧 교사, 환자 곧 학습자로 고정되는 것이 아니라 두 사람 모두 때론 교사로 때론 학습자로서 역할을 한다. 한 사람은 가르치기만 하고 한 사람은 배우기만 하는 관계는 정적인 관계이며 진정한 의미에서의 상호작용이 일어난다고 볼 수 없다. 간호사와 환자가 만나게 될 때 서로 가르치기도 하고 배울 수 있다는 것은 설령 이 둘 간에 만남의 시간이 아무리 짧다고 할지라도 만남에 대해 상호 기대감을 갖게 할 것이다. 간호사와 환자는 이 만남을 상호의 관점을 배울 수 있는 멋진 기회로 사용할 것이며, 진정한 의미에서의 돌봄이 이루어질 것이다.

간호사로서 우리가 항상 내세우고 있는 것은 환자 중심의 간호로서, 환자를 왕처럼 대우해야 한다는 것이다. 그러나 이러한 생각은 슬로건에 불과하며 간호실재에 접목되지 않을 때, 혹은 우리가 매너리즘에 빠져 환자를 상투적으로 대할 때, Sandford의 이론을 상기해보자. 그녀의 이론에는 행위보다도 행위의 기저에 깔려 있는 간호대상자를 향한 따뜻한 철학이 녹아 있다. 간호철학 그리고 환자교육 철학을 Sandford의 이론으로 무장한다면 우리는 참 간호를 할 수 있다고 생각한다. 그럴 때 참된 간호정신으로 참된 간호를 실행하는 참 간호인으로 거듭날 것이다. 그 증거는 우리가 매일의 간호실무에서 행하는 환자교육을 통해 가르침과 동시에 배움이 일어나는 것일 것이다. 가르치기만 하는 것이 아니라 동시에 배우기도 한다는 것은 얼마나 멋진 일인가!

참고문헌

조세형(2006). 프레이리 대화교육론의 체계. 교육학논총, 27(1), 21-38.

추병완(2004). 나딩스의 도덕교육론. 교육연구, 21, 99-124.

파울로 프레이리 저, 성찬성 역(1995). 페다고지 : 억눌린자를 위한 교육. 서울 : 한마당.

홍은광(2003). 희망의 교육을 향한 해방의 삶, 파울로 프레이리. 교육비평, 14, 242-270.

Benner P(1984). *From Novice to Expert*. CA : Addison-Wesley Publishing Co. 이정숙, 김수진, 장금성 공역. 초일류 간호의 조건. 서울 : 현문사.

Benner P & Wrubel J(1989). *The Primacy of Caring*. CA : Addison-Wesley Publishing Co.

Liehr P & Smith MJ(1999). Middle range theory: spinning research and practice to create knowledge for the new millennium. *Adv Nurs Sci*, 21(4), 81-91.

Sanford RC(2000). Caring through Relation and Dialogue: A Nursing Perspective for Patient Education. *Adv Nurs Sci*, 22(3), 1-15.

Swanson의 돌봄이론

Swanson's Middle Range Theory of Caring

Kristen M. Swanson

김 명 애

Swanson의 돌봄이론은 귀납적으로 도출되었고, 세 편의 주산기 환경에서 이루어진 현상학적 연구를 통해 검증되었다. 제1연구인 최근 유산했던 20명 여성, 제2연구인 신생아 중환자실의 돌봄제공자 19명, 제3연구인 장기 지역사회 간호중재를 받았던 8명의 젊은 모성에서 돌봄에 대한 서술이 이루어졌다. 돌봄이론은 실증적 자료를 이용하여 정련 과정을 거쳐 개발된 것으로 알아가기, 함께 하기, 위해서 행하기, 가능하게 만들기, 신뢰 유지하기의 다섯 가지 돌봄과정과 각각에 대한 정의를 제시하였다. 마지막으로 연구결과를 Cobb's(1976)의 사회적 지지의 정의, Watson의 (1975, 1985) 돌봄 요인, Benner(1984)의 간호사의 돕는 역할에 대한 기술 내용과 비교하고 대비시켜 설명하였다. Swanson은 다섯 가지 돌봄과정이 모든 간호사-환자 관계의 필수적인 요소라고 주장하였다. 이 이론은 주산기 상황뿐 아니라 어떤 간호사-환자 관계 및 임상 환경에서도 일반화 될 수 있는 중범위 이론이다.

이론의 가정

Swanson의 돌봄이론에서는 간호학 조망에 대한 가정을 중심으로 간호의 네 가지 주 관심 현상인 인간/대상자, 건강/웰빙, 환경, 간호사/지식에 근거한 돌봄(informed caring)에 대한 가정을 다음과 같이 제시하고 있다.

- 간호란 타인의 안녕을 위한 지식에 근거한 돌봄이다.
- 간호학은 간호를 포함한 관련 학문의 경험적 지식, 인간성, 임상경험, 개인적 사회적 가치와 기대에서 도출된 윤리적, 개인적, 미적 지식에 의해 형성된다.

- 인간은 되어가는 과정 중에 있는 유일한 존재이다.
- 개인의 삶의 경험은 유전, 영적 능력, 자유의지를 실천하려는 능력의 복잡한 상호작용에 의해 영향을 받는다.
- 개인은 역동적으로 성장하고, 자기반성적이며, 다른 사람과의 관계를 추구하는 영적인 존재이다.
- 환경은 대상자에게 영향을 미치거나 대상자가 영향을 받는 모든 상황을 의미하며 문화적, 사회적, 신체생리적, 정치적 및 경제적 영역을 포함한다.
- 안녕 상태는 치료와 치유의 과정으로 재구축하는 것이다.
- 건강은 질병이 없고, 역할수행 능력을 지니며, 적응하는 능력과 웰빙을 추구하는 것을 의미한다.
- 간호의 초점은 질병 치료 자체에 있는 것이 아니라 대상자가 적정 수준의 삶 혹은 웰빙을 획득하고 유지하고 회복하도록 돕는 것이다.
- 웰빙을 경험하는 것은 주관적이고, 의미있게 전체로서 경험하는 삶을 사는 것이다.
- 환경은 환자에게 영향을 주거나 영향을 받는 모든 상황이다.
- 간호사는 실제적이거나 잠재적인 건강문제에 대한 인간의 반응을 진단하고 치료한다.
- 지식에 근거한 돌봄은 실무의 초보자에서 전문가에 이르기까지 범위가 다양하다.
- 간호사의 돌봄에 내재된 기술과 지식은 매우 포착하기 어려워 지식이 없는 관찰자에게는 실제 드러나지 않는다.
- 간호가 타인의 웰빙을 위한 돌봄이라고 해서 간호사만 돌봄을 제공하는 것은 아니며, 모든 간호실무 상황에 적용되는 것은 아니다.

이론의 출처

문헌고찰

Swanson은 돌봄이론의 출처로서 돌봄에 대한 문헌을 검색하여 이를 분석하였다. Noddings(1984)는 철학적 견지에서 돌봄을 분석하였으며 돌봄이란 곤경에 처한 상대방에게 자신을 몰두하게 함으로 인해 상대방의 불편함을 해소하거나 개선하도록 동기를 부여하는 것이라고 하였다. Benner과 Wrubel(1989)도 돌봄은 타인을 위하여 사정하고 중재하는 것의 중심의 되는 부분이라고 하였다. 그들의 주장은 간호사는 돌봄에 초점을 둠으로써 대상자의 스트레스와 대처에서 집중적으로 관심을 두어야 할 부분이 무엇인지 알 수 있게 된다는 것이다.

Gilligan(1982)과 Ray(1987)는 돌봄을 윤리적 입장에서 다루었다. Gilligan(1982)은 여성의 발달과정을 조사하면서 돌봄과 connectedness는 여성의 도덕심과 윤리의 중심이 된다고 하였다. Ray(1987)는 8명의 중환자실 간호사의 돌봄에 대한 표현을 현상학적으로 조사하여 성숙, 기술적인 능력, 개인의 학계를 초월한 돌봄, 의사소통, 판단/윤리의 다섯 가지 돌봄의 주제를 확인하였다.

돌봄행위를 확인하는 것에 초점을 둔 Leininger(1988)는 52명의 서로 다른 문화에서의 민족지학(ehtnoscientific) 연구를 통해 돌봄이 문화 마다 매우 다양한 의미를 지닌다는 것을 확인하였으며, 따라서 광범위한 간호지식을 구축하기 위해서는 돌봄 표현의 패턴을 확인하는 것이 중요하다고 하였다. Brown(1986), Larson(1986), Larson(1984)은 간호사의 돌봄 행위를 조사하였으며 돌봄을 제공받는 사람의 관점에서 기술하였다. 이들에 의하면 대상자는 돌봄을 인간중심의 보호적이고, 기대를 갖게 하며, 신체적으로 안위를 도모하는, 그리고 일상적 간호를 초월하는 간호 조력으로 지각한다. Larson(1984)은 어느 돌봄 행위를 가장 중요하게 지각하는 가에 대해 간호사와 대상자 간에 차이가 있다고 하였다. 대상자는 신체적인 간호 조력에 가치를 두는 경향이 있는 반면 간호사는 자신이 심리사회적 지지적 중재에 가장 가치가 있다고 믿고 있었다.

Watson(1988)은 돌봄을 도덕적 이상으로 보았는데 그녀는 간호학과 의학 분야 모두 치료가 지배적인 시대에서 돌봄이 우선적인 시대로 넘어가고 있다고 하였다. 그러나 치유와 돌봄과정에 대한 것 보다 치료에 대한 것이 더 많이 알려져 있다고 지적하였다. Watson(1985)은 돌봄의 입장에서 일하고 연구하고 교육하는 간호사는 궁극적으로 "사회에서 인간의 보존을 약속하게" 만들 것이라고 주장한다.

이상의 문헌 고찰에 의하면 돌봄의 보편적인 정의 혹은 개념화는 존재하지 않는다. 그러나 돌봄을 여러 가지 관점에서 논의하고 기술함으로써 돌봄에 대한 사고의 틀을 제공해 주었으며, 돌봄을 제공자와 수혜자 모두의 입장에서 해석되어야 한다는 아이디어를 제공해 주고 있다.

주산기 환경에서 수행한 세 편의 연구 :

연구 Ⅰ : 돌봄과 유산(Swanson-Kauffman, 1986a, 1988b)

"유산을 한 여성에 의해 도움이 되는 것으로 확인된 다른 사람의 돌봄 행위는 무엇인가?" 라는 질문으로 시작하여 최근 유산한 20명의 여성을 면담하였다.

그러나 행위와 행동에 초점을 두는 것은 돌봄의 개념 과정을 이해하기에 부족할 뿐 아니라 현상학적 연구(생생한 경험의 의미를 해석하는 방법)에 적절하지 못하였다. 따라서 결국 분석을 가이드 한 연구문제는 "유산된 경우 돌봄을 구성하는 것이 무엇인가?" 였다. 〈표 1〉에 요약된 바와 같이 유산 연구의 결과는 다섯 가지 돌봄과

표 1. 다섯 가지 돌봄과정의 정의

연구 Ⅰ 유산경험 여성	연구 Ⅱ NICU 돌봄 제공자	연구Ⅲ 위험 노출 여성
		돌봄(Caring) ; 개인적 소명과 책임을 느끼는 사람이 가치를 지닌 타인에게 행하는 양육방식
알아가기(Knowing) ; 여성 자신의 경험을 이해받고자하는 욕구를 설명	알아가기(Knowing) ; 자신의 삶에서 사건이 의미가 있는 것으로 이해하고자 노력하는 것	알아가기(Knowing) ; 자신의 삶에서 사건이 의미가 있는 것으로 이해하고자 노력하는 것
함께 하기(Being With) ; 여성과 함께 느낄 타인을 가지려는 욕구를 설명	함께 하기(Being With) ; 정서적으로 다른 사람과 함께 존재하는 것	함께 하기(Being With) ; 정서적으로 다른 사람과 함께 존재하는 것
위해서 행하기(Doing For) ; 여성을 위해 행할 타인을 가지려는 욕구를 설명	위해서 행하기(Doing For) ; 가능하다면 개인이 자신을 위해 하는 것 같이 타인을 위해 행하는 것	위해서 행하기(Doing For) ; 가능하다면 개인이 자신을 위해 하는 것 같이 타인을 위해 행하는 것
할 수 있게 만들기(Enabling) ; 슬픔 과정이 용이하게 이루어지기 위한 욕구를 설명	할 수 있게 만들기(Enabling) ; 생애 전환기와 생소한 사건을 경험하는 것을 용이하게 하는 것	할 수 있게 만들기(Enabling) ; 생애 전환기와 생소한 사건을 경험하는 것을 용이하게 하는 것
신뢰 유지하기(Maintaining Belief) ; 상실을 극복하고 출산을 하게 되는 여성의 능력에 신뢰를 유지하는 타인을 가지려는 욕구에 초점	신뢰 유지하기(Maintaining Belief) ; 사건이나 전환을 경험하고 미래성취에 대면하는 타인의 능력에 신뢰를 갖는 것	신뢰 유지하기(Maintaining Belief) ; 사건이나 전환을 경험하고 의미있게 미래에 대면하는 타인의 능력에 신뢰를 갖는 것

정과 그 예비 정의를 확인하는 것이었다. 이들 정의는 유산의 임상 상황과 실제적으로 연결되었고 돌봄을 받는 사람들의 관점에서 구술된 것이었다.

연구 Ⅱ : 신생아 중환자실에서의 돌봄(Swanson, 1990)

연구문제는 "신생아중환자실(NICU)에서 돌봄제공자가 된 것이 어떠했는가?" 였다. 자료는 일년 이상 수집하였는데 돌봄 제공에 대한 참여관찰, 주 2회 윤리위원회에 참석, 그리고 19명의 제공자를 총 33회 면담하였다. 면담한 돌봄제공자는 간호행정가 1명, 생의학윤리학자 1명, 사회복지사 1명, 모성 5명, 아버지 2명, 의사 4명, 간호사 5명이었다. 이들 각 정보제공자는 6명의 심한 저출생아 중 적어도 1명의 부모이거나 전문 돌봄제공자였다. 이 조사를 통해 다섯 가지 돌봄과정을 확인하였고, 더 일반화할 수 있고 돌보는 사람의 관점에서 진술한 돌봄의 정의를 정련시켰다.

연구 Ⅲ : 돌봄과 임상간호모델 프로젝트(Swanson-Kauffman, 1988a)

Barnard의 임상간호모델 프로젝트에 소속된 정신건강중재 그룹에 처음 등록한 68명의 젊은 엄마 중 8명을 면담하였다. 18주 동안의 보건간호중재의 목적은 사회적 위험이 높은 임신부들이 자신들의 삶을 통제하고 궁극적으로 그들의 영아를 간호할 수 있게 하는 것이었다. 이들 젊은 여성 중 많은 사람들이 매우 일정하지 못한 라이프스타일 이었음에도 불구하고 중재 프로토콜에 참여한 후 4년 후 8명을 접촉하고 인터뷰할 수 있었다. 연구문제는 "장기 집중적인 간호중재의 수혜자들이 4년의 중재 후 간호사-환자 관계를 어떻게 회상하고 묘사하는가" 였다. 이 연구에서 다섯 가지 돌봄과정이 확인되었으며, 한 범주(신념을 유지하기)에서 정의가 다소 바뀌었다. 각 과정의 하위차원이 확인되었으며 궁극적으로 돌봄의 전체 개념에 대한 실증적으로 도출된 정의가 제시되었다. 돌봄과정과 전체 정의는 〈표 1〉에 요약되었다. 돌봄과정의 하위차원은 〈표 2〉에 제시되었다.

이론 개발과정

Swanson의 돌봄이론 개발과정을 시작단계, 개발과정, 이론의 통합, 이론의 타당성 확인, 이론의 정련화에 따라 단계적으로 설명하면 다음과 같다.

표 2. 다섯 가지 돌봄과정의 하위차원

알아가기	가정을 피하기 돌봄을 제공받는 사람에게 집중하기 철저히 사정하기 단서를 찾기 양쪽 모두의 자아에 몰입하기
함께하기	함께 있는 것 능력을 전달하기 느낌을 공유하기 부담을 갖지 않기
위해서 행하기	안위 제공하기 예상하기 능력을 가지고 기술적으로 행하기 보호하기 위엄을 유지하기
할 수 있게 만들기	정보 제공하기 / 설명하기 지지하기 / 허용하기 초점을 두기 대안을 갖기 / 두루 살피기 타당성을 확보하기 / 피드백을 제공하기
신뢰 유지하기	신뢰하기 / 자신감 지키기 희망찬 태도를 유지하기 현실적 낙관론 펴기 거리감 유지하기 끝까지 해내기

시작단계

Swanson이 이론 개발에 관심을 두게 된 것은 덴버 콜로라도에서 박사과정 동안 유산에 초점을 둔 한 모임에 참여하면서 활동한 경험에서부터 시작되었다. 그녀는 유산 모임에서 의사들이 유산 후 건강문제에 초점을 둔 반면 여성대상자들은 임신 상실로 인한 개인적 경험에 더욱 흥미를 보인다는 것을 발견하였다. 이를 계기로 돌봄과 유산이 Swanson의 박사논문의 주제가 되었으며 Watson 박사의 영향과 지도를 받았다. 그러나 Watson의 인간돌봄 이론을 적용한 것은 아니었다.

개발과정

돌봄이론은 돌봄에 대한 문헌고찰과 주산기(perinatal) 환경에서의 돌봄에 대한 이론가의 세 편의 연구, 즉 유산한 여성의 경험(연구 Ⅰ), 신생아 중환자실의 부모와 간호사에 의한 경험(연구 Ⅱ), 장기간 집중적인 지역사회 간호 중재를 받는 사회적으로 위기 상황에 놓인 모성의 경험(연구 Ⅲ)에 대한 연구를 통하여 귀납적 방법으로 개발되었다. 세 편의 논문은 현상학적 연구방법을 이용하였으며, 돌봄제공자와 돌봄수혜자 모두의 돌봄에 대한 지각을 탐색하고자 시도하였다.

돌봄이론의 개발 과정은 알아가기, 함께 있기, 위해서 행하기, 가능하게 만들기, 믿음 유지하기의 다섯 가지 돌봄과정의 정의를 내리는 것이었다. 이를 위해 먼저 연구 Ⅰ에서 다섯 가지 돌봄과정을 명명하고 분류하였으며, 각각에 대해 잠정적인 정의를 내렸다. 〈표 1〉에 요약된 바와 같이 유산 연구의 결과는 다섯 가지 돌봄과정과 그 예비 정의를 확인하는 것이었다. 이들 정의는 유산의 임상 상황과 실제적으로 연결되었고 돌봄을 받는 사람들의 관점에서 구술된 것이었다. 그리고 연구 Ⅱ와 Ⅲ에서 이들 다섯 가지 돌봄과정을 확인하고, 각각의 돌봄과정에 대한 정의를 명확히 하였다. 이 연구에서 다섯 가지 돌봄과정이 확인되었으며, 한 범주(신념을 유지하기)에서 정의가 다소 바뀌었다. 각 과정의 하위차원이 확인되었으며 궁극적으로 돌봄의 전체 개념에 대한 실증적으로 도출된 정의가 제시되었다. 돌봄과정과 전체 정의는 〈표 1〉에 요약되었다. 이 세 가지 주산기 연구를 통해 정의된 돌봄은 돌봄에 대한 Gaut(1983)의 철학에 매우 적합하다. Gaut의 돌봄은 적어도 타인에 대한 개별적인 집중 및 관심과, 일정 수준의 개별적 책임지기 및 제공하기와, 개별적 존중, 좋아함, 애착을 포함한다.

이론의 통합

다음으로 Swanson은 이론의 통합을 위해 세 편의 연구결과를 종합 분석하고 공통적 요소를 추출하였으며, 그 결과 돌봄과정의 하위 차원을 확인하였다. 이 과정에서 그녀는 각 돌봄과정의 존재를 확인하고 돌봄과정별 하위차원을 확인하기 위하여 연구결과에서 확인된 실제 인터뷰 내용을 소개하고 이에 대한 분석 과정을 제시하였을 뿐 이니라 적절한 문헌을 인용함으로써 결과를 뒷받침하는 절차를 밟았다. 돌봄과정의 하위차원은 〈표 2〉에 제시된 바와 같다.

이론의 타당성 확인

이론 개발 과정을 통해 돌봄과정과 돌봄에 대한 모든 정의를 내린 후 Swanson은 자신의 이론에 대한 타당성을 확보하기 위한 시도로 Cobb's(1976)의 사회적 지지의 정의, Watson의(1975,1985) 돌봄 요인, Benner(1984)의 간호사의 돕는 역할에 대한 내용과 비교하고 대비시켰다. 돌봄 요소와 돕는 역할은 개념적으로 돌봄과정에 근거를 둔 것이기 때문이다. 그 결과 서로의 일치성이 확인되었다. 〈표 3〉은 돌봄과정의 타당성을 확인하기 위하여 Watson의 돌봄 요소 및 Benner의 간호사의 돕는 역할과 교차 분석한 결과이다. 그 결과 서로의 일치성이 확인되었으며, 따라서 Swanson의 돌봄이론이 타당성을 지녔다는 근거가 확보되었다. 돌봄과정이 Watson의 요인과 Benner의 돕는 역할을 수렴하는 것은 돌봄이 간호현상의 중심이고 유일하다는 주장을 지지해준다.

표 3. Swanson의 돌봄과정 개념의 타당성 확인을 위한 Watson의 돌봄 요소 및 Benner의 간호사 돌봄 역할과의 비교

Benner: 간호사 돕는 역할(1984, P.50)	돌봄과정	Watson: 돌봄 요소(1985, p.75)
1. 치유에 몰입하기 위한 분위기 형성하기	알아가기 Benner 1,5 / Watson 1,3,10	1. 인본주의적-이타주의적 가치체계 형성
2. 통증과 심한 손상에 대해 안위를 제공하고 인간성을 보호하기		2. 신념-희망 부여
3. 함께 있음.	함께하기 Benner 3,6,7 / Watson 1,3,10	3. 자신과 타인에 대한 감수성 개발
4. 회복을 위해 환자의 참여와 통제를 최대화 하기		4. 도움-신뢰 관계 발달
5. 통증 관리와 통제를 위해 통증의 종류를 확인하고 적절한 전략은 선택하기	위해서 행하기 Benner 2,5,6 / Watson 4,8,9	5. 긍정적 및 부정적 감정표현의 증진
6. 접촉을 통해 안위를 제공하고 의사소통하기	할 수 있게 만들기 Benner 4,8,7 / Watson 6,5,7,4	6. 의사결정을 위한 과학적 문제해결방법의 체계적 사용
7. 환자 가족에게 정서적/정보적 지지하기	신뢰 유지하기 Benner 1,4 / Watson 2,10	7. 대인적 교수-학습증진
8. 정서와 발달상의 변화를 경험하고 환자를 안내하기		8. 지지적이고 보호적이고 교정적인 정신, 신체, 사회문화, 영적 환경의 제공
		9. 인간의 요구 충족에 대한 조력
		10. 실존적-현상학적 요인의 수용

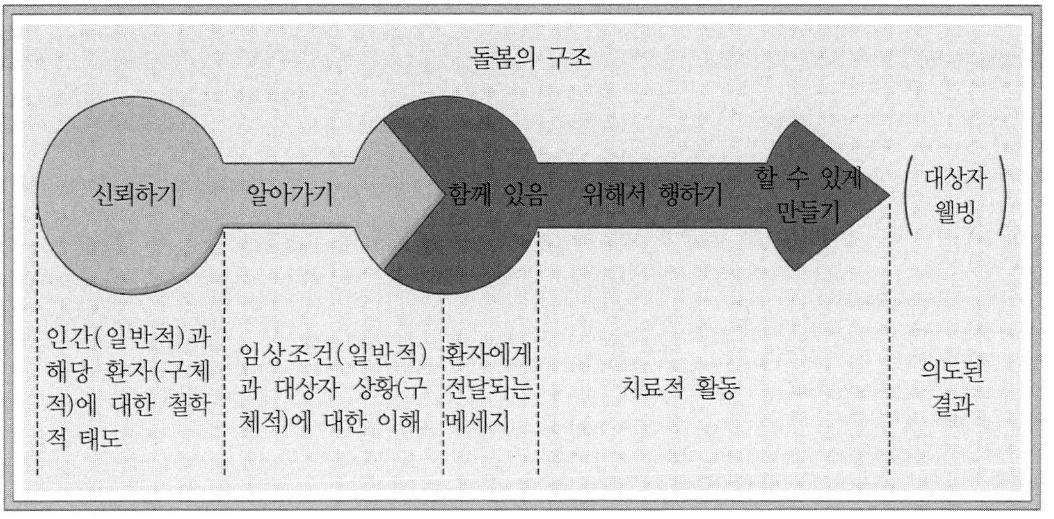

그림 1. 간호사의 철학적 태도, 알고 이해하기, 전달된 메시지, 치료적 행위, 의도된 결과와 연계된 돌봄의 구조. 출처: Swanson, K.M.[1993]. Nursing as informed caring for the well-being of others. Image: The Journal of Nursing Scholarship, 25[4], 352-357.
SOURCE: From "Empirical development of a middle range theory of caring" by K. M. Swanson, 1991, *Nursing Research,* 40(3). Reprinted by permission.

이론의 정련화

Swanson은 자신의 돌봄이론에서 다섯 가지 돌봄과정을 제시한데 이어 이들 과정으로 이루어진 돌봄의 구조를 발전시켰다〈그림 1〉. 돌봄의 구조를 통해 Swanson은 각 돌봄과정이 어떻게 서로 연결되어 있으며, 이것이 간호사의 철학적 태도, 지식에 근거한 이해, 전달된 메시지, 치료적 활동, 의도된 결과와 관련을 가지는지를 제시하는 함으로써 그의 이론을 더욱 정련시켰다.

이상과 같이 Swanson의 돌봄이론은 세 가지 현상학적 연구를 통해 다섯 가지 돌봄과정을 실증적으로 확인하고 기술하는 과정을 통해 개발되었으며, 돌봄의 정의가 귀납적으로 도출되었다.

이론 소개

Swanson의 돌봄이론은 알아가기, 함께 하기, 위해서 행하기, 가능하게 만들기,

신뢰 유지하기의 다섯 가지 범주 혹은 과정으로 구성된다. 이 때 각 범주가 상호 배제적인 것은 아니다. 돌봄과정 별 정의와 하위차원은 다음과 같다.

알아가기(knowing)는 타인의 삶에서 나타나는 사건의 의미를 이해하려고 노력하며, 선입견을 피하고 간호가 필요한 사람에게 집중하고 단서를 찾으며 치밀하게 분석하는 것을 의미한다. 이 과정에서 간호를 하는 사람과 받는 사람 모두 알아가기 과정에 참여한다. 알아가기에 포함되는 내용은 다음과 같다 : 억측 피하기, 돌봄 받는 사람에게 집중하기, 철저히 사정하기, 단서 찾기, 돌봄제공자와 수혜자 모두 자아에 몰입하기.

함께 하기(being with)는 정서적으로 함께하는 것이다. 정서적으로 함께 한다는 것은 대상자와 함께 의미, 느낌, 경험을 공유하는 것이다. 함께 있다는 것은 물리적으로 곁에 있는 것만이 아니라 상대방에게 메시지를 명확하게 전달하는 것을 포함한다. 함께 하기에 포함되는 내용은 다음과 같다: 함께 있기, 능력을 전달하기, 느낌을 공유하기, 부담주지 않기.

위해서 행하기(doing for)는 자신이 할 수 있는 것을 상대방에게 행하는 것이다. 위해서 행하기에 포함되는 내용은 다음과 같다 : 안위 제공하기, 기대를 갖게 하기, 능숙하게 행하기, 보호하기, 위엄을 유지하기.

할 수 있게 만들기(enabling)는 생활 변환과 생소한 사건을 해쳐나가도록 상대방을 촉진시키는 것이다. 이에 포함되는 내용은 다음과 같다 : 정보제공하기/설명하기, 지지하기/허용하기, 초점 맞추기, 대안 만들기/충분히 사고하기, 입증하기/피드백 주기.

신뢰 유지하기(maintaining belief)는 사건을 헤쳐 나가고 의미 있게 미래에 당면하는 상대방의 능력을 믿는 것이다. 이에 포함되는 내용은 다음과 같다 : 신뢰하기/자존감 유지하기, 희망이 있다는 태도를 유지하기, 실제적인 낙관론을 펴기, 끝까지 해내기.

이상의 다섯 가지 돌봄과정을 통해 돌봄의 정의가 귀납적으로 도출되었다. 돌봄은 "헌신과 책임감을 느끼게 하는 가치를 지닌 타인과 관계를 갖도록 하는 양육방법이다."

Swanson 자신의 돌봄이론을 더욱 발전시켜 돌본과정을 전체 구조내에서 설명하였다(Swanson, 1993). 즉, 각 돌봄과정은 돌봄의 구조 내에서 서로 연결되어 있는 통합적 요소로 작용한다. 따라서 Swanson에 따르면 인간의 기본적인 신뢰 유지에 바탕을 두고 있는 돌봄은 환자의 현실에 대해 알아가고, 정서적 신체적으로 함께 있어주며, 환자를 위해서 그가 할 수 있는 일을 용이하게 할 수 있도록 도움으로써 결과적으로 대상자의 웰빙을 도모해 준다. 〈그림 1〉은 이러한 돌봄의 구조를 설명해 주고 있다.

맺음말

Swanson의 돌봄이론은 돌봄 현상을 기술하고 분류하였으며, 돌봄구조를 제시하였다는 점에서 Dickoff & James가 구분한 이론의 수준 중 1단계인 요인분리이론 factor isolating theory에 해당된다.

Swanson의 돌봄이론이 지니는 유용성은 연구, 교육과 임상실무에서 증명되고 있다. Swanson 이론은 미국, 캐나다 등 여러 단체에서 전문직 간호실무의 이론적 기틀로서 받아들여지고 있다. 또한 유산한 여성을 위한 돌봄에 근거한 간호상담 프로그램이 개발되고 검증되었다. 이 돌봄이론을 적용함으로써 간호사는 대상자가 의사결정을 하도록 학습하고 능력을 갖추도록 최적의 환경을 만들어 주며, 이것이 대상자-간호사에게 영향을 주어 서로 신뢰하는 관계로 발전시킬 수 있다.

Swanson의 돌봄이론은 건강과 질병의 다양한 상황에서 더욱 발전하고 검증될 잠재력이 크다. 돌봄이론의 이러한 연역적 적용이 여성의 건강에 대한 돌봄에 근거한 중재의 효과를 드러내 주고, 궁극적으로 치유를 증진시키기 위한 돌봄의 능력과 건강 및 질병에 대한 인간의 경험에서 의미를 찾는데 도움이 되기를 기대한다.

참고문헌

Swanson, K. M.(1991). Empirical development of a middle range theory of caring. *Nursing Research*, 40(3), 161-166.

Swanson, K. M.(1993). Nursing as informed caring for the well-being of others. *Image : The Journal of Nursing Scholarship*, 25(4), 352-357.

임파워먼트 돌봄 모델: 의식 발전 과정으로서의 임파워먼트

Empowerment as a Process of Evolving Consciousness; A Model of Empowered Caring

Adeline R. Falk-Rafael

김 수 진

임파워먼트 돌봄 모델은 임파워먼트의 개념, 임파워먼트로 확인된 전략 및 실무에서 관찰된 임파워먼트 전략의 결과를 확인하기 위하여 보건간호사들을 대상으로 focus group 연구방법을 적용하고 명목집단기법을 사용하여 진행된 질적 탐색적 연구 결과로부터 도출되었다. 간호사와 실무에서 임파워먼트 된 것으로 확인된 대상자들을 면담했으며, 대상자들의 이야기가 임파워먼트 돌봄 모델과 일치하는지 조사하였다.

임파워먼트 돌봄 모델에서는 임파워먼트를 의식이 발전되어가는 과정으로 개념화하였다. 의식이 발전되어가는 과정이란 대상자의 잠재력이 실현되게 하기 위하여 자각, 지식 및 대상자가 적극적으로 참여할 수 있도록 대상자와의 상호작용기술이 증가되는 과정이다. 임파워먼트 돌봄 모델은 간호 실무에 근거하고 있고, 공중보건과 관련 간호이론에 대한 전체적인 접근과 일치하며, 간호 대상자들의 인식이 모델을 뒷받침하고 있다.

임파워먼트 돌봄 모델은 통합적 접근방법에 따른 상황조성이론 개발 단계 중 이론의 가정과 이론의 출처가 제시되지 않았으며, 본 고에서는 모델 개발과정을 설명하고 모델에 대하여 소개하고자 한다.

이론 개발과정

임파워먼트 돌봄 모델의 개발 과정은 이론의 시작단계, 개발과정, 통합 및 타당성 확인 단계로 구성된다.

시작단계

지난 15년간 임파워먼트 개념은 지역사회심리학, 건강교육, 건강증진, 그리고 간호학 등의 다양한 건강관련 학문에서 설명되어 왔다. 이들 학문분야에서 공통점은 임파워먼트를 인간이 지역사회 주민으로서나 건강관리 대상자로나 자가간호 관리자로서 자신의 삶에 힘을 발휘하는 것으로 이해하고 있다는 점이다. 그러나 임파워먼트가 이론적으로는 학문분야에 걸쳐 쉽게 이해되지만, 실무로 통합하는 것은 학문과 실무현장에서 초점을 무엇에 두느냐에 따라 변한다. 이 개념이 공중보건 –특히, 보건 간호실무–에서 어떻게 달라지는지를 이해하는 것이 중요하다.

건강관리에 임파워먼트 접근이 나타난 것은 1977년 Alma Ata 선언에서 일차 건강관리의 출현으로 거슬러 올라갈 수 있다. 선언문에서 건강은 사회정의의 문제로서 인식되었다. 즉, 건강은 인간의 기본권리일 뿐만 아니라 자신의 건강관리에 대한 계획과 실행에 참여하는 것이 인간의 권리이자 의무라고 인식되었다. 다음해에 임파워먼트는 '새로운 공중보건 new public health' 의 중요한 이데올로기로 규정되었고, Ottawa Charter의 건강증진의 정의인 '사람들이 건강을 증진시키고 관리할 수 있게 되는 과정' 과 동의어가 되었다. 보건간호사들의 자신의 실무에 대한 검토로부터 도출된 임파워먼트 모델은 Freire의 철학과 일치한다. 이 모델의 많은 부분에서 critical consciousness가 건강과 관련된 상황에 공통적으로 적용된다. 일차 건강관리를 포함하여 "새로운 공중보건" 의 신조가 Freire의 철학에서 유래하였기 때문에, 이 모델이 평등, 가능성, 자기결정과 같은 원칙과 일치한다.

Canada의 Ontario에서는 공중보건기구가 건강증진에 초점을 두어야한다고 규정하였고, 1983년 Health Protection & Promotion Act가 통과된 이후, 간호사를 포함한 공중보건 관련 전문가들의 업무에 임파워먼트가 강조되었다.

공중보건 관련 논문에서 임파워먼트가 두드러지게 나타나는 것과 대조적으로 실무에서 그 의미를 발전시키기 위한 연구는 매우 제한되었고, 다른 분야에서의 연구들이 도움이 되는 정보를 제공하고 있다. 이와 유사하게 개인의 임파워먼트의 심리적 결과(예 ; locus of control과 자아 인식 증가)에 초점을 둔 연구들이 공중보건 실무에 도움이 되었다.

임파워먼트는 공중보건 관련 문헌에서 뿐만 아니라 간호학에 있어서도 인기 있는 주제이다. 연구자들은 실무자들이 보건 간호실무의 여러 측면들을 임파워먼트로 기술하는 것을 발견하였다. 그러나 실무자들이 임파워먼트를 어떻게 개념화하고 조작화하는지, 그리고 대상자들이 어떻게 임파워먼트를 보건간호실무로 인식하는지는 거의 파악되지 않았다.

임파워먼트 모델 개발자들은 보건간호사와 대상자들의 임파워먼트에 대한 실제적 의미를 확인하기 위하여 다음과 같은 연구 질문을 제시하였다. 1) 보건간호사는 임파워먼트를 무엇이라고 이해하는가? 2) 보건간호사는 실무에서 개인, 그룹 및 지역사회의 임파워먼트를 촉진하기 위해 어떤 전략을 사용하는가? 3) 보건간호사들이 확인한 임파워먼트의 결과는 무엇인가? 4) 보건간호사들이 확인한 임파워먼트를 대상자들은 간호 실무에서 어떻게 경험하는가?

개발과정

보건간호사를 대상으로 포커스 그룹토의 방법을 사용한 질적 연구를 통해 임파워먼트의 개념, 임파워먼트함으로써 확인된 전략, 실무에서 간호사들이 얻은 임파워먼트 전략의 결과를 확인하였다. 그 다음 질적연구 결과에 근거하여 이론개발이 시작되었고 변화해가는 의식적 과정으로서 임파워먼트를 개념화한 모델을 개발하였다.

연구는 질적 탐색적 연구 설계를 사용하였다. 연구윤리 승인과 기관의 승인을 받은 후에, 9개 focus group에 참여할 보건간호사들을 모집하였다. 24명의 여자 보건간호사들이 연구에 참여하였고, 이들의 근무경력은 평균 21.6년이었으며, 보건간호사로서의 근무경력은 평균 14.2년이었다. 현재의 직장에서 평균 8.7년 근무하였고, 학사학위 소지자가 가장 많았다. 한 명만이 석사학위를 가지고 있었고, 6명은 post-basic diploma 소지자이었다.

크게 3개로 focus group이 분류되어 각 기관에서 진행되었고, Ontario 남서부의 시골과 도시의 간호사로 혼합하여 구성되었으며, 한 가지 연구 질문에 대하여 각각 대답하도록 하였다. focus group의 크기는 5~9명이었고, 참가자들은 세 그룹에 모두 참여할 수 있으며, 총 대상자 24명 중 17명이 세 그룹에 참석하였다.

집단구성원들이 수동적으로 참여하지 않고 집단에서 침묵이 발생하지 않으며 보다 평등한 분위기에서 모든 참여자들이 동등한 발언권을 가질 수 있도록 하게 하기 위하여 명목집단기법을 사용하였다. 첫 번째 단계에서는 참여자들이 개별적으로 질문에 대한 자신의 생각을 제시하였다(예; 대상자를 임파워먼트 시키기 위하여 당신은 실무에서 어떤 일을 하는가?). 한사람씩 아이디어를 차례로 제시하고, 플립차트에 모든 아이디어들을 기록하고, 그 다음에 이들에 대하여 설명하고 토의를 하였다; 이때 유사한 항목은 합하고 불필요한 항목은 제거하였으며, 그 다음에 참가자들은 중요한 항목들의 순위를 정하였다. focus group은 음성녹음을 하지 않고 연구자가 field note에 기록하였다. focus group자료는 마지막으로 순위 매겨진 항목들, 최종적 순위가 나오기까지의 과정에 대한 플립차트기록과 현지노트로 구성되었다.

통합

focus group data는 ethnograph software를 사용해 작성되었다. focus group 미팅의 구조를 임파워먼트의 특성, 전략, 결과로 조직하였다. data의 부분들을 부호화하기 위하여 부호집을 개발하였다. 비슷한 부호들을 연결하고 보다 높은 수준의 추상성으로 조직하기 위하여 소프트웨어의 "family tree"를 사용하였다. 부호화된 부분들은 단일 부호가 합해지는 것이 보여질 수 있도록, 그리고 이러한 자료들로부터 모델이 도출되는 것이 보여질 수 있도록 인쇄되었다. 참여대상자들의 면담내용이 녹음된 테이프는 같은 과정을 거쳐서 같은 부호집을 사용하여 옮겨 쓰여지고 부호화되었다. 그리고 면담자료는 Richards & Richards의 "data-theory boot-strapping" 과정을 적용하여 모델 도출을 설명하였다.

개발된 모델은 간호사가 실무에서 임파워먼트 되어졌다고 확인된 환자와의 면담을 통해 공유되고 타당성이 검증되었다. 이 단계에서는 연구 질문에 대한 답변을 얻기 위해 목적적 자료수집방법을 사용하였다: 대상자들은 간호사가 임파워먼트라고 확인한 간호행위를 어떻게 경험하는가? 각 기관의 마지막 미팅에서, 연구에 참여한 간호사들에게 간호실무를 통해서 임파워먼트 되어졌다고 생각하는 대상자들에게 나누어 줄 연구에 대한 소개, 참여자 동의서 및 회신용 봉투를 배부하였다. 연구에 참여하기를 동의한 대상자들은 참여 동의서를 직접 연구자에게 보냈다.

보건간호사의 대상자로서의 경험을 알아보기 위하여 focus group에서 확인된 전략과 결과에 근거한 면담지침을 개발하였다. 대상자가 특별한 의미를 갖지 않도록 하기 위하여 "임파워먼트"라는 단어에 대하여 대상자에게 서면이나 구두로 어떤 정보도 제공하지 않았다. 대상자가 보건간호사와 관계 맺은 내용에 대하여 광범위한 질문을 하였고, 대상자들에게 도움이 되었던 경험이 있는지 자세한 질문을 하였다.

보건간호사가 확인한 임파워먼트의 결과를 생각할 수 있도록 자극하기 위하여, 간호사가 자신의 건강관리에 참여하여 생긴 결과에 있어서의 변화정도를 5점 척도 상에서 어느 정도인지 참여 대상자들이 표시하도록 하였다. 그리고 만일 변화가 있었다면, 대상자들이 실례를 들어 이야기하도록 하였다.

마지막으로, 참여 대상자들에게 보건간호사의 임파워먼트와 관련된 그 이외의 다른 결과가 있는지 질문하였다. 대상자들이 선택한 장소(보통 집)에서 평균 1시간 정도 면담을 실시하였다. 모든 설문은 서면 동의와 함께 음성녹음테이프로 녹음되었다.

타당성 확인

- 본 연구 결과는 1996년 Jackson등의 연구 결과와 매우 유사하다.
  - 본 연구에서는 임파워먼트 전략을 3개의 카테고리로 분류하였다; 즉, 존중하고 긍정적이며 지지적인 접근법 사용, 대상자의 관리 능력 촉진 및 정보 제공과 기술 개발이다. 임파워먼트 모델에서 간호사에 의해 파악된 특별한 전략은 옹호, 신뢰 형성 및 장점에 초점을 두는 것이며, 이는 Jackson등의 연구결과에서도 분명히 나타났다. Jackson등의 연구결과에서 임파워먼트 지표는 6개의 카테고리로 분류 된다; 즉, 관리능력의 증가, 지식과 기술의 습득 및 적용, 다른 사람과의 관계 개선, 의사 결정과 문제해결 기술, 목표 설정 및 성취 능력 및 자원에 대한 접근 및 효과적 활용이다. 비록 본 연구와 다르게 분류했지만 매우 유사하다.
- 본 연구 결과와 다른 연구나 문헌에서 설명한 임파워먼트 간에 몇 가지 차이점을 발견할 수 있다. 그러나 이러한 차이점의 특성은 내용보다는 강조하는 것에 대한 것이다.
  - 그 한 예가 본 연구에서 관계가 매우 두드러지게 나타났다는 점이다. 즉, 임파워먼트 과정의 필수적 상황이며 임파워먼트를 발전시키고 유지하기 위한 간호사의 노력에 초점을 둔 점에서 관계가 두드러지게 나타났다. 그리고 다른 모델에서와 같이 상호관계가 관계의 중요한 면으로 나타난 것이 이 모델의 특징이다.
- 마지막으로 본 연구에서 임파워먼트의 초점은 임파워먼트 촉진뿐만 아니라 임파워먼트 되어가는 과정이라는 것이다.
  - 본 모델과 다른 모델들 간에 가장 중요한 차이점은 이러한 강조에 관한 것이다.

즉, 나선형의 임파워먼트 발전과정에서, 자각의 증가, 대상자의 적극적으로 참여를 위한 상호작용 및 지식과 기술의 개발이다.

- 임파워먼트를 의식이 발전되어가는 과정으로 개념화하는 것은 자각, 의도나 자유 의지, 창조성을 강조하는 의식에 대한 현대의 정의와 일치한다. 또한 이러한 이해는 의식의 전개를 발전양상으로 설명한 Newman의 이론에 의해 지지되고 있다. 즉, Newman의 이론에서는 의식이란 "환경과 함께 상호작용하는 체계의 정보제공 능력"이며, 이는 자각과 확장하는 우주와 상호연결성을 포함하고 있다. 의식은 많은 간호이론들과 논문에서 일반적으로 매우 두드러지게 나타나는 개념이 되어왔다.

• 본 연구와 Jackson등의 연구 간의 강조의 차이점은 아마 두 연구의 참여자들이 서로 다른 학문 분야에 초점을 맞춘 것일 것이다.

- 본 연구에서 관계의 중요성은 일반적인 간호실무와 특히 간호사의 건강증진 실무에 대한 관계의 중심적 역할을 반영한다. 또한 간호사들이 자신의 역할을 임파워먼트 촉진자로 개념화하는 것은 상호관계를 강조하고 대상자의 역량 강화에 초점을 둔 보건간호의 접근법과 일치한다. 건강증진에 있어 간호사와 대상자 모두의 적극적 역할을 강조하고, 건강목표를 달성하는데 있어 간호사의 전문성이 대상자를 지지하기 위한 유능한 자원이다는 인식이 실존적 옹호, 초개인적 돌봄, 및 임파워번트 돌봄의 중심적 특징이다.

• 임파워먼트 돌봄의 존재론은 간호사와 대상자 모두 성장하고 변화하는 것 뿐만 아니라 둘 다 동등한 관계가 가능하다는 점이며, 이것이 이 모델의 핵심이다. 임파워번트 돌봄의 윤리적인 면은 임파워먼트에는 사회적 정의와 공평성이 포함된다는 간호사의 주장에 잘 나타나 있다. 임파워먼트 돌봄의 인식론은 과정의 되풀이 효과 때문에 임파워먼트를 촉진시키기도 하고 상승시키기도 한다는 임파워먼트의 상호의존적 신조인 지식에 분명히 나타나 있다.

이론 소개

• 임파워먼트 돌봄 모델은 임파워번트를 의식이 발전되어가는 과정으로 개념화하였다. 의식이 발전되어가는 과정이란 대상자의 잠재력이 실현되게 하기 위하여 자각,

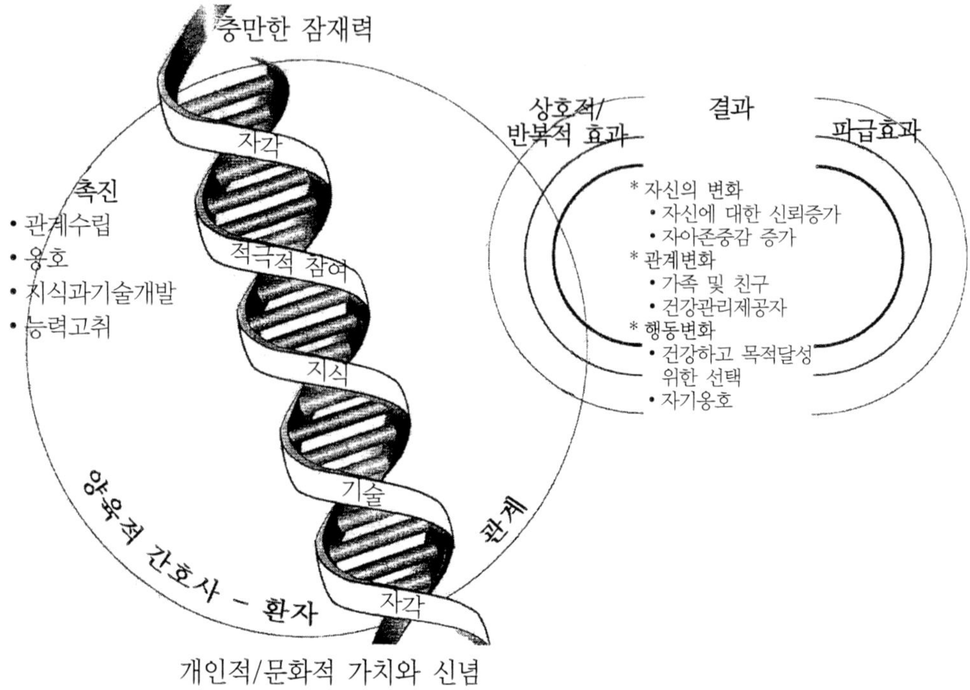

그림 1. 의식 발전 과정으로서의 임파워먼트

SOURCE: From "Empowerment as a process of evolving consciousness: Model of empowered caring" by A. R. Falk-Rafael, 2001, *Advances in Nursing Science,* 24(1). Reprinted by permission.

지식 및 대상자가 적극적으로 참여할 수 있도록 대상자와의 상호작용기술이 증가되는 과정이다.

- 임파워먼트 돌봄 모델은 3개의 개념으로 이루어졌다. 즉, 임파워먼트의 개념, 임파워먼트로 확인된 전략 및 실무에서 관찰된 임파워먼트 전략의 결과이다〈그림 1〉.

임파워먼트의 개념

보건간호사들의 임파워먼트에 대한 개념화

- 임파워먼트는 자신이 갖고 있는 모든 잠재력을 실현하는 적극적이고 내적인 과정이다.
- 임파워먼트는 자신의 문화적·종교적·개인적 신념체계가 밑바탕이 되어, 양육적인 간호사–환자 관계 안에서 일어난다.

- 대상자가 자신의 임파워먼트에 적극적으로 참여하는 것이 반드시 필요하기 때문에, 임파워먼트는 창조되는 것이 아니라 오직 촉진하는 것이다.
- 임파워먼트란 사회적 정의와 평등의 문제이며, 그렇게 되도록 하는 것이 보건간호사의 책임이다.
- 자각의 증가가 임파워먼트 과정에서 매우 중요하다.
  자각은 3부분으로 이루어진다. 즉, 자기 자신의 강점과 한계에 대한 자각, 개인과 가족의 건강 문제를 관리할 권리와 건강에 직접 영향을 주는 의사결정에 대한 자각, 그리고 건강과 건강관리에 영향을 미치는 사회적·정치적 요소에 대한 자각이다. 자각의 증가와 적극적인 참여는 서로 상호작용하여 지식과 기술이 증가시킨다. 그리하여 대상자가 올바른 선택을 할 수 있게 할 뿐만 아니라, 바람직한 결과를 획득하고 건강 목표를 달성하는데 성공할 수 있게 한다.
- 임파워먼트 되어가는 과정의 근원은 바로 대상자 자신이다.
  임파워먼트가 처음에는 안에서 시작하지만, 대상자와 상호작용하는 다른 사람들이나 가족들에게 긍정적으로 영향을 미치는 "파급 효과"를 갖고 있다. 그리고 그 영향은 밖으로 퍼질 뿐만 아니라 대상자나 간호사에게 되돌아온다. 즉, 상호작용 효과로 인하여 대상자의 임파워먼트를 통해 간호사 자신이 임파워먼트 된다.
- 임파워먼트는 반복되는 효과가 있다.
  즉, 임파워먼트가 더욱 발전되는 것은 대상자의 임파워먼트 결과 중의 하나이다.

보건간호사의 임파워먼트 활동

보건간호사가 확인한 임파워먼트 활동의 특성

- 양육적 관계가 임파워먼트 과정의 필수적인 요소이다.
- 임파워먼트 접근은 대상자 중심이어야 한다.
- 대상자중심의 접근에서는 대상자와 함께하는 장소와 시간에 관한 융통성이 필요하다.

보건간호사와 대상자가 확인한 임파워먼트 활동의 4가지 카테고리

신뢰 관계의 발달

- 상호관계

- 존중, 존엄성 강화, 공감, 비 판단적 태도, 안전한 환경 조성
- 진실성
- 연속성

옹호

정보제공과 기술개발

- 간호사의 전문적 지식
- 다양한 교육방법
- 지지와 긍정적 강화
- 권리 주장

능력 고취

- 지지와 격려
- 반영적 경청과 감정이입적 접근
- 책임감 부여

대상자의 임파워먼트 결과

대상자의 임파워먼트 결과의 세 가지 카테고리

자신의 변화

- 자신에 대한 신뢰와 자아 존중감 증가
- 상황의 긍정적 재구조화
- 창조적, 에너지, 위험 감수

다른 사람과의 관계 변화

- 가족 및 친구
- 건강관리 제공자
- 신뢰 증가
- 자신의 건강 주도

행동의 변화

- 건강한 선택
- 자신에 대한 효과적인 옹호
- 목표 중심적이고, 목적이 있는 행동
- 책임, 환경 변화 노력

간호사들이 확인한 임파워먼트 결과(대상자들의 이야기)

- 간호사와 관계를 맺은 이후에 다른 사람들에 대한 자신의 생각과 감정을 표현할 수 있게 되었다. 그리고 그와 함께 대상자들이 감수해야 할 위험도 그만큼 늘어났다고 하였다.
- 간호사들이 자신감을 되찾아주면서 자신에 대한 신뢰가 증가하였다고 하였다.
- 지식이 증가하고 대화기술과 같은 기술이 증가되면서 자신에 대한 신뢰가 증가한다는 것을 느꼈다고 하였다.
- 전보다 힘을 갖게 되었다고 느끼고 있었지만 예를 들어 상세히 설명하지는 않았다.
- 보다 긍정적인 방법으로 상황을 재구성 할 수 있게 된 것에 대해 동의하였다.
- 간호사는 대상자가 가족이나 친구와의 관계가 발전되었다는 것을 관찰하였으며, 대상자들의 이야기에도 같은 내용이 남겨 있었다.
- 간호사들이 설명한 파급효과의 사례를 제시하였다.
- 간호사들에게 갖게 된 신뢰감에 대해 언급했지만, 다른 건강관리 제공자들에 대해 신뢰가 높아졌다고 한 대상자들은 극소수이었다.
- 보건간호사와 관계를 맺으면서 건강 관련 행동이 전체적으로 혹은 부분적으로 변화되었다고 기술하였다.
- 건강관리 제공자와 함께 있을 때 적극적인 역할을 수행할 뿐만 아니라 스스로 보다 주도적인 역할을 하는 식으로 자신의 건강에 대하여 자신이 책임을 진다고 하였다.
- 개인적인 목표와 건강 관련 목표에 대하여 이야기하였다.
- 간호사들의 임파워먼트 돌봄 행동의 영향으로 대상자들의 삶이 긍정적으로 변하고 힘을 얻게 되었다는 것이 밝혀졌다.

그밖에도 보건간호사가 임파워먼트 된 대상자와 관계를 맺으면서 나타난 많은 결과들이 대상자들의 이야기 속에 분명히 나타나 있었다. 그러나 보건간호사의 경험과 관련되어 임파워먼트가 높아진 것이 어느 정도인지 항상 분명한 것은 아니며, 일상적인 행동패턴을 나타내는 것이 어느 정도인지는 분명하지 않다.

맺음말

간호실무는 다양한 형태의 지식으로 이루어진 지식기반체가 뿌리를 두고 있음이 분명하다; 그러나 실무에서 이론과 실무가 서로 어느 정도 알고 있는지는 조사되지 않았다. 마찬가지로 대상자의 임파워먼트의 상호작용 효과 이외에 간호사들이 스스로 임파워먼트되었다고 느끼는 정도도 알려지지 않았다. 그들 자신이 임파워먼트되지 않은 간호사는 다른 사람들의 임파워먼트를 촉진하는 데 있어 효과적이지 못하다. 간호사의 힘의 원천이 본 연구에서 특별히 확인되지 않았지만, 그들의 보고에 임파워먼트의 수동적 의미와 능동적 의미가 나타나 있다.

본 연구는 임파워먼트에 대한 보건간호사의 견해에 대상자의 인식을 추가했다. 비록 대상자가 집단이나 단체가 아닌 5~6명의 개인이며 참여 대상자의 수가 적은 점이 한계이지만, 그들의 시각은 추상적인 개념에 풍부함과 실존적 의미를 더해 주었다. 참여자들은 간호사들이 확인한 모든 전략을 보고하지 않았고, 간호사가 확인한 모든 결과가 표본에 다 나타나지는 않았다. 그러나 참여자들의 보고는 간호사의 견해와 크게 다르지 않았고 간호사의 견해를 지지하고 때로는 보강하였다. 간호사들이 파악한 전략들은 많은 부분 대상자들이 경험한 것들이었고, 간호사들이 파악한 많은 임파워먼트 결과와 지표는 대상자의 보고에 분명하게 나타나 있다. 대상자와 간호사가 어느 정도 관계를 맺고 있는지 항상 분명한 것은 아니다. 그러나 본 연구의 목적은 관계의 원인과 결과를 파악하는 것이 아니라 임파워먼트에 대한 간호사와 대상자의 관점을 파악하는 것이다.

앞으로 간호와 보건간호에 있어 임파워먼트 개념을 더욱 발전시키기 위한 연구가 필요하다. 본 연구로부터 도출된 임파워먼트 돌봄모델은 공중보건에 대한 전체적 접근과 일치하고, 본 연구에 참가한 적은 수의 대상자들의 인식이 이를 지지해주고 있으며, 임파워먼트 돌봄의 많은 측면을 요약하고 있다. 앞으로 이 모델을 검증하기 위하여 다양한 대상자 집단과 더 큰 규모의 표본을 대상으로 한 연구가 이루어지게 되면 간호와 공중보건에 중요한 기여를 하게 될 것으로 생각된다.

참고문헌

Falk-Rafael, A. R.(2001). Empowerment as a Process of Evolving Consciousness; A Model of Empowered Caring. *Adv Nurs SCi*, 24(1), 1-16.

Richards, T. J., Richards, L.(1994). Using computers in Qualitative research. In: Denzin, N. K., Lincoln, Y. S., eds. *Handbook of Qualitative Research*. Thousand Oaks, CA: Sage.

Jackson, S., Varon, V., Cleverly, S., et al.(1996). *Public health practitioners' Perspectives on empowerment: Definition, strategies and indicators*. North York, ON: North York Community Helath Promotion Research Unit; 1996.

Newman, M. A.(1990). Newman's theory of health as praxis. *Nurs Sci Q*, 3(1), 105-106.

돌봄효율성 모델

Caregiving Effectiveness Model

Carol E. Smith, Karen Pace, Chiemi Kochinda, Susan V.M. Kleinbeck, Julie Koehler, and Sue Popkess-Vawter

강 경 아

Smith와 그 동료들이 개발한 돌봄효율성 모델은 2002년 Advances in Nursing Science 저널 25권 1호에 발표되었다. 돌봄효율성 모델은 가족구성원에 의해 제공되는 의료기계 의존적 가정간호(technology-based home caregiving)의 결과를 설명하고 예측하기 위해 개발되었다. 돌봄 효율성(caregiving effectiveness)은 가족에 의해 신체적, 정서적 돌봄이 제공되고 결과적으로 최적의 환자 상태와 가족의 안녕이 유지되는 것을 의미한다. 의료기계 의존적 치료는 신체의 기능과 생명유지를 위해 가정간호와 기계장치에 의존하는 것으로 정의된다. 돌봄효율성 모델은 Roy의 적응모델을 근거로 보다 구체적인 모델 개념들이 발전되었다. 이론검증은 복합적인 의료기계에 지속적으로 의존하며 가정간호를 받아야 하는 환자를 돌보는 가족 구성원들을 대상으로 3편의 전향적(prospective), 종단적(longitudinal) 연구를 통해 이루어졌다. 이 과정에서 개념적인 비평과 통계적 절차가 설명되고, 모델에서 창출된 간호 중재 유도과정과 간호지식 개발을 위한 타당화 과정이 소개된다. 마지막으로 모델의 제한점과 추후연구를 위한 제언을 제시하고 있다.

다음은 Integrative approach의 각 단계에 따라 돌봄효율성 모델 개발과정을 소개하였다.

이론의 가정

돌봄효율성 모델은 의료기계 의존적인 환자와 가족의 안녕과 삶의 질을 최대화 하는 간호중재가 가능하도록 시도한 모델로서, 대상자 돌봄에 대한 총체적인 견해를 취하고 있으며 이 모델의 기초가 되고 있는 4가지 기본 가정은 다음과 같다.

첫째, 복잡한 의료기계 의존적인 가정 간호 돌봄은 스트레스가 되고 일상적인 가족의 활동을 저해한다는 가정이다. 의료기계를 사용하는 가정간호 대상자는 매일 규칙적인 돌봄과 정확한 치료계획이 중요하다. 의료기계 의존적인 환자는 자주 만성상태가 악화되거나 입원을 요하는 치료의 부작용이 발생하고 여러 가지 가정간호 서비스를 필요로 한다.

둘째, 가족들은 입원치료보다 의료기계 의존적 가정간호 돌봄을 선호한다는 가정이다. 환자와 가족들은 돌봄 요구와 의료지식, 의료기계 오작동에 관한 두려움, 복잡한 장비와 기계를 설치하는데 적합하고 안전한 환경 조성을 위한 집안 리모델링 등 많은 부담이 있음에도 불구하고 가정간호를 선택한다.

셋째, 모델 개념들은 환자와 돌봄제공자 및 간호실무 상황에 근거하고 있다는 가정이다. 모델에서 개념간의 관계는 의료기계 의존적인 대상자를 돌보는 산 경험에 관한 면담 자료에서 도출되었다. 개념에는 환자와 돌봄 제공자의 삶의 질 그리고 건강상태와 관련된 돌봄 제공자와 가족의 특성이 포함된다. 간호사는 돌봄 제공자와 환자간의 상호작용에 영향을 미치고 결과적으로 간호와 가족 돌봄 제공자의 결과에 영향을 미친다. 이 가정은 가정간호사가 긍정적인 돌봄과 환자 결과에 도움을 주는 간호 중재를 개발해야 한다는 점을 명시하고 있다.

넷째 가정은, 말기 환자 또는 인지기능에 이상이 있는 노인 환자에 관한 이론 또는 모델은 의료기계 의존적인 환자에게는 적합하지 않다는 점이다. 의료기계 의존적인 가정간호 대상자는 말기환자 또는 허약한 노인들과는 특성이 다르다. 왜냐하면 이들은 만성적 질병상태가 매우 놀랍게 향상 될 수도 있고 자가 간호나 의사결정에 참여할 수 있기 때문이다. 의료기계 의존적인 대상자를 돌보는 가족을 위한 모델은 최근 문헌에 보고되지 않았다.

이론의 출처

최근 간호이론과 타학문의 이론

처음에 돌봄효율성 모델 구조와 개념은 Roy의 적응모델의 영향을 받았다. 그 다음 돌봄 제공에 대한 개념분석을 통해 재정리 되고 서술적 연구결과를 근거로 모델의 윤곽이 구성되었다. 의료기계 의존적 환자와 돌봄 제공자를 대상으로 한 서술적 연구를 통한 면담 자료를 통해 Roy(1991)의 적응모델보다 발전된 구체적인 모델 개념들이 확인되었다. 예를들어 Roy의 상호의존성(interdependence)모델은 '사랑, 존경, 가치를 주고받는 것과 관련된 상호작용' 에 초점을 둔다. 의료기계 의존적 돌봄(technology – based caregiving)에서 상호 의존성은 보다 명확하다. 즉 서술적 연구를 통해 확인된 돌봄을 주고받는 상호작용 개념은 Roy의 포괄적인 심리적 개념보다 좀 더 구체적이다. 가족들이 매일 요구되는 신체적 돌봄과 더불어 의료기계 의존적인 환자를 돕게 되는 다양한 동기를 관찰한 점은 Roy의 환경개념 정의보다 훨씬 구체적이다. 처음 도출된 모델이 점차 발전되어 의료기계 의존적인 돌봄 제공 맥락에서의 적응 개념과 관련성들이 확인되었다.

문헌고찰

돌봄효율성 모델의 기본가정은 가정간호 돌봄에 관한 여러 문헌고찰을 근거로 도출되었다. 이에 관련된 문헌으로 의료기계와 가정간호 및 삶의 질 관련문헌(Smith, 1995; Smith, 1996), 뇌졸중 환자의 가정간호 예측요인 관련문헌(Evans, Bishop, & Haselkorn, 1991), 비경구영양 환자의 가정간호 관련문헌(Van Gossum, Bakker, & Bozzetti, 1997), 인공호흡기에 의존하는 환자의 가정간호 관련문헌(Findeis, Larson, Gallo, & Shekleton, 1994; Sevick, Sereika & Matthews, 1994), 노인 및 만성질환자를 위한 가정간호 관련문헌(Biegel, Sales, & Schulz, 1991; Given & Given, 1991; Schumacher, Stewart, & Archbold, 1998), 간호와 이론적 지식체 개발 관련문헌(Hinshaw, Gerber, Atwood, & Allen, 1983; Meleis, 1997; Chinn & Kramer, 1999) 등이 조사 분석되었다. 또한 Roy(1991)의 적응이론이 돌봄효율성 모델구성의 배경이론이며, 이론 개발자의 선행연구(Smith, Giefer, & Bieker, 1991; Smith, Moushey, Ross, & Giefer, 1993; Smith, 1994; 1999; Smith, Kleinbeck, Boyle, Kochinda, & Parker, 2002)를 근거로 보다 구체적인 모델이 개발되었다.

이론의 타당성 검증을 위해 세 편의 연구(Smith, 1994; 1999; Scott, 2001) 외에 다수의 선행문헌들이 고찰되고 비교분석되었다(Becker, 1992; Seiford & Ahn, 1993; Becker & Schram, 1994; Fernengel, 1994; Lenz, Pugh, Milligan, Gift, & Suppe, 1997; Smith, Kleinbeck, Fernengel, & Mayer, 1997; Smith, Stone, & Hurewitz, 1999; Smith & Curtas, 1999; Cassel, 2000; Curtas, Smith, Seidner, & Steiger, 2001; Scott & Arslanian-Engoren, 2002).

연구, 교육, 실무 분야의 자료와 경험

이론 개발자의 선행연구결과는 구체적인 돌봄효율성 모델의 이론적 근거가 되었다(Smith, Mayer, Parkhurst, Perkins, & Pingleton, 1991; Smith & Giefer, & Bieker, 1991; Smith, Moushey, Ross, & Giefer, 1993; Smith, 1994; 1996; 1999; Smith, Kleinbeck, Fernengel, & Mayer, 1997; Smith & Curtas, 1999; Smith, Stone, & Hurewitz, 1999; Curtas, Smith, Seidner, & Steiger, 2001; Smith, Kleinbeck, Boyle, Kochinda, & Parker, 2002). 또한 이론개발에 참여한 동료들은 교육 및 연구분야의 전문가들이다.

이론 개발과정

Smith와 그 동료들이 개발한 돌봄효율성 모델 개발과정을 시작단계, 개발과정, 통합, 이론의 타당성 확인 및 정련화 과정에 따라 단계적으로 설명하면 다음과 같다.

시작단계

돌봄효율성 모델은 의공학의 발달, 소비자의 요구, 노인인구 증가와 더불어 가정 의료기계 장치에 의존하는 환자의 수가 계속해서 빠른 속도로 증가하고 있는 현사회적 배경에 근거하여 개발되었다. 돌봄효율성 모델의 구조와 개념은 Roy의 적응모델의 영향을 받았으며, 의료기계 의존적인 가정간호 관련 문헌고찰, 연구개발자의 선행연구 및 면담자료를 통해 모델의 기초가 되는 4개의 기본가정과 모델 구조가 도출되었다.

개발과정

돌봄효율성 모델 개발 과정을 아래에 정리하였다.

돌봄효율성 모델 개념

〈그림 1〉의 윗부분에 제시된 것과 같이 첫 모델의 개념들은 선형적이고 설명적인 구조로 조직화 되었다: 돌봄관련개념(caregiving context concepts) + 적응관련개념

(adaptive context concepts) = 돌봄효율성 결과개념(caregiving effectiveness outcomes concepts). 모델 개념들은 범주화 되어 배열되었고 왼쪽열의 개념들은 돌봄관련개념으로 명명 되었고, 가운데 열은 적응관련개념으로, 오른쪽 열의 돌봄 제공자/환자의 임상적 측정 내용들은 돌봄효율성 결과개념으로 명명 되었다. 구체적으로, 처음 모델에서 돌봄효율성 결과는 환자(patient)와 돌봄 제공자(caregiver)의 삶의 질(quality of life), 환자상태(건강상태)(patient condition(health status)), 의료기계 부작용(technological side effects)이다. 오른쪽 열의 개념들은 흔히 모델의 임상적 일치성을 확인할 수 있는 환자와 돌봄 제공자의 결과를 측정하고 있다. 〈그림 1〉 모델의 왼쪽 열에서 환자에게 복잡한 가정 간호를 제공하기 위한 돌봄관련개념은 돌봄특성(caregiving characteristics), 돌봄을 주고-받는 상호작용(caregiving/care-receiving interactions), 간호사에 의한 환자교육(patient education)으로 구분된다. 돌봄관련개념은 내재적인 요인이며 적응관련개념의 선행요인이고 적응관련 개념단계에 영향을 미치는 요인이다. 가운데 열의 적응관련 개념은 가족의 경제적 안정성(family economic stability), 돌봄 제공자의 건강상태(caregiver health status), 가족 적응(family adaptation), 돌봄에 대한 반응(reaction to caregiving) 개념을 포함한다. 재정적 요인, 의료기계에 대한 가족 적응과 같은 적응관련개념은 면담자료에서 기록된 매일의 돌봄에서 반복적으로 분명하게 나타난 주제들이다.

또한 이 개념들 각각은 다른 돌봄 연구에서 가정간호의 결과로서 그 적절성이 확인되었다.

〈그림 1〉의 화살표는 굵은 괄호 이전의 돌봄 및 적응 관련 개념들간의 관계를 설명하고 있으며 또한 결과에서 모든 돌봄 및 적응 관련개념들의 효과를 나타내준다. 또한 이 화살표들은 초기 연구에서 처음으로 확인된 가설들을 나타내며 이 가설들은 그 다음 모델 검증을 통해 반복적으로 확인되었다. 돌봄과 적응 관련 개념 측정 자료는 돌봄 제공자에게서 얻어지고 결과 자료는 (돌봄 제공자의 삶의 질 제외) 환자에게 수집된다. 또한 이 모델에서는 환자 결과(삶의 질(quality of life), 환자상태(patient con-dition), 의료기계 부작용(technological side effects))와 돌봄 제공자의 삶의 질에 대한 돌봄 제공의 효과를 나타낸다.

모델 개념을 위한 경험적 근거(empirical referents)

경험적 근거(측정 또는 도구)는 개념을 조작적으로 정의하는 것이다. 경험적 측정은 심리적, 임상적으로 잘 설정된 기준에 근거하여 선정된다. 면담을 통해 확인된 가족의 가정간호 경험은 도구 항목에 반영되고 개념적 타당도 검증을 통해 재확인된다.

기존 예비연구에 근거하여 볼 때 핵심적인 돌봄 제공자 특성 개념은 돌봄 제공을 위해 요구된 시간과 가정 간호를 제공하기 위한 돌봄 제공자의 동기이었다. 동기를 측정하기 위한 도구는 돌봄 제공유형을 예측하기 위한 광범위한 사회·심리적 연구결과에 근거하여 선택되었다. 돌봄을 주고-받는 상호작용 개념은 돌봄 제공자와 환자의 관계의 질로 정의되며 이것은 상호 호혜성(mutuality)으로 측정되었다. 상호 호혜성은 허약한 노인 환자와 같은 집단연구에서는 돌봄 제공자 역할 긴장(care-giver role strain)을 예측하게 한다. 가정간호를 위한 환자교육은 환자의 신체적, 정서적 요구, 가정 서비스와 돌봄 제공으로 인한 스트레스를 관리하기 위한 돌봄 제공자의 준비성으로 측정되었다. 적응관련개념 측정은 연구문헌에서 도출되었다(〈표 1〉에 예가 제시되었다). 이 모델이 환자 돌봄의 영향을 파악하기 위해 고안 되었으므로 세 개의 환자 결과를 제외하고, 모든 준거들은 돌봄 제공자의 반응과 속성을 측정한다.

의료기계 부작용 결과 개념은 각 모델검증을 위해 전문적인 사용용도에 따라 연구대상자에게서 측정된다. 예를들면 가정에서 비경구 영양 주입 의료기계 부작용은 중심 정맥관 감염으로 측정되고, 가정 인공호흡 기계를 달고 있는 대상자의 부작용은 호흡기계 감염여부로 측정한다. 각 의료기술의 구체적인 결과를 측정함으로써 임상 활용성과 모델의 일반화를 입증하게 된다. 환자 상태는 간호사가 측정하였다. 모델 개념들 간의 관계 진술은 기초예비연구의 면담자료에서 확인된 주제와 초기에 시도한 서술적 연구에서 확인된 개념간의 상관관계에서 도출되었다.

모델의 관계진술은 개념들을 연결하는 화살표로서, 〈그림 1〉에 제시되었다. 이 관계진술을 실증적으로 검증하기 위해 사용된 명제와 측정 예는 〈표 1〉에서 설명하고 있다.

논리적 적합성과 준거관련 타당도 분석과정

논리적 적절성은 모델개념이 서로 밀접한 관련이 있게 조직되었는지, 모든 개념이 이론과 부합되는지 검사하는 과정이다. 과거 National Association for Home Care 대표자들을 포함하여 가정간호에 익숙한 간호심사자들이(Nurse reviewers) 모델의 논리적 적절성을 평가하였다. 돌봄 이론과 통계적 모델 검증에 대한 연구 자문가들

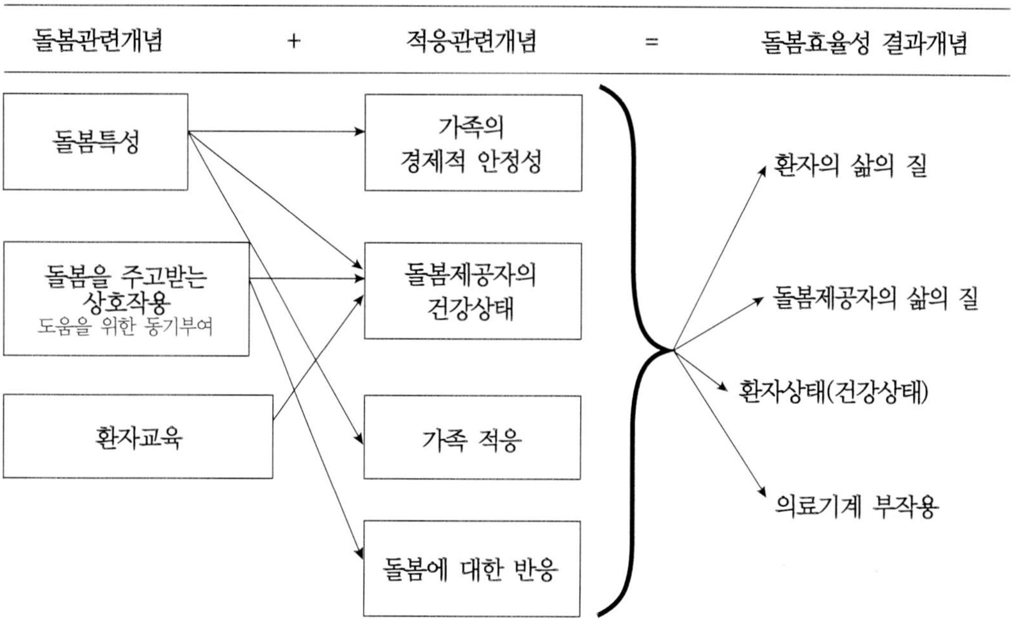

화살표는 관계 진술을 의미한다; 굵은 괄호는 통계적 검증에서 확인된 결과에서 나온 모든 개념들의 효과를 뜻한다; 직사각형은 모델 개념을 나타낸다.

그림 1. Smith와 그 동료들에 의한 초기 돌봄효율성 모델

SOURCE: From "Caregiving effectiveness model evolution to a mid range theory of home care: *a process for critique and replication" by C. E. Smith, K. Pace, C.Kochinda, S. V. Kleinbeck, J. Koehler and S. Popkess-Vawter S, 2002, Advances in Nursing Science,* 25(1). Reprinted by permission.

이 모델 개발의 전 과정에서 사용된 후향적 또는 상호교환적 과정을 평가했고 이러한 과정이 각 통계적 검증을 위한 명제구성에 반영되었는지 확인하였다. 또한 다른 심사자들은 모델개념들이 여러 번에 걸친 모델개발과 검증연구에서 일관되게 사용되었는지 평가하였다.

준거관련 타당성은 간호 실무에서 원하는 정확한 결과를 증명하기 위한 것이다. 또한 준거관련 타당성에서 측정된 돌봄 제공결과와 의료기계 의존적 가정간호에의 전반적인 적응정도를 평가한 결과 간의 일치성을 확인하였다. 석사와 박사 출신 간호사들이 서로 차단된 상태에서 구조화된 면담과 가정간호 적응 척도에 근거하여 돌봄 제공자의 적응 정도를 측정하였다. 이 측정도구의 내용 타당도, 구성 타당도, 신뢰도를 구하였다. 그 결과 임상간호사의 적응평가 점수가 높을수록 환자와 돌봄 제공자의 삶의 질 점수가 높고, 보고된 의료기계 부작용은 적었다. 또한 간호사의 적응

표 1. 관계진술, 검증된 명제, 모델검증에 사용된 경험적 지표

모델 개념의 관계진술	관계를 통계적으로 검증한 명제	경험적 지표 (명제검증을 위한 측정 또는 도구)
돌봄효율성 결과는 적응 관련 변수들에 의해 중재되는 돌봄관련변수의 결과이다.	돌봄제공자의 삶의 질은 돌봄 시간, 돌봄제공자와 환자의 관계(상호호혜성)에 의해 설명되고, 가족적응에 의해 중재된다.	삶의 질 인덱스(Smith, 1996) 상호호혜성 도구(Archbold, Stewart, Greenlick, & Harvath, 1990) 가족적응도구(McCubbin & Thompson, 1986)
돌봄제공자의 정신건강상태(우울)에 의해 중재되는 돌봄특성(예: 연령)은 돌봄효율성 결과에 영향을 미친다.	돌봄제공자의 우울이 높을수록, 돌봄제공자와 환자의 삶의 질이 낮고 의료기계 부작용이 커진다.	우울측정도구(CES-D Scale)(Biegel et al, 1991) 도움을 위한 동기부여(Smith et al, 2002) 삶의 질(Findeis et al, 1994) 의료기계 부작용(예 : 카테터 감염)
돌봄에 대한 반응에 의해 중재되는 가정간호관리전략(준비성)은 환자상태에 영향을 미친다.	돌봄 반응에 의해 중재되는 가정간호 돌봄제공자의 준비성은 환자상태에 영향을 미친다.	준비성 측정도구(Archbold et al, 1990) 돌봄에 대한 반응 도구(Given & Given, 1991) 환자상태(건강상태)
자원의 효율적인 이용 개념의 돌봄효율성 결과는 돌봄 및 적응관련변수들에 의해 영향을 받는다.	자원의 효율적인 이용은 돌봄제공자의 준비성과 자원관리에 의해 설명된다. 자원관리는 건강돌봄 서비스사용과 문제해결에 의해 중재된다.	건강돌봄 서비스 사용비용(Given & Given, 1991) 문제해결사용(Curtas et al, 2001) 자원의 효율적인 이용 - DEA coefficient (Seiford & Ahn, 1993) 준비성 측정도구(Archbold et al, 1990)

평가점수가 낮은 돌봄 제공자는 삶의 질 점수가 낮고 건강 서비스 이용이 증가 하였다. 돌봄효율성 결과와 간호사의 적응 평가점수 간의 일치성을 통해 준거관련 타당성이 확인되었다. 연구팀은 이 모델이 준거 반영기준에 부합한다는 것을 기초로 중범위 이론으로서 경험적 검증을 할 준비가 되었다는 데에 서로 동의하였다.

통합, 타당성 확인 및 정련화 단계

돌봄효율성 모델의 개념구조정립(conceptual scheme), 심사숙고과정(reflectivity)을 통해 기록(documentation)정리된 통합, 타당성 확인 및 정련화 과정은 다음과 같다.

모델의 경험적 검증(empirical testing)

모든 결과와 모델 개념들 간의 관계는 총 비경구 영양을 하는 두 그룹의 환자가족, 울혈성 심부전증으로 인해 등장액 주입을 해야 하는 환자 가족에 관한 3편의 연구에서 검증되었다. 이 3편의 연구는 Advances in Nursing Science 학술지와 다른 학술

잡지에 자세히 나와 있다(US Congress, 1987; Smith, 1994; 1999; Scott, 2000; 2001). IRB를 통과한 서술적 상관관계, 양적, 질적 연구 설계가 사용되었다. 모델 명제 검증을 위해 예측된 절차와 전향적 종단적 자료에 대한 분석, 횡단적 표본으로 경제적 분석 기법을 사용한 소규모 연구가 수행되었다(Seiford & Ahn, 1993; Fernengel, 1994; Smith & Kleinbeck, 1997). 모델검증 연구에서 대상자 크기는 사용된 통계적 기법에서 채택될 수 있는 검정력(≥.80)을 보였다. 모든 통계적 모델은 단계적 다중회귀분석을 사용하였다.

■ Study 1 : **모델 개념과 관계의 타당성 검증.**

첫 번째 연구의 목적은 비 악성 장질환 치료를 위해 전기펌프를 사용하여 총비경구영양 공급을 매일 8~12시간 동안 주입해야 하는 성인 환자를 돌보는 가족을 대상으로 초기 돌봄효율성 모델의 개념과 관계를 검증하는 것이다(Smith, 1994). 다중회귀분석결과에서 모델 개념은 각각의 결과에서 변량을 충분히 설명하고 있었다. 특히 돌봄제공자와 환자의 삶의 질 점수, 환자의 신체적 상태점수, 의료기계 부작용(주입 카테터 감염으로 측정되는) 변수에서 변량은 모델 개념에 의해 설명되어졌다〈표 2〉.

이 초기 모델 검증 결과에서 적응관련 개념들의 가설적 관계가 지지되었으나(〈그림 1〉의 화살표), 첫 번째 연구의 측정 결과 변량의 5% 미만을 설명하거나 0.05 유의수준을 충족하지 못하는 측정결과가 확인되어 적응관련 항목의 4가지 변수는 삭제되었다. 그러나 retained measure을 통해 결과변수에서 유의한 변량을 설명하여 적응관련 개념들은 다시 채택되었다.

표 2. 가정 비경구영양을 받는 환자와 지속적으로 수액주입과 감시가 요구되는 울혈성 심부전 환자의 돌봄효율성 회귀분석결과(수정된 결정계수, adjusted R^2)

돌봄효율성 종속변수 결과	초기모델검증 (수정된 결정계수, p〈.05)	수정된 모델검증(수정된 결정계수, p〈.05)	CHF 표본* 모델검증 (수정된 결정계수, p〈.05)
돌봄제공자의 삶의 질	.33	.44	.49
환자의 삶의 질	.42	.32	.30
환자의 신체적 상태	.17	.24	
의료기계 부작용	.27	.26	

* Scott(2000)의 검증에서는 신체상태 또는 의료기계 부작용에 관한 자료는 포함되지 않았다.

■ Study 2 : 수정된 돌봄 효율성 모델의 타당성 검증

총비경구 영양을 하고 있는 환자군을 돌보는 다른 가족을 표본으로 두 번째 연구가 모델검증을 위해 수행되었다(Smith, 1999). 이 연구에서, 모델개념들은 모든 결과변수에서 유의한 변량을 설명하였다. 전체적으로 초기 모델과 수정 모델의 검증결과는 결과변수에서 유사한 변량을 설명하였다〈표 2〉. 모델 검증결과, 돌봄관련개념과 적응관련개념들은 돌봄효율성 결과 개념들과 통계적으로 유의한 관계가 있음이 확인되었다.

돌봄제공자와 환자 모두 예측된 삶의 질 점수와 실제점수 사이에 강한 상관관계가 있었다(Pearson product-moment 상관계수 .49~.78)〈표 3〉. 또한 예측된 환자상태점수와 실제 점수간에 중정도의 상관관계가 있었고 의료기계 부작용 빈도(감염으로 인한 입원)는 수정된 모델 검증과정에서 정확하게 예측되었다〈표 3〉. 18개월에 걸친 전향적 종단적 연구의 자료수집 결과 강한 상관관계가 증명되었다. 그리하여 비경구 영양공급을 받는 두 표본에서 삶의 질 개념의 유의한 변량이 설명되었고 종단적 삶의 질 점수와 중정도의 상관성이 확인되었다. 돌봄효율성 모델은 환자와 돌봄제공자의 삶의 질과 관련되어 있고 시간변화에 따른 삶의 질을 예측할 수 있는 모델이라는 결론을 내리게 되었다.

■ Study 3: 결과 및 일반화를 위한 타당성 검증

세 번째 연구는 모델 개념과 일반화를 위한 타당성을 검증하는 것이었다. 이 연구

표 3. 초기모델 검증과 수정된 모델 검증에서 실제 점수와 예측된 돌봄 효율성 결과점수의 상관관계

돌봄 효율성 결과	예측된 점수와 실제점수간의 상관관계*
돌봄제공자의 삶의 질	초기모델 : r = .49, p = .001 수정된 모델 : r = .78, p = .02
환자의 삶의 질	초기모델 : r = .53, p = .001 수정된 모델 : r = .66, p = .008
환자의 신체적 상태	초기모델 : 초기모델 검증에서 종단적으로 수집되지 않음 수정된 모델 : r = .40, p = .035
의료기계 부작용	초기모델 : 초기모델 검증에서 종단적으로 수집되지 않음 수정된 모델 : 감염으로 인한 입원빈도 예측($p \le .05$)

*Pearson product-moment correlations.

는 Scott(2001)에 의해서 울혈성 심부전증으로 인해 집에서 지속적으로 등장액 약물을 주입 받아야 하는 환자 가족을 대상으로 수행되었다. Scott은 통계적 검증력을 강화하기 위한 모델 측정을 위해 주성분 분석과 개념적 일치성을 사용하였고 삶의 질 결과에 다중회귀분석을 수행하였다. 이 절차는 최근 Advances in Nursing Science 저널에 자세히 실려있다(Scott, 2000). 이 환자와 돌봄 제공자의 삶의 질 결과에 유의한 변량이 모델개념에 의해 설명되었다. 수행된 세 편의 연구결과가 〈표 2〉에 모두 제시되어 있으며 돌봄 제공자의 건강관련 삶의 질 결과에서 비슷한 설명 변량을 보여주고 있다. 또한 Scott은 세 편의 연구의 면담 자료를 통해 이 모델 개념들이 의료기계 의존적 돌봄 제공 대상자의 산 경험의 요소임을 확인하였다(Scott, 2001). 또한 Scott의 자료에서 매일의 돌봄 제공 경험에서 파생되는 무기력 개념이 확인되었다. 의료서비스와 가정 돌봄 활동비용과 관련된 경제적 무기력 개념은 의료기계 의존적 환자의 돌봄제공자에 의해 확인되었다.

Further Respecification.

가정에서 비경구 영양을 하는 환자의 가족들을 대상으로 수행된 두 번의 모델 검증연구에서 비용에 대한 가족의 관심과 요구가 확인되어 이 개념이 새로운 모델개념으로 도출되었다. 의료기계 의존적 돌봄은 전향적 지불환경(prospective payment environment)과 밀접한 관계가 있다고 생각되었다. 그리하여 건강돌봄 서비스 비용과 가족의 돌봄 제공자원의 효율적 사용 개념이 추가된 respecified model이 개발되었다. 또한 환자 교육 개념은 가정 간호관리 전략 개념으로 확장되었다. 문제해결과 경제적 무력감 감소를 위한 자원관리 교육 및 건강 전문가 교육이 이에 해당된다〈그림 2〉. Respecified model에서 타원은 후에 검증되어진 모델에서 도출된 중재를 의미한다. 〈그림 2〉의 오른쪽 열, 돌봄 효율성 결과 개념은 기존의 환자(건강상태)상태, 의료기계 부작용, 환자와 돌봄 제공자의 삶의 질 개념에 자원의 효율적인 이용과 같은 경제 개념이 추가되었다. 자원의 효율적인 이용 결과는 가장 적은 자원의 사용으로 최대 효과를 내는 것으로 정의되며 DEA(Data Envelopment Analysis)를 사용하여 검증하였다(Seiford & Ahn, 1993). DEA는 하나의 관리과학으로서 자원사용과 선택된 결과로부터 efficiency ratio의 nonparametric coefficient를 가져오는 경제학 기법이다. DEA는 multiple quality of care indicators라는 점에서 전통적인 비

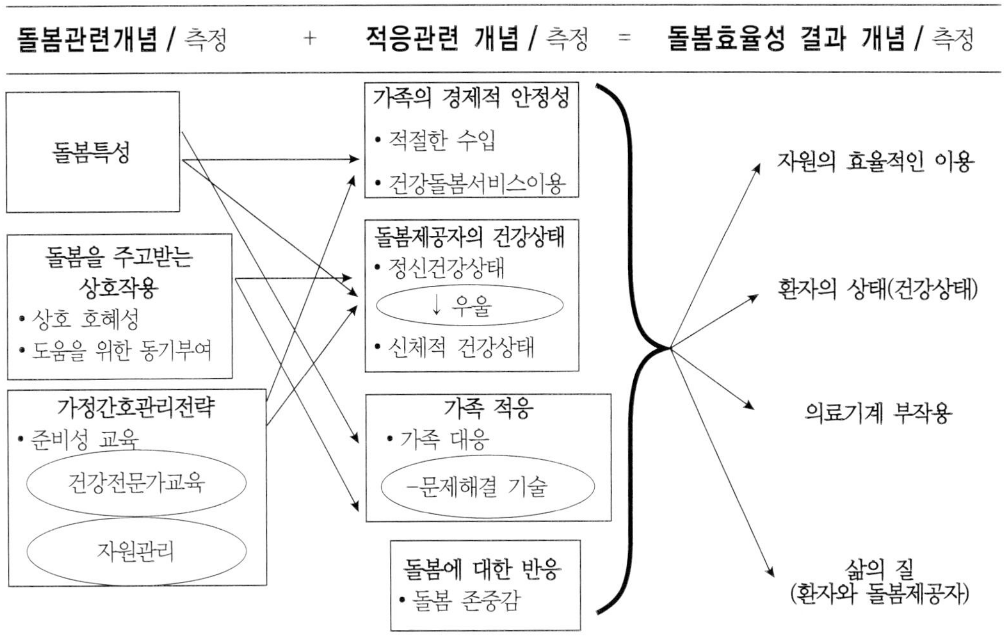

직사각형은 모델의 개념을 나타낸다; 타원은 모델에서 유도되고 임상적 시도를 통해 효율성이 확인된 중재를 나타낸다; 자원의 효율적인 이용이 결과개념으로 추가되었다.

그림 2. Respecified 된 돌봄효율성 모델.

SOURCE: From "Caregiving effectiveness model evolution to a mid range theory of home care: *a process for critique and replication" by C. E. Smith, K. Pace, C.Kochinda, S. V. Kleinbeck, J. Koehler and S. Popkess-Vawter S, 2002, Advances in Nursing Science,* 25(1). Reprintod by permission.

용효과 분석보다 진보된 개념이다. 그리고 well-known 비용 측정이 동시에 검사될 수 있어 가족의 자원(돌봄시간, out-of-pocket expenses, psychoemotional expenditures와 같은 투입)과 결과(건강의 유익성과 삶의 질 개념과 같은 산출) 분석에 매우 효과적이다.

Testing respecification propositions.

경제 효율성 결과는 의료기계 의존 환자를 돌보는 두 그룹의 가족집단을 통해 검증되었다. 명제진술(proposition statement) 검증을 통해 가장 높은 효율성 점수를 가진 즉, 가장 적은 자원으로 가장 좋은 결과를 낸 돌봄 제공 가족은 가장 긍정적인 삶의 질 점수를 보였고 매일의 돌봄시간과 건강 보험 자원을 모두 보존하였음이 확인되었다(Smith, Kleinbeck, Fernengel, & Mayer, 1997). 종단적 DEA 분석에서 낮은 기본 효율성 점수를 가진 비경구 영양 가족은 응급의료 서비스 이용 횟수가 높고 돌봄 제공자의 우울 점수가 계속 높았다(Fernengel, 1994).

또한 가정 인공호흡기 돌봄 대상자 집단의 효율성 분석결과 낮은 DEA 효율성 점수를 가진 가족들은 낮은 삶의 질 결과를 보였다(Fernengel, 1994). 두 연구 모두에서 DEA 경제 분석을 통해 돌봄 특성, 준비 정도, 가족의 경제적 안정성, 적응의 모델 개념은 효율적인 자원사용 결과와 관련이 있다는 점이 확인되었다. DEA 결과에서 돌봄효율성 모델 개념이 임상적으로 전향적 지불환경에 적절하다는 점이 입증되었다. DEA검증을 통해 구체적인 경제성 모델 명제가 적용될 필요가 있음이 확인되었고 이러한 점은 model respecification과 타당성 검증을 위한 발전적인 접근의 한 예가 되었다(Becker, 1992; Becker & Schram, 1994; Lenz, Pugh, Milligan, Gift, & Suppe, 1997).

전반적으로, 통계적 분석은 선형적 그리고 부가적인 결과 개념을 검증하기에 충분하였다. 모델 명제의 논리적 적합성과 이들 관계의 임상적 적절성은 여러 간호 중재들이 결과를 향상시킬 수 있도록 설계될 수 있다는 점을 제시한다(Smith & Curtas, 1999; Curtas, Smith, Seidner, & Steiger, 2001; Scott & Arslanian-Engoren, 2002).

Model-Generated Nursing Interventions.

위의 분석을 토대로, 간호중재를 개발하기 위해서는 실증적으로 증명된 관련진술을 사용하는 것이 합당하다는 것을 알 수 있다. 예를 들어, 경제성 검증이 증명된 명제 진술을 통해, 건강 서비스 비용은 기계적 관리 문제에 대한 돌봄 제공자의 준비 정도와 자원관리 능력에 의해 감소될 수 있다는 점이 입증되었다. 또한 모델 검증을 통해 정신 건강상태(우울)와 삶의 질 간의 관련성이 확인되었다. 간호사가 돌봄 제공자의 삶의 질 결과를 향상시키기 위해서는 우울을 감소시키기 위한 중재 전략을 함께 사용하는 것이 중요하다고 판단되었다. 결과적으로 모델은 임상적으로 적합한 간호실무가 이루어 질 수 있도록 재구성되었다(Olson & Hanchett, 1997; Smith, Stone, & Hurewitz, 1999; Scott & Arslanian-Engoren, 2002).

또한 가정 비 경구영양(HPN, Home parenteral nutrition) 가족 돌봄 분야의 전

문간호사에 의해 제안된 중재가 결과를 향상 시킬 수 있는지 확인하기 위해 모델의 적절성이 평가되었다. 모델은 생명에 위협적이고 HPN 의료기계 부작용(부작용 해결에 의료비가 많이 듦)인 패혈증 감소를 위한 가정 간호 관리 전략 개발에 유용하였다. 따라서 돌봄 제공자들에게 카테터 관련 감염을 위한 예방적 내용이 교육되었다.

이 모델에서 도출된 중재(감염, 우울예방, 문제해결, 자원관리)를 검증하기 위해 HPN환자의 돌봄 제공자들을 무작위로 선정하였다(Curtas, Smith, Seidner, & Steiger, 2001). 통제군에 비해 실험군은 카테터 관련 감염과 반응적 우울이 낮았고 문제해결 전략 사용이 증가되었으며 삶의 질이 향상되었다. 또한 Canadian 자료에서는 돌봄모델이 병원의 급성기 환자 병동에서 가정 인공호흡기나 HPN을 장착하고 집으로 퇴원하는 환자를 교육하는데 아주 성공적이었음이 확인되었다(Cassel, 2000). 이 같은 결과는 중범위 실무 모델이 어떻게 긍정적인 임상 결과를 가져오며 특정한 간호중재에 관한 연구를 도출할 수 있는지 말해주고 있다.

이론 소개

돌봄효율성 모델은 복합적인 의료기계에 지속적으로 의존하며 가정간호를 받아야 하는 환자를 돌보는 가족구성원들을 대상으로 개발되었으며, 간호사가 가정간호결과에 관련된 개념들을 확인하고 환자와 가족(돌봄제공자)의 긍정적인 결과를 도출하기 위한 간호중재를 개발하는 데 활용하도록 설계되었다.

이 이론에서 소개되고 있는 12개의 개념과 측정, 3개의 진술 및 각 개념간의 관계를 설명한 모델을 정리하면 다음과 같다.

개념과 측정

최종적으로 수정된 돌봄 효율성 모델에서 제시하는 모든 개념 정의는 제시되지 않았으나 돌봄 효율성, 의료기계 의존적 치료, 돌봄을 주고-받는 상호작용에 대해서는 다음과 같이 정의되었다. 각 개념측정은 〈표 1〉에 제시되었다.

- 돌봄 효율성 : 가족에 의해 신체적, 정서적 돌봄이 제공되고 결과적으로 최적의 환자 상태와 가족의 안녕이 유지되는 것
- 의료기계 의존적 치료 : 신체의 기능과 생명유지를 위해 가정간호와 기계장치에

의존하는 것

- 돌봄을 주고-받는 상호작용 : 돌봄 제공자와 환자 관계의 질

진술과 명제

4개의 관계진술과 통계적으로 검증된 명제는 다음과 같다〈표 1〉.

- 관계진술 : 돌봄효율성 결과는 적응관련 변수들에 의해 중재되는 돌봄관련변수의 결과이다.
  검증된 명제 : 돌봄제공자의 삶의 질은 돌봄시간, 돌봄제공자와 환자의 관계(상호호혜성)에 의해 설명되고, 가족적응에 의해 중재된다.
- 관계진술 : 돌봄제공자의 정신건강상태(우울)에 의해 중재되는 돌봄특성(예: 연령)은 돌봄효율성 결과에 영향을 미친다.
  검증된 명제 : 돌봄제공자의 우울이 높을수록, 돌봄제공자와 환자의 삶의 질이 낮고 의료기계 부작용이 커진다.
- 관계진술 : 돌봄에 대한 반응에 의해 중재되는 가정간호관리전략(준비성)은 환자상태에 영향을 미친다.
  검증된 명제 : 돌봄에 대한 반응에 의해 중재되는 돌봄제공자의 가정간호 준비정도는 환자상태에 영향을 미친다.
- 관계진술 : 자원의 효율적인 이용 개념의 돌봄효율성 결과는 돌봄 및 적응관련 변수들에 의해 영향을 받는다.
  검증된 명제 : 자원의 효율적인 이용은 돌봄제공자의 준비성과 자원관리에 의해 설명된다. 자원관리는 건강돌봄 서비스사용과 문제해결에 의해 중재된다.

모델

최종 수정된 돌봄효율성 모델은 〈그림 2〉에 제시되어있다.

맺음말

Smith와 그 동료들이 개발한 돌봄효율성 모델은 Roy 적응이론에 근거하여 개발되었고 개발과 검증과정을 거쳐 의료기계 의존적인 가정간호를 수행하는 돌봄 제공자

에게 돌봄과 결과를 향상시키기 위한 중재를 지시하는 중범위 이론으로 발전되었다. 의료기계 의존적인 환자와 가족을 대상으로 한 3편의 연구를 통해 타당화 과정을 거쳤다. 연구 과정에서 유의하지 않은 개념들이 확인되었고 이 개념들은 이론적 적절성을 검증하는 과정에서 삭제되었다. 최종 수정된 모델에서 질병 과정에 관한 개념뿐 아니라 돌봄 제공자의 우울과 같이 직접적으로 질병에 관련되지 않은 다양한 요인들도 돌봄효율성 결과에 영향을 미친다는 점이 확인되었다.

이 모델은 간호사에게 비판적 사고 및 가족 사정 기틀을 제공하고 돌봄에 적합한 중재를 제시하고 있다. 결론적으로 돌봄 효율성 모델은 의료기계 의존적인 환자와 가족을 총체적인 견해에서 보도록 해주며 안녕과 삶의 질을 최대화 하는 진보적인 간호중재를 제시하고 있다.

한편, 이 모델에서 가족 돌봄 효율성에 관련된 모든 요소를 고려하기 위한 노력을 하였으나, 꼭 필요한 개념들이 빠져있을 가능성이 있다. 가족 발달단계와 무력감과 같은 스트레스원에 관련된 개념들은 지식개발을 위해 추후 연구를 통해 더 검증되어야 한다. 개념들 간의 추가적인 관계검증과 평가를 위해 모델의 다양한 연령층, 인종, 그리고 다른 유형의 의료기계를 관리하는 가족 및 좀 더 많은 표본을 대상으로 한 연구가 수행되어야 한다. 예를 들어 중년기 돌봄 제공자는 자녀와 노인을 함께 돌보아야 하는 부담이 있으므로 부가적인 스트레스원에 노출되어 있다. 또한 단기간 동안 의료기계에 의존하게 되는 환자군을 검증함으로써 모델의 일반화를 위한 자료를 얻을 수 있다. 앞으로 개념의 논리적 구조를 검증하는 연구가 계속적으로 수행되어야 한다.

참고문헌

1. Smith, C.E., Pace, K., Kochinda, C., Kleinbeck, S.V.M., Koehler, J., & Popkess-Vawter, S.(2002). Caregiving Effectiveness Model Evolution to a Midrange Theory of Home Care : A Process for Critique and Replication. *Advances in Nursing Science,* 25(1), 50-64.

고통의 실무이론

A Praxis Theory of Suffering

Janice M. Morse

고 성 희

'고통의 실무이론' 은 Janice M. Morse에 의해 개발되었다. Morse가 사용한 'praxis' 라는 단어는 옥스퍼드 영어사전에 '그것에 대한 이론으로부터 생겨난 전문 지식이나 기능의 실천(the practice of a technical subject or art, arising out of the theory of it)' 이라고 정의되어 있다. 즉 이것은 습득한 이론을 실무현장에서 연습하는 경우에 사용되는 개념이라고 할 수 있다. Morse는 이 이론을 질적 방법(qualitative methodology)을 사용하여 다양한 문화 배경을 가진 200명 이상 남녀의 말과 행동을 연구한 결과들로부터 도출하였다. Morse에 의하면, 고통은 두 중요한 행동적 상태인 인내(enduring, 감정이 억제되어, 무표정한 상태로 나타남)와 정서적 고통(emotional suffering, 괴로움이 지나쳐 감정이 표출되는 상태)으로 구성된다. 고통 받고 있는 사람은 자신의 요구 및 사건, 상황, 다른 사람의 반응에 대한 인식에 따라 이 두 가지 상태 사이를 왔다갔다 한다. Morse는 이러한 고통의 두 가지 상태 및 고통 받는 상태 동안 안위(comfort)를 제공하는 간호방법을 제시하였다. 여기에 소개하는 '고통의 실무이론' 은 Morse가 2001년에 발표한 "Toward a Praxis Theory of Suffering"을 중심으로, 그녀의 고통에 대한 행동적-경험적 특성을 탐색하는 연구 프로젝트로부터 나온 주요 결과를 요약한 것이다. 이 이론의 개발자인 Morse는 간호학과 인류학에서 박사학위를 취득하였으며, 캐나다 에드먼튼 소재 알버타대학교 간호학 교수, 의학연구소 고급연구원, 알버타 의학정책연구소 건강과학자이자 국제질적방법연구소 소장으로 일하고 있다.

이론의 가정

고통의 실무이론에 대한 가정은 Morse가 직접 기술하지는 않았지만, 그녀의 이론에서 근간을 이루는 함축적인 가정을 제시해보면 다음과 같다.

- 고통의 경험을 이해하고 고통받는 사람을 어떻게 도울지 아는 것이 중요하다.
- 고통 받는 사람의 상황과 고통의 윤리적-도덕적 함의에 관한 인터뷰나 기록으로는 고통받는 사람을 잘 이해하고 도울 수 없다.
- 고통 받는 사람의 행동 단서 그리고 고통 받고 있는 사람을 가장 잘 도울 수 있는 방법을 알기 위해서는 고통이 진행됨에 따라 고통 받는 사람을 관찰하거나, 그들의 정서적 반응을 행동과 연결시키고 고통 받는 사람에 대한 다른 사람들의 반응을 관찰하는 행동적-경험적 관점의 연구가 토대가 되어야 한다.
- 간호사는 환자 및 그 가족의 고통을 돌보는 사람이다. 그러므로 다양한 연구관점에서 고통을 탐구하고, 임상 상황에서 고통을 조사하고, 고통 받고 있는 환자 그리고 간호사-환자 상호작용을 평가할 필요가 있다.

이론의 출처

Morse는 고통을 다룬 여러 분야의 문헌을 고찰하였다.

의학은 고통(suffering)을 연구하고, 고통을 통증(pain) 그리고 오심, 구토와 같은 다른 불쾌한 증상과 연결시켜 고려하는데 중요한 역할을 하고 있다. 이 관점에서 고통은 행동적 · 정서적 통증 반응이다. 그러므로 고통에 관한 의학연구에서 일차적인 노력은 통증을 경감시키는 것에 있다. 카셀(Cassell E.)은 통증을 제거하는 것이 고통을 제거하는 것이라는 이 관점이 지극히 단순하다고 주장하였다.

수 십년간 사회과학자들은 고통 받는 사람이 증상에 부여하는 의미에 대한 반응으로 고통이 발생한다고 주장하였다. 이와는 달리 의학은 고통이 "신체를 넘어서는 것"이라는 것에 대해 점차 인정하고 있다. 카셀은 고통을 신체적인 용어로 정의하고 있지만, 그것은 인간 전 존재에 정서 반응을 일으킨다고 말했다. 그는 기록하기를, "고통은 인간이 임박한 파멸(impending destruction)을 지각할 때 일어난다. 파멸의 위협이 지나가지 않는 한 혹은 인간의 통합성이 어떤 다른 방식으로 회복되지 않는 한 그 고통은 계속된다."

고통에 관한 마지막 주요 관점은 윤리적-도덕적 관점으로, 그것은 고통의 목적과 그것의 보상적 특성을 고려한다. 윤리적 관점은 인간 생활에서 고통의 치료와 가치 간의 관계를 고려한다. 그것은 또한 고통을 방지하고 경감시키고자 하는 도덕적 책임감, 그리고 치료를 제공하는 과정에서 초래되는 고통의 문제를 고려한다. 그들은 고통의 의미를 자각하게 되고 고통이 사라질 때 발생하는 고통의 과정 및 그 변화 과정을 탐구한다.

인류학자인 아서 클라인만(Kleinman A)은 초기 연구에서 생태학적 틀을 가지고 고통의 문화적 표현을 탐구하였으며, 규범적인 행동반응 내의 문화적 다양성을 조사하였다. 그 후 그는 비나 다스(Veena Das), 마가렛 로크(Margaret Lock) 등 동료들과 함께 사회적 고통에 대한 개념을 개발하였다. 즉 "정치적, 경제적, 제도적 힘" 으로부터 초래되는 고통, 그리고 "이러한 형태의 힘 자체가 어떻게 사회적 문제에 대한 반응에 영향을 미치는지" 에 관한 개념을 개발하였다. 그런 인간 고통은 전쟁, 기근, 또는 폭력의 결과로서 발생하며, 사회적(국가적/인구) 수준에서 혹은 인종/문화 집단내에서 일어난다.

고통은 간호사의 돌봄과 절대적으로 연결된다. 고통 받고 있는 사람을 보살피거나 돕는 일에서 비롯되는 돌봄제공자의 고통은 수 십 년간 전문직의 관심사였는데, 그것은 종종 소진(burnout)과 연결된다. 그러나 간호사는 돌봄을 제공하는 과정에서 고통스러운 경험을 공유하고 그 고통을 말해야 하는 도덕적인 의무가 있다. 최근 돌봄이론가들은 감정이입을 넘어서 진정성(authenticity) 또는 진실성(genuineness)으로까지 논의를 확대시켰다. Morse가 수행한 연구들을 살펴보면 그러한 진실성이 항상 존재하지는 않았지만, 간호사는 환자의 요구를 지각함에 따라 환자의 감정에 부응하거나 대립하였다. 그 상호작용은 분명히 간호사가 환자로부터 얻은 단서에 따라 환자를 주도하였다. 최적의 효과적인 돌봄을 제공하기 위해서는 이 현상을 더욱 연구할 필요가 있다.

이론 개발과정

Morse는 자신의 이론개발과정을 문헌에 제시하고 있지는 않지만, 먼저 문헌들에서 고통이라는 개념을 어떤 의미로 사용하고 있는지를 조사하여, 고통이 개념적으로 혼동되게 사용되고 있다는 것을 밝혔다. 그녀는 고통에 관해 다양하게 접근하기 위해 내러티브 방법을 사용하여 이론을 구축하였다.

고통의 개념 분석

고통을 다룬 방대한 양의 연구가 있음에도 불구하고, 고통을 정서적 반응으로 간주하고 행동적-경험적 접근을 사용하여 고통의 본질을 다룬 연구는 드물다. 고통을 통증 없는 존재의 상실, 건강의 상실, 존엄성의 상실, 거동의 상실, 예측되는 미래의 상실, 타인의 상실, 자아의 상실 등 상실에 대한 반응으로 간주했다고 평가하면서, Morse는 먼저 고통이라는 개념을 분석하였다.

무엇이 고통인가? 불편감(discomfort), 비통(anguish), 디스트레스(distress), 고뇌(torment), 통증(pain), 마음의 고통(heartache), 비참함(misery), 불안(anxiety), 고생(affliciton) 등 많은 동의어들이 고통의 정서적 본질을 밝히고 있다. 흥미롭게도 "인내(endure)"는 고통을 설명하는 용어 목록에는 포함되어 있지 않았지만, "인내(endure)"를 설명하는 용어인 지지하다(support), 살아남다(survive), 용기있다(brave), 굴복하지 않다(hold out against), 견디어내다(withstand), 고통을 받다(suffer)에서 발견할 수 있었다고 Morse는 말했다. Morse는 인터뷰를 실시한 결과, 마치 두 개념이 한 단어였던 것처럼(그러므로 한 개념임) 혹은 한 개념의 다른 표현인 것처럼(즉, 한 개념내에 두 부분 또는 상태) 혹은 두 개로 분리되었지만 서로 나눌 수 없는 개념("인내-그리고-고통enduring and suffering")인 것처럼, 사람들은 고통이라는 제목하에 "고통 인내"에 관해 말하고 있다는 것을 발견하였다. 인내와 고통간의 지각된 관계는 고통을 연구하는데 있어서 중요한 결과를 가져온다. 왜냐하면 그것은 연구가 방법적으로 어떻게 수행되는지, 그 결과로 생긴 이론이 어떻게 이해되고 도해되는지, 그리고 궁극적으로 치료적 상호작용과 치료적 결과가 고통 받는 사람을 위해 어떻게 형성되는지를 결정하기 때문이다. 그것은 또한 중요한 연구 문제를 제기한다. 예를 들어 만약 고통과 인내가 별개라면, 사람들은 고통을 감정적으로 표출(emotional release)하지 않고 참을 수 있는가(enduring)? 그리고 어떤 시점에서 참지 않고, 감정적으로 표출하면서 고통을 해결하는 것이 가능한가?라는 질문이 생긴다.

또한 어떤 연구자들은 인내를 고통의 통합된 부분으로서 간주하였으나, 그것을 인내라고 명명하지 않았다는 것에 주목하는 것도 중요하다. 예를 들어 프랭클(Frankle V)은 "개인적으로 가지고 있는 고통"을 유지하고 있는 것에 대해 저술하였다. 라이히(Reich WT)는 그 단계를 "무언의 고통(mute suffering)"이라고 명명했다. "무언의 고통"은 인내의 다른 명칭인가? 이처럼 문헌에서는 고통이라는 개념을 혼동스럽게 사용하고 있다고 Morse는 결론을 내렸다.

고통에 관한 내러티브 연구

Morse는 내러티브 이야기를 사용하여 고통을 탐구하였으며, 이것을 고통 받고 있는 사람에 관한 행동 관찰과 연결시켰다. 그녀는 고통의 다양한 측면을 연구하였다. 그녀는 미국 국립보건원(National Institutes of Health, NIH)으로부터 연구기금을 받아 안위(comfort)에 관한 연구부터 착수하였다. Morse는 우선 편안한 상태가 무엇인지 이해하지 않는 한 안위, 즉 편안하게 하는 것을 이해할 수 없다는 것을 알았기 때문이다.

Morse는 외상과 화상 환자, 만성질환자를 인터뷰하고, 외상병실에서 환자들을 관찰하였으며 이를 비디오로 촬영하였다. 그녀는 종양 환자와 말기 환자의 고통을 탐구하면서, 캐나다 의학연구협회(Medical Research Council of Canada, MRC)로부터 연구기금을 받아 인내(enduring)과 고통(suffering)에 관한 연구를 계속하였으며 인내와 고통이라는 두 상태로 구성된 고통 모델을 개발하였다. 그 후 정서적 고통(emotional suffering) 상태를 이해하게 되었는데, 참는데 실패한 결과로 확인된 고통, 인내와 정서적 고통으로부터 도피로 확인된 고통, 인내나 정서적 고통의 상태와 돌봄제공자의 반응간의 관계를 기술했던 고통을 정서적 고통이라고 명명하였다. 이와 같이 Morse는 연구를 통해 고통 과정에 대해 더 많이 이해하게 되었으며, 이를 기반으로 이론을 수정하고 확장시켰다. Morse의 고통 이론을 소개하면 다음과 같다.

이론 소개

Morse는 두 개의 광범위하고 상이한 고통의 행동적 상태를 확인하였다. 즉 정서적 억제 혹은 인내(emotional suppression or enduring) 그리고 정서적 고통(emotional suffering)이다. 이 상태들은 전혀 별개일 뿐만 아니라 완전히 정반대이며, 그러므로 각 상태에 놓인 사람들은 각기 다른 방식으로 치료를 받아야 한다는 것이 Morse의 입장이다.

주요개념

고통의 인내

고통의 인내(enduring)는 자아 통합성의 위협에 대한 반응으로 일어난다. 그 상황에 사람이 "붙잡혀 있는" 동안에는 정서적 반응이 중단된다. 인내는 정서적 반응의 차단이다. 그래서 정서가 억제되며, 억압되고, 봉쇄된다. 인내는 사람으로 하여금 해야만 하는 "활동을 수행하도록" 한다. 그러므로 그것은 인간에게 일상의 기능을 지속하도록 하는 자연스럽고 필수적인 행동이지만, 정서의 내면화(internalizing of emotions)가 감정의 해방을 가져다주지는 않는다. 만약 치유(신체에 국한되지 않는 치유)가 되었다면 개인은 감정에서 해방되어야만 한다.

인내는 위협의 심각성에 따라 다양한 강도로 일어난다. 가장 극단적인 형태로, 사람들은 가면을 쓴 것 같이 무표정해진다. 그들은 어깨는 뒤로 머리는 위를 향한 채 기계적인 거친 움직임을 보이면서 똑바로 선 자세를 취한다. 좌우로 흔드는 로봇과 같은 걸음걸이가 특징이다. 얼굴 표정은 거의 없으며, 말할 때 입과 입술의 움직임도 거의 없다. 짧은 문장을 사용하고 종종 한숨을 쉬면서 무표정한 단조로운 목소리로 말한다. 눈은 흐릿하고 초점이 없으며, 삶에 흥미를 거의 나타내지 않고, 멍해 보인다. 가장 심한 형태의 정서적 억제는 사람을 생활과 분리시켜, 나중에 장례식이나 다른 스트레스가 많은 사건에 대한 기억을 하지 못할 수도 있다.

고통을 참고 있는 사람은 현재에 초점을 두며, 점차 바쁘게 일하게 된다. 현재에 초점을 둠으로써, 어떤 사람은 과거와 미래를 차단한다. 만약 참고 있는 것이 신체적 위협이라면, 개인은 어떤 물건을 세거나, 숨을 들이쉬고 내쉬며, 혹은 시계를 보는 것과 같은, 현재를 신체적으로 견디는 전략을 발달시킨다.

인내로부터 도피

억제된 에너지는 어딘가로 보내야만 하는데, 고통을 참고 있는 사람은 종종 정서적으로 폭발하며, 사소하고 거의 무관한 일에 분노를 표현한다. 예를 들어 사소한 일로 간호사에게 심하게 화를 내는 외상병실에 있는 환자의 보호자를 볼 수 있다. 이 정서적 폭발은 억눌려있던 에너지에 대한 탈출구, 참고 있었던 것으로부터의 도피처를 제공한다. 그것들은 흔히 짧은 기간동안 발생하는 삽화(episodes)로, 사람들을 빠르게 고통을 인내하도록 되돌려 놓는다. 사용된 탈출구는 의도적인 집중(purposeful concentration)-즉, 고통 받고 있는 것으로부터 마음을 다른 데로 돌리고 이동시키거나(예를 들어 퍼즐하기), 인지적인 작업에 집중하거나, 과격한 신체운동이나 히스테리하게 웃는 일-을 필요로 하는 방심 행동(mind-absenting behaviors)이다. 그것의 가장 극단적인 형태로는 천장의 타일이나 나무에 달린 나뭇잎을 세는 것이라고 참여자들은 보고하였다.

Morse는 인내하는 행동이 유익하고 도움을 준다고 주장하였는데, 그 이유는 그것들이 자신을 보존할 수 있는 정상 반응이기 때문이다. 상황과 처지에 따라서, 인내에는 다음의 세 유형이 있다고 Morse는 확인하였다.

- 생존하기 위한 인내(enduring to survive) : 이것은 심하게 생리적으로 위협을 당하는 경우에 일어난다. 그것은 잘 낫지 않는 통증을 조절하기 위하여, 자신에게 집중하기 위하여 호흡과 같은 필수적인 생리 기능에 집중하는 것이다. 그것은 외상 환자가 통제 상태를 유지할 수 있도록 하며, 더욱 빠르고 효율적으로 돌봄이 제공될 수 있도록 돌봄제공자와 다투지 않도록 하고, 소리 지르지 않도록 한다. 그것은 환자의 에너지를 보존하도록 하며, 안전한 돌봄을 제공하게 한다.
- 살고자 하는 인내(enduring to live) : 이것은 견딜 수 없는 삶의 상황에서 발생한다. 그것은 인간이 매순간을 극복하고, 그래서 매일을 극복하게 되며, 그럼으로써 견딜 수 없는 상황을 극복하는데 초점을 둘 수 있도록 한다.
- 죽기 전 인내(enduring to die) : 이것은 생의 말기에 일어난다. 그것은 견딜 수 없는 것을 견디게 하기 위하여 현재에 우선순위를 두고, 에너지를 보존하고, 통제력을 유지하며, 현재에 초점을 둔 채 사는 것이다. 비록 참는데 에너지가 필요하지만, 그것은 감정 표출보다는 적은 에너지를 필요로 한다. 인간의 상태가 악화됨에 따라 피로가 압도하며 인간은 참지 못하게 되고 결국 죽음에 이르게 된다.

정서적 고통

정서적 고통은 감정이 표출되는 매우 불편한 상태이다. Morse와 Carter는 처음에는 이 상태를 "고통"이라고 불렀으나, 그것은 고통 모델을 명명한 것과 혼동되었을 뿐만 아니라, 모델 내의 상태 중 하나와도 혼동되었다. 그래서 Morse는 모델을 수정하여, 이것을 "정서적 고통"이라고 명명하였다. 정서적으로 고통 받고 있는 사람은 슬픔으로 가득 차 있다. 그 사람은 계속 울고, 흐느끼고, 신음하거나 눈물을 흘린다. 사람들은 마치 악몽이 실제라고 자신에게 확신시키듯, 상실의 이야기를 반복하여 들을 누군가에게 계속해서 이야기한다("내가 당신에게 말할 때, 그것은 사실이 된다."). 그 사람의 자세를 보면, 몸은 구부리고 있고, 머리를 낮게 하여 마치 "넘어진 것" 처럼 보인다. 얼굴에는 주름이 잡혀있고, 얼굴 표정은 의기소침하다.

정서적으로 고통 받고 있을 때, 사람들은 잃게 된 것이 어떤 것이든 인생에 대한 의미나 중요성을 알게 될 수 있다. 게다가 미래는 변화되며 돌이킬 수 없이 변경되는 것이라는 것도 알게 된다. 사람들이 "충분히 고통 받고" 있을 때, 점차로 희망은 스며 나오기 시작하고, 가능한 대안적 미래가 그려지며, 현실적인 목적이 설정되고 이 목적의 달성을 향하여 효과적인 전략이 만들어진다. 그것은 희망의 작업으로, 인간을 절망에서 재형성된 자아로 옮겨가게 한다. 일단 고통이 계속되고 있다면, 사람들은 자신의 삶을 재평가한다고 한다. 그래서 그들은 삶을 더욱 강렬하게 산다.

정서적 고통으로부터의 도피

감정 표출로부터의 도피는 무언의 전략이다. 사람들은 잠 자고, 마시거나 과식하거나 신경 쓰지 않고 텔레비전을 보면서 상황으로부터 자신을 제거하고자 할 수 있다. 인내가 과도한 에너지를 소모하는 행동이므로 신체적 도피가 사용된다고 할지라도, 정서적 고통 자체가 에너지를 소모한다는 점에 주목하라. 정서적으로 고통 받는 사람들은 배출된 감정을 보고한다. 그러므로 정서적 고통으로부터의 도피는 신체 에너지를 보존하고자 하는 경향이 있다.

고통의 과정

재앙이 일어났을 때, 개인의 최초 반응은 충격이다. 인간의 감각은 정확하며, 인간은 일어난 일을 받아들이고 이해하려고 시도한다. 만약 그것이 사고(accident)라면,

사람들은 자신의 신체가 온전한지, 아니면 얼마나 심하게 손상되었는지를 알기 위해 "확인(checks out)" 한다. 즉각적인 반응은 "아니오" 인 부정일 수 있다. 이들은 통제력을 잃었거나 소리 지름으로써, 참는데 실패할 수 있다. 사람들이 일어난 것을 인식하고 생존하거나 상황을 극복하기 위하여 기능해야만 한다는 것을 알게 되자마자, 사람들은 "침착을 되찾고" 참기 시작한다.

인내 실패

외상 간호를 받고 있는 환자에 대한 관찰을 통하여 Morse는 6가지 행동상태를 확인하였다. 첫 네 가지인 무의식(unconscious), 이완/정상(relaxed/normal), 겁먹음(scared), 두려움(afraid)에 대해서는 어느 정도의 돌봄의 포기(relinquishment for care)와 인내(enduring)가 분명히 나타난다. 마지막 두 가지인 무서워함(terrified)과 통제 상실(out of control)은 인내하는데 실패한 것으로 분류될 수 있다. 무서워하는 환자에 대해 '안위 대화 기록(Comfort Talk Register)', 눈맞춤과 접촉을 사용한 간호사의 안위 행동이 환자의 능력을 유지하고, 통제력 상실을 방지하고, 환자가 고통을 참는 방향으로 나아가도록 한다. 이중 특히 간호사의 안위 대화 기록은 매우 실용적인 기능을 하는 것으로, 여기에는 첫째, 환자가 견디도록 돕고, 둘째, 환자 상태를 사정하는데 도움이 되는 정보를 획득하며 셋째, 간호절차(procedures)에 관한 정보를 제공하기도 하고 또 제공받으며 넷째, 환자가 돌봄받은 감각을 말로 표현하도록 하는 것이 포함된다. 안위 전략은 통제력을 잃은 사람을 대상으로 시도하지 않는다. 통제 상실은 외상환자에게 위험한 상태이다. 즉, 그들은 소리지르며, 들을 수 없거나 움직이지 않고 가만히 있으며, 돌봄제공자와 다투거나, 감정을 억누르거나, 흔히 돌봄을 진행하기 위해 가능한 한 빠르게 약물을 투여하여 통증을 제어한다.

정서적 고통의 시작

고통을 참고 있는 사람은 자신의 상실을 일시적으로 받아들이게 되기까지는 인내에서 정서적 고통으로 옮겨가지 않는다. 사람들은 인내를 약간 넘어설 수 있으며, 그러면 정서적 고통을 "맛볼 수 있는데", 이때 심리적으로 해체될 가능성을 느끼며, 인내로 즉각 되돌아간다. 사람들은 또한 에너지 수준, 상황, 이용가능한 지지에 따라 인내와 정서적 고통 간을 왔다갔다 한다. 이러한 방식으로, 이 모델에서 인내로부터 고통으로 선형 이동하는 것이 호전은 아니다. 사람은 인내와 정서적 고통간을 빠르게 왔다갔다 이동할 수 있으며, 정서적 고통은 갑자기 그리고 언제나 참고 있는 사람을 압도할 수 있다. 게다가, 각 상태에서 정서적 수준은 그 강도가 변화된다. 때로 참을 때 감정을 억제하는 것이 많은 에너지를 빼앗아간다. 또 다른 시기에 정서적 억제는 고통 받는 자가 깨닫지 못할 때 일어나기도 한다. 때로 정서적으로 고통 받고 있을 때 슬픔이 강렬해질 수 있을 것이다. 다른 시기에 그것은 우울과 비슷한 모든 것을 망라한 슬픔으로 표현될 수 있다.

개인은 두 가지 방식으로 인내로 되돌아간다. 첫째, 극도의 감정을 표출하는 성향은 인간에게 통제 상실의 두려움, 해체될 수 있다는 두려움, 통제력을 다시 획득하지 못하게 될 것에 대한 두려움을 야기할 수 있다. 둘째, 정서적 고통은 에너지를 필요로 한다. 흐느껴 운 후, 개인은 에너지가 고갈되며, 이러한 에너지 소모는 개인이 인내로 되돌아갈 수 있도록 한다.

개인이 한 상태에서 다른 상태로, 인내에서 정서적 고통으로, 혹은 그 반대로 움직이게 하는 것은 무엇인가? Morse는 다음의 두 요소를 확인하였다. 첫째, 상실을 견디게 하는 개인의 능력에 영향을 미치는 문화적 및 행동적 규범과 상황, 둘째, 반응을 일으킨 사건에 대한 이해/수용의 수준이다.

첫째, 참든지 아니면 정서적으로 고통 받는 사람이 되는지는 적절한 행동규범들(appropriate behavioral norms) 중 한 과정이다. 예를 들어 사람은 공적으로는 참을 수 있는데, 사적으로는 정서적으로 고통 받을 수 있다. 사람들은 어떤 가족 앞에서는 정서적 고통을 표현할 수 있는데, 또 다른 사람에게는 정서적 고통을 숨긴다. 대기실에서 고통 받고 있는 가족은 그들이 환자의 방을 향해 걸어갈 때 고통 표현을 중단하고 감정을 억제하여 침착성을 되찾을 수 있다. 그들은 환자 방에 들어갈 때 참는데, 왜냐하면 정서적 고통을 드러낸다는 것은 자신들의 예견되는 상실의 심각성을 나타내는 것이므로, 환자에게 부담을 줄 수 있기 때문이다. 동시에 환자가 동일한 이유로 참음으로서 가족들에게 자신의 감정을 숨기는 것, 그리고 때로 커다란 노력을 기울여 자신의 감정을 억제하여 참는 것도 또한 역설적이다. 이 참는 행동은 특히 임종환자의 가족에게 울음이 정상이라고 가르쳤고 그래서 감정 표출을 격려하고자 시도하는 돌봄세공자에게는 때로 더 커다란 디스트레스를 일으킨다. 그러므로 첫째, 인간이 참든지 아니면 감정을 표출하든지를 어느 정도 결정하는 것은 적절한 상황과 배경(appropriate situation and context)이다.

둘째, 이미 말했듯이 그것은 사람을 참게 하는 사건이 발생했다는 인식(recognition), 그들이 감정을 표출하도록 하는 사건이 실제로 발생했다는 인정(acknowledgement), 그리고 그들이 고통을 초월하여 잃어버린 과거와 변화된 미래에 대한 수용(acceptance)이다. 일단 상실이 받아들여지다면 희망이 스며 나온다. 인간이 재형성된 미래를 향해 움직일 수 있도록 하는 것은 희망의 작업이다. 고통은 회복에 필요한 수단이다. 다시 말해 정서적 고통은 "치유인자(healing agent)" 인 것이다.

고통의 결과

고통 받는 사람은 자신의 삶을 재구성하며, 그들은 자신을 고통의 경험으로 훨씬 더 풍부하게 되는 존재로 표현한다. 그들은 "원래대로 회복" 되고자 하는, 즉 고통 받고 있는 사람이 그 경험을 벗어나도록 돕고자 하는 욕구를 가지고 있다. 그들은 지지집단과 함께 돕기를 자원하고, 고통 받는 사람의 삶에 개입하며, 자신의 경험, 상실, 고통을 공개적으로 말할 준비가 되어 있다.

다시 반복해서 말하지만, 그 과정은 선형이 아니다. 〈그림 1〉에서 시간 경과에 따라, 때로 매순간마다, 때로는 더욱 느리게, 경험의 본질과 강도가 다양하다는 것을 나타내는 불안정한(shaky) 원으로 참음과 감정 표출이 그려졌다. 사람들은 그들이 더 이상 참지 못하거나 감정 표출을 견딜 수 없을 때 도피를 사용하여 인내와 감정 표출간을 왔다 갔다 한다.

이론모델 구축

Morse는 위에서 설명한 주요 개념간의 관계를 명제로 제시하는 대신 그림을 통하여 나타내었다. 그녀가 개념들을 연결시켜 고통 모델을 구축한 것은 〈그림 1〉에 제시한다.

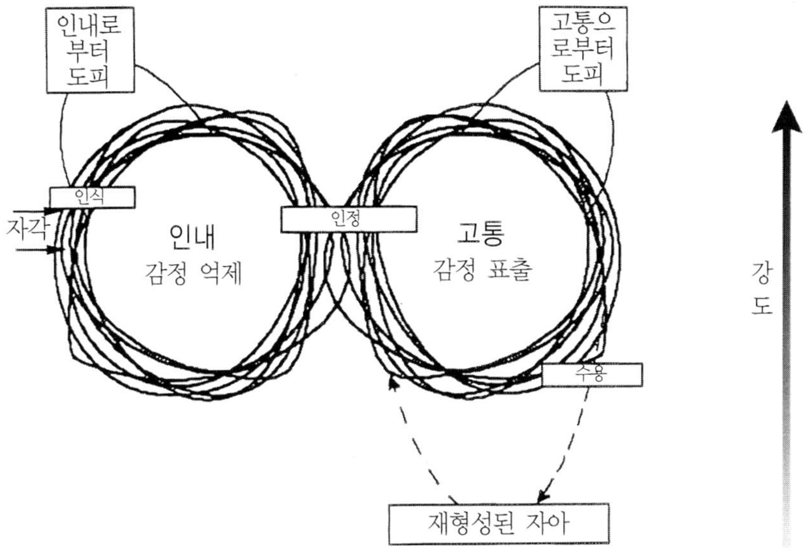

그림 1. 고통 모델

SOURCE: From "Toward a Praxis Theory of Suffering" by J. M. Morse, 2001, *Advances in Nursing Science*, 24(1). Reprinted by permission.

이론의 간호 적용

Morse는 "간호사를 고통에 관련된 돌봄제공자"라고 주장하였다. 이것은 고통 받고 있는 사람들에 대한 돌봄과 위로를 제공하는 일차적인 책임은 간호에 있으며, 분명히 간호사의 어깨위에 놓여 있다는 의미이다. 간호사는 이 목적을 달성하도록 고통 받는 사람을 도와야 할 것이다.

첫 번째 그리고 우선적으로, 환자 또는 고통 받는 사람에게 돌봄이 제공되어야 한다. 간호사는 환자의 비언어적 행동 단서를 읽는 전문가이다. 아마도 그것은 환자에 대한 "해석(reading)"을 가능하게 하는 경험, 직관 또는 단순히 인간 상호작용의 한 부분이다. 그럼에도 불구하고 환자들이 고통 받을 때 나타내는 행동양상을 인식할 수 있고, 그것을 치료적 중재의 지침으로 사용하는 것은 간호기술이 발달된 것이라고 생각할 수 있다. 간호사는 고통과 관련된 행동을 인식하고 명확히 하며, 인내하는 사람과 감정을 표출하는 사람을 구별하고, 그들이 다르게 치료받을 필요가 있다는 것을 알고 있어야 한다. 인내하는 사람들은 그들의 참는 행동을 지지받아야 할 것이다. 그들은 건들어서는 안될 것이다. 언어적 표현은 그들의 인내를 지지하는데 사용되어야 할 것이다. "당신은 잘 견디고 있습니다"라고 말하는 것이 적절하다. 비록 그 환자가 당신의 존재를 모른다고 생각될지라도, 아무 것도 말하지 않는, 침묵하는 사람과 함께 있는 것도 도움이 된다. 지지는 사건의 미래 추이와 무관하게 주의를 집중해서 제시되어야만 한다.

고통 받는 사람이 인내하고 있을 때, 감정이입이 사용되어서는 안될 것이다. 감정이입은 그들이 자신의 상황을 이해하고자 시도할 때 쓸모가 없다. 사람들이 감정을 표출하도록 하기 위해, 마지못해 감정이입적 말, 위로, 동정, 애도, 동정과 연민의 표현으로 고통을 인내하고 있는 상태를 깨뜨린다. 우리는 흔히 감정이입적 표현을 요구하는데, 간호사는 환자가 울도록 하거나 상황의 현실에 직면하도록 돕는 것이 반드시 치료적이지는 않다는 것을 인정해야만 한다. 치료적 징후로서 눈물에 대한 가치는 재탐구되어져야 하는데, 그것은 감정 표출이 위기동안 적절하지 않을 수 있기 때문이다. 개인은 직관적으로 위기동안 "강해져야"만 한다고 느끼거나, 자신들이 다른 사람을 지지할 수 없고 행해져야 할 필요가 있는 것들을 행하지 못할 수 있다고 느낄 것이다. 인내하고 있는 사람에게 감정이입적인 말을 하고 접촉(touch)을 사용하는 것은 만약 그들이 통제를 유지하고자 할 경우 통제를 방해할 수 있다. 그래서 감정이입이 고통을 인내하고 있는 사람에게 사용되었을 때 도움이 되지 않고 해롭기조차 할 수 있다.

반면 사람이 정서적으로 고통스러울 때, 어떤 사람들은 마치 기댈 수 있는 지지체인 새로운 신체의 경계(body boundary)를 제공하는 것처럼 포옹으로 그들을 감싼다. 접촉은 고통 받는 사람을 안정시킨다. 이들은 안고 쓰다듬어주거나 돌봄제공자가 해주는 말에서 위안을 느낀다. 정서적으로 고통스러울 때, 고통 받는 사람은 대화를 필요로 한다. 경청은 중요하며, 감정이입이 적절하다. 만약 그들이 안심을 구한다면, 이것은 현실적이어야만 한다. 예를 들어 "일이 풀릴 것입니다"라고 말하기보다는 오히려 "나는 당신을 위해 여기에 있을 것입니다"라고 말하는 편이 더욱 바람직하다. 이들은 계속 울기만 하지 않는다. 흐느껴 울다가 그치기도 하며, 그 강도도 증가되기도 감소되기도 한다. 그러나 이들은 계속 쉽게 눈물을 흘린다. 매일의 일에 대한 조력, 위로가 되는 음식, 정서적 온정이 이 시기에 중요하다.

맺음말

간호 분야에서는 간호를 제공할 때 고통의 중요성을 인식하고, 고통에 대한 개념을 확대하기 시작하였다. 그러나 고통에 대한 대부분의 연구는 아직 통증과 다른 불쾌한 증상에 초점을 두고 있다. 모든 통증은 아니지만, 만성적인 통증, 외상에 따른 즉각적인 통증, 간호 절차를 수행할 때 따르는 일시적이지만 때로는 심한 통증이 제거될 수 있다는 것을 아직 인정하지 못하고 있다. 이런 환자들에게 계속적으로 약물을 사용하여 고통을 경감시키는 것은 적절하지 못하다. 단순히 고통을 억제하는 방법을 사용하는 대신 고통에 대한 인내를 증진시키거나 금욕주의를 촉진하는 방식은 거의 연구된 바가 없다. 환자가 고통을 참는 능력을 강화하는 비약물적인 수단, 그리고 비위관 삽입과 같은 고통스러운 간호 절차를 수행하는데 가장 효과적이고 유익한 방법 등을 조속히 연구할 필요가 있겠다.

Morse는 '고통의 실무이론'을 통해 간호사는 고통 받고 있는 환자의 돌봄제공자가 되어야 할 것을 강조하였다. 그녀는 고통 받는 사람들에게 적절한 돌봄을 제공하는 것이 간호사의 일차적인 책임이라고 주장하면서, 고통 받는 사람이 인내하고 있을 때 감정이입을 사용하는 것은 바람직한 간호가 아니라고 하였다. 따라서 간호사인 우리는 고통 받는 사람을 어떻게 위로하고 돌보는 것이 효과적인지, 완전히 제거할 수는 없는 고통을 가진 사람들을 어떻게 돌볼 것인지 등에 대해서도 더 많이 공부하고 연구해야 하겠다. 그러나 "고통이 통증이나 질병 또는 장애나 상실 중 어떤 것에서 유래하든 고통은 육체가 아닌 인간에게 가해진다. 고통을 제대로 이해하면 의료상황에서 인간이 얼마나 중요한가를 이해할 수 있게 된다. 환자를 인간으로 제대로 이해하게 되면 그 환자의 고통을 덜어줄 수도 있다"라고 말한 카셀의 충고를 잊지 않도록 하자.

카셀은 또한 인간의 본성이 고통의 중심점이라고 하였다. 그렇다면 무엇보다 중요한 것은 인간의 본성이 투사되어 나타나는, 고통에 대해 간호대상자가 취하는 태도를 이해하는 것이 우선이 아닐까 하는 생각을 해본다. 고통을 어떤 관점에서 이해하느냐는 바로 고통의 표현과 대처방법, 고통에 대한 간호방법과 직결될 것이기 때문이다. 어떤 사람들은 고통이란 없을수록 좋고, 고통이 있을 경우 무조건 가능하면 빨리 없애거나 피해야 하는 존재로 간주한다. 고통에 대한 이러한 관념에 상하게 일격을 가함과 함께 무고통의 고통에 대해 처음으로 주의를 기울이게 하고 고통이 갖는 의미를 다시 생각해 보는 계기가 되었던, 수 년전 필자가 읽었던 책인 '고통이라는 선물'에서 몇 구절을 인용한다. 이 내용은 "건강은 자기 망각이란 놀라움에 속한다.... 그것은 주관적으로 '잘 있다'고 느끼는 것이다... 질병은 건강과는 반대로 교란적이며 위협적으로 들이닥쳐 해결되어야만 하는 것인데, 이러한 들이닥침에는 '고통'이 있다. 우리의 삶에서 고통의 역할은 주관적 감각을 통해서 건강을 구성하는 신체적 과정의 조화로운 균형에 어떤 이상이 있음을 알리는 것이다"라고 말한 가다머(Gadamer)의 주장과도 맥이 통한다. 간호사로서 우리는 고통을 보다 총체적인 관점에서 이해해야 할 것이며, 고통 받고 있는 대상자 역시 단지 가지고 있는 증상이 아니라 전인(whole person)에 초점을 두는 간호를 제공해야 할 것이다.

나는 전세계적으로 천이백 만 명 이상 되는 나병 환자들과 씨름하고 일하면서 무고통에 대해 처음 알았다… 한 젊은 환자가 목발을 집고 붕대를 감은 왼쪽 다리로 땅바닥을 쓸며 달려오고 있었다…. 그에게 다가가 보니 붕대는 피로 흥건히 젖었고 왼쪽 발은 좌우로 마음대로 덜렁거리고 있었다. 이미 탈구된 발목에 의지해 달렸기 때문에 다리뼈 끝에 지나치게 힘을 많이 줘서 피부가 그 압력을 견디지 못해 짓뭉개져 있었다. 그는 정강이뼈 끝 부분으로 걸었기 때문에 발걸음을 옮길 때마다 허연 뼈가 땅 속에 박혔다. 간호사들이 호되게 나무랐지만 그는 자기가 그렇게 빨리 달렸다는 것을 아주 자랑스러워하는 눈치였다. 내가 옆에 쪼그리고 앉아서 자세히 보내 작은 돌들과 잔가지들이 뼈 끝으로 들어가 골수강에 박힌 것이 보였다. 무릎 밑에 있는 다리를 절단하는 수밖에는 선택의 여지가 없었다...

고통에 관한 나의 생각은, 내가 고통으로 아픔을 당하는 사람들과 고통이 없어서 아픔을 당하는 사람들을 다룬 수년의 경험을 통해 발전되어 왔다. 나는 고통을 인간의 신체 중에서 가장 잘 고안된, 현저히 드러나는 특징이라고 생각한다. 따라서 나에게 나병환자에게 줄 선물을 한 가지 고르라고 한다면 당연히 고통이라는 선물을 고를 것이다.

참고문헌

에릭 J. 카셀 지음; 강신익 옮김(2003). 고통받는 환자와 인간에게서 멀어진 의사를 위하여: 고통의 본질과 의학의 목적. 서울: 코기토.

폴 브랜드, 필립 얀시 저, 송준인 역(2001). 고통이라는 선물. 서울: 두란노.

한스 게오르그 가다머 저, 공병혜 역(2005). 고통: 의학적, 철학적, 치유적 관점에서 본 고통. 서울: 철학과 현실사.

Morse JM & Carter BJ(1995). Strategies of enduring and the suffering of loss. *Holistic Nurs Pract*, 9(3), 33–58.

Morse JM(2000). Toward a Praxis Theory of Suffering. *Adv Nurs Sci*, 24(1), 47–59.

Morse JM(2003). Toward a praxis theory of suffering: author reply. *Adv Nurs Sci*, 26(1), 3–4.

Proctor A, Morse JM, & Khonsari ES (1996). Sounds of comfort in the trauma cneter: how nurses talk to patients in pain. *Soc Sci Med*, 42(12), 1669–1680.

배뇨조절이론

Urine Control Theory Derived From Roy's Conceptual Framework

Mary Marmoll Jirovec, Joyce Jenkins and Janet Baiardi

정 복 례

이 장에서는 Jirovec, Jenkins, Isenberg와 Baiardi(1999)가 로이 적응이론 및 Dulock과 Holzemer(1991)의 배뇨조절 기전을 근거로 개발한 배뇨조절이론을 분석하여 제시하고자 한다. 뇨가 불수의적으로 배출되는 뇨실금은 개인 생활 및 사회 생활에 장애를 가져와 개인의 삶의 질을 저하 시키는 주 원인이 되며, 남성에 비해 여성에서, 그리고 젊은 사람보다는 노인에서 발생률이 높다. 배뇨조절이론은 뇨실금 환자의 관리 및 간호연구의 근거를 제공할 수 있을 것이다.

이론의 출처

배뇨조절이론은 로이 적응이론과 Dulock과 Holzemer(1991)가 제시한 배뇨조절 기전을 근거로 개발되었다. 로이 적응이론은 인간을 내부 및 외부 자극에 반응하는 적응체계로 보았다. 로이는 국소 자극을 직접 자극으로, 연관 자극을 국소 자극의 강도에 영향을 미칠 수 있는 내부 및 외부 환경에서의 자극으로, 그리고 잔여 자극은 현재 상황에 영향을 미칠 수 있는 자극으로 구분하였다. 또한 로이는 적응기전 설명에서 조절기전과 인지기전을 제시하였다. 인간체계의 적응은 효과적이거나(적응) 혹은 비효과적(부적응)인 결과를 초래하며, 이는 적응모드나 행위에 영향을 미친다. 조절기전의 하위체계는 대상자가 인식하거나 하지 못할 수도 있는 신경 화학물질(내분비) 전달과정을 통해 자동적으로 반응한다. 인지기전의 하위체계는 네 가지 인지/정보적 모드를 거쳐 자극에 반응한다. 로이가 제시한 네 가지 인지/정보적 모드는 지각과 정보화 과정, 학습, 판단과 정서이다. 인지기전의 하위체계는 조절기전의 하위체계와 연관하여 인지, 학습, 판단과 신체의 의식 영역에 작용한다.

Dulock과 Holzemer(1991)는 배뇨조절 기전을 설명하였다. 정상적으로 방광의 확장은 방광의 국소 자극에서 시작하며 신장이 뇨를 생산하기 위해 적당량의 액체를 섭취하면서 시작한다. 방광은 S2에서 S4까지 조절되는 신경반사로 조절된다. 방광이 액체로 채워짐에 따라 팽창 수용기의 자극이 뇌와 천골 배뇨 중심으로 자동 통로를 통해 전해진다. 배뇨는 피질 배위의 배뇨근 수축과 괄약근 이완에 의해 이루어진다. 이것은 방광을 비우는 신체 동작으로 이어지며 골반 근육을 조이는 것과 같은 학습된 행위가 방광 비우기에 이용된다.

이론 개발과정

배뇨조절이론의 개념 간의 관계를 설명하기 위해 가정에 거주하는 기억 장애 뇨실금 노인을 대상으로 뇨실금 조절 연구를 하였다. 뇨실금 노인을 숫자판을 사용하여 무작위로 중재 그룹과 대조 그룹 중 하나에 배치하였다. 중재 그룹은 노인의 기억력 장애를 보상하기 위해 환경과 관련된 연관 자극을 조절하였다. 중재 그룹은 돌봄자가 개인별로 계획된 배설 프로그램을 학습하도록 하였으며, 중재는 뇨실금 노인의 뇨 배설 형태와 주기를 고려하여 개별적으로 구성하였다. 중재 그룹 노인의 가정내 환경에서 방광 조절과 관련 장애물을 확인하기 위해 사정하였으며, 뇨실금 노인을 돌보는 돌봄자에게 조언하였다. 중재 그룹 뇨실금 노인을 돌보는 돌봄자와 노인의 액체 섭취 양상에 대해 논의한 다음 노인이 적당량의 액체를 섭취할 수 있도록 격려하였다. 이동 장애가 있는 뇨실금 노인은 이동 장애 문제를 해결하기 위해 가정내 환경을 조절하였다. 총 119명의 뇨실금과 기억 장애 노인 및 그들을 돌보는 돌봄자가 이 연구에 참가하였다. 이 보고서는 배뇨조절 이론에서 나타난 개념 간의 관계를 밝히기 위해 개별 사례로 진행하였다.

뇨실금은 뇨실금 노인이 실금을 하든 하지 않든 간에 상관없이 일주일 동안 배뇨한 모든 뇨를 모아 측정하였다. 노인이 배설을 억제할 수 있는 시간의 비율은 실금인 경우 전체 배설을 경우의 수로 나누어 그것을 100%에서 뺌으로써 계산하였다. 배뇨조절관련 정보는 연구 시작 시점부터 수집하였고 매 6달마다 수집하였다. 노인의 이동성은 위쪽 갈비뼈 움직임의 수, 의자로부터 일어나 도움을 받거나 혼자 걸어갈 수 있는 능력, 걸어간 거리, 걸어가는데 걸린 시간과 균형잡는 능력을 포함한 이동성 점수로 측정하였다. 거리를 측정하기 위해 측정 바퀴를 이용하였고, 걸어가는 시간과 균형 잡는 시간을 측정하기 위해서 스톱워치를 사용하였다. 액체 섭취는 측정하지 않았으나 노인이 일상적으로 소비한 적정 액체량을 기억하도록 하여 측정하였다. 환경 역시 측정하지 않았으나 중재 그룹 참가자의 가정내 환경을 사정하기 위해 환경 사정 지침서를 이용하였다. 추가하여 중재 그룹 참가자의 일상적인 방광 패턴에 따라 배뇨 조절 기억장치를 제공하도록 의도적으로 조정하였다. 이 연구의 결과는 배뇨조절이론 발전에 도움이 되었다.

이론 소개

개념

국소 자극 : 방광 확장 액체 섭취와 방광에 모인 뇨가 배뇨조절의 유일한 기준이 되는 것은 아니다. 방광에 가득 찬 뇨에 의한 배뇨 자극이 시작되어야 한다. 액체 섭취량와 배뇨조절과의 관계는 양의 관계이다. 정상 노인의 방광은 액체 섭취가 감소할수록 배뇨조절도 감소한다. 액체 섭취량과 배뇨조절은 양의 관계에 있다. 이 관련성은 뇨실금 노인을 돌보는 남편에게 액체 섭취의 중요성을 알리고 부인에게 하루에 다섯에서 여섯 컵의 액체를 마시도록 돕게 한 결과 뇨실금이 7%에서 2%로 감소하였다는 보고(Jirovec, Jenkins, Isenberg, Baiardi, 1999)에 잘 나타나 있다. 방광 메커니즘이 정상적으로 기능하기 위해서는 방광에 뇨가 차 있어야 한다.

관련 자극 방광이 팽만된 상태에서 관련 자극은 적응 반응에 영향을 미친다. 관련 자극은 노인의 이동성과 배뇨 관련 시설이나 설비 쪽으로 스스로 이동해 가는 것 및 배뇨 장치에의 접근이 용이한가와 같은 환경적 요소가 포함된다.

이동 능력 이동 능력과 배뇨조절의 관계는 양의 상관관계이다. 이동 능력이 감소됨에 따라 배뇨조절 역시 감소하고 실금이 증가된다. 반대로 이동 능력이 증가할수록 배뇨조절은 향상될 것이다. 노인의 방광이 수축을 시작하기 전에 배설 장치에 접근할 수 있어야 한다. 방광의 용적이 적고, 방광 팽만을 늦게 감지하며, 잔뇨량이 적은 노인에 있어 이동 능력은 더 중요하다.

장치에의 접근 이 이론에서 장치에의 접근이란 배뇨관련 설비에 대한 접근성과 배뇨와 관련된 환경적 요인을 말한다. 배뇨와 관련된 환경적 요인을 잘 조정할수록 배뇨는 잘 조절될 것이다. 배뇨조절을 방해하는 요인이 늘어나거나 배뇨조절을 촉진시키는 요인이 감소할수록 배뇨조절율도 감소할 것이다. 예를 들어 배뇨관련 장치가 부적절한 경우 배뇨는 잘 조절되지 않을 것이다 그러나 이용가능한 장치가 개선되면 배뇨조절은 증가될 것이다. Jirovec과 Wells(1990)는 실금 억제능력을 방해하는 환경적 요인이 실금환자의 환경에 있음을 제시하였다. 환경의 변화가 뇨실금에 영향을 주는 다른 장애요인을 보상할 수도 있다. 예를 들어 기억력 장애가 있는 뇨실금 노인에게 적당량의 액체를 섭취하도록 할 때 뇨실금 노인의 뇨실금이 향상되었다. Jirovac(1991b)은 기억력 장애가 있는 노인에게 배뇨조절 기억장치를 제공함으로 뇨실금 정도가 크게 감소하였음을 보고하였다.

인지기전의 하위체계 인지기전의 하위체계는 배뇨를 조절하기 위해 팽만된 방광에 반응하는 것을 말한다. 노인 스스로 방광이 비워져야 함을 인식하고, 경험상 언제 방광 억제 메커니즘이 억제상태를 초과하는 가를 학습하게 된다. 뇨실금 노인은 배뇨를 조절하기 위해 다양한 상황에 대해 판단을 내린다. 배뇨 조절의 상실이 사회적으로 파괴적인 사건의 의미를 갖기 때문에 스스로 배뇨 억제 능력이 부족함을 인식한 노인은 다른 사람들이 그들의 배뇨 조절 문제를 인식하지 못하도록 미리 기저귀를 착용할 수도 있다. 인지기전의 하위체계는 배뇨 조절에 적극적으로 적용된다. 즉, 인지 능력과 배뇨 조절과의 관계는 양의 관계이다; 인지 능력이 감소하면 배뇨 조절도 감소할 것이다. 인지 능력과 배뇨 조절과의 관계는 특히 치매 증상이 있는 노인에서 볼 수 있다. 치매 노인은 화장실의 위치를 잊어버리고, 신체적 느낌이 무엇을 의미하는지 혹은 방광이 가득 찼을 때 무엇을 해야 하는 지를 잊어버린다.

배뇨조절이론

배뇨조절의 시작은 국소 자극에 반응하는 방광 내에 축적된 뇨이다. 개인의 이동성과 환경 관련 시설은 관련 자극이다. 국소 자극에 반응하기 위해 인지적 하위체계에 대한 인식 능력이 있어야 한다. 만약 방광내 배뇨에 반응하는 신체적 장애가 있다면 인지적 하위체계는 문제 영역에 대해 보상작용을 할 수 있다. 예를 들어 스트레스 뇨실금이 고령 여성에서 나타난다면 방출구 근육을 강화시키기 위해 항문근육운동을 이용할 수 있다. 인지적 하위체계는 방광이 가득 찰 때까지 계속하여 수축을 억제하는데 사용될 수 있다. 일부 연구자들이 방광 재교육의 효과를 설명하고 있다. 항문근육운동과 방광 재교육 프로그램을 잘 운영하기 위해서는 전문적인 도움을 필요로 한다. 배뇨 조절 프로그램이 처음 개발되었을 때 대부분의 노인은 그들의 이동 능력, 환경 혹은 체액 섭취에 순응함으로 반응한다. 노인이 효율적이지 않는 방광 수축에 대해 인식할 경우 서둘러 화장실로 갈 수 있으며, 화장실 시설이 갖추어진 곳을 선택하여 움직일 수도 있다. 만약 노인이 화장실 이용이 제한적이라는 것을 안다면 스스로 배뇨량을 줄이기 위해 액체 섭취를 제한할 것이다.

인지기전 하위체계에서는 배뇨를 조절하기 위해 다양한 적응 전략을 적극 활용할 수 있다. 인지기전의 하위체계는 주기적으로 방광을 비우는 것, 배뇨의 생리적 요구에 대한 스스로의 지각, 배출 과정에 대한 사회적 인식과 개인의 조정 감각을 유지하는 것과 같은 배뇨조절에 중요한 적응 행위에 영향을 미친다. 환자가 배뇨에 필요한 물질적 전문적 도움을 이해하고 사용할 수 있을 때 상호의존이 나타난다. 이는 방광 재교육, 실금 예방을 위한 의복, 그리고/혹은 배뇨조절 장치 등이 포함될 수 있다. 치매노인에서처럼 인지 능력이 저하될 때 배뇨 조절이 문제가 될 수 있다. 비록 비뇨기계가 잘 기능하고 있더라도 배뇨조절에 장애가 나타날 수 있다. 인지능력 장애는 관련 자극, 특히 환경자극으로 도움을 받을 수 있다. Jirovec(1991a)은 병동 환자 중 기억력 장애가 있는 환자에게 개별적으로 계획된 배뇨조절 프로토콜을 사용하여 실금을 크게 감소시켰다. 최근 기억력 장애가 있는 뇨실금 노인에게 평소의 방광 패턴과 비슷한 배뇨조절 기억장치를 사용하기도 한다. 인지 능력과 마찬가지로 이동 능력을 도와 줄 수 있다. 즉, 인지 능력과 이동 능력이 감소하였을 때 환경을 조정함으로 문제가 되는 영역을 보상하여 배뇨 조절을 더 잘 유지할 수 있다. 방광 비움의 필요성을 인식하고 비움의 환경에 대해 판단을 내리며 실금 혹은 위급상황과 같은 문제가 생겼을 때 이를 의식하고 옷을 벗는 것과 같은 방광 비움에 대한 사회적 규범을 따르게 된다.

뇨실금이 발생하면 뇨실금 정도를 사정하고 적응하도록 도와주어야 한다. 변기에 접근하는 것과 같은 주변 환경의 관련 자극과 노인의 이동성이 배뇨와 관련된 적응반응에 영향을 미친다. 노인이 변기에 쉽게 접근할 수 있도록 하는 환경 관리와 배뇨

장치에 스스로 이동해 갈 수 있는 능력 모두가 배뇨조절에 중요하다. 환경과 이동 능력 및 이와 관련된 자극이 적응 반응을 촉진하거나 방해할 수 있다. 연관 자극과 마찬가지로 비뇨기계의 건강을 반영하는 방광 확장의 국소 자극은 배뇨 조절 문제 설명에서 고려되어야 한다. 즉, 한 영역에서의 어려움이 다른 영역에서의 변화로 보상될 수 있다. 만약 정상적으로 연령이 높아짐에 따라 팽창된 방광의 국소 자극이 더 급해지면 배뇨 조절을 유지하기 위해 변기에 빨리 접근하거나 서둘러 배뇨조절 장치로 다가갈 수 있다. 그 외의 자극은 아동기에 시작하여 평생 동안 계속되는 배뇨 습관과 방광 기능과 관련된 사회화로 설명된다. 로이 적응이론에 근거한 배뇨조절이론은 〈그림 1〉과 같다.

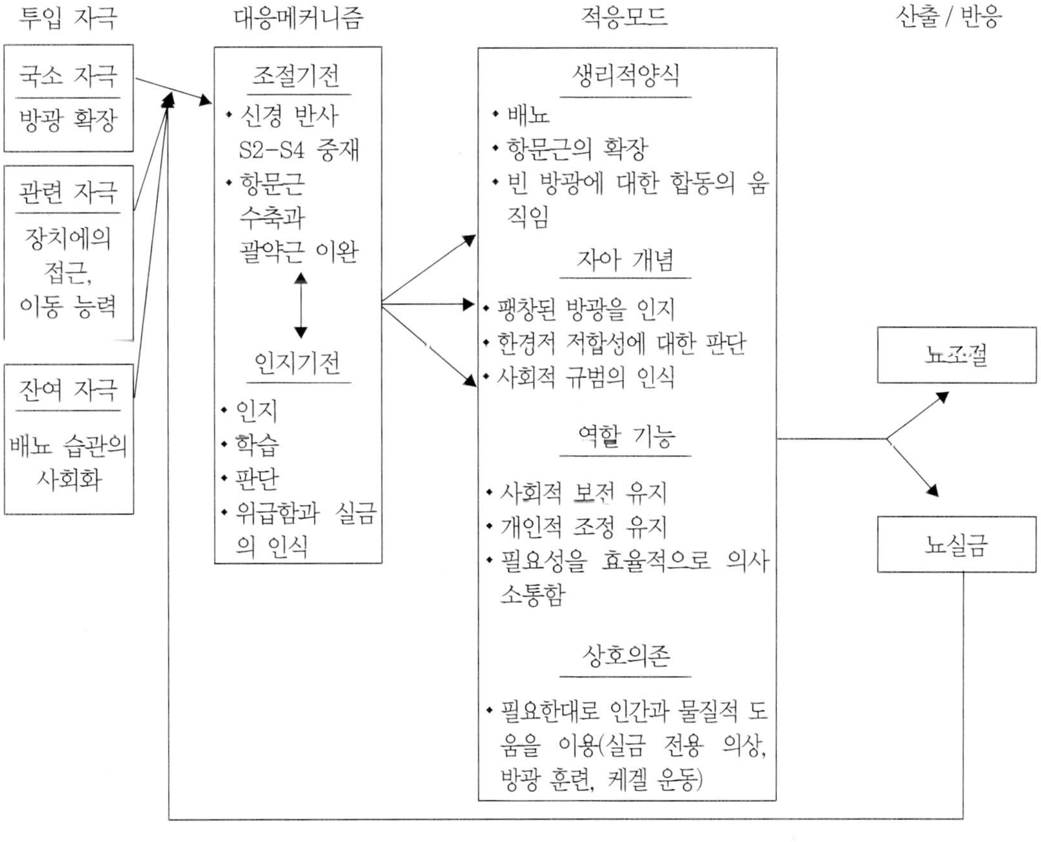

그림 1. 로이 적응이론에 근거한 배뇨조절이론

SOURCE: From "Urine control theory derived from Roy's conceptual framework" by M. M. Jirovec, J. Jenkins, M. Isenberg and J. Baiardi, 1999, *Nursing Science Quarterly*, 12(3). Reprinted by permission.

맺음말

이 논문은 로이 적응모델에서 유도된 배뇨조절이론을 설명한 것이다. 로이 적응모델은 배뇨 조절의 복합적 현상 설명에 도움이 되었으며 이 이론은 뇨실금 중재와 연구에 도움이 될 수 있을 것이다. 따라서 이 이론은 임상 실무 간호사 및 연구자가 대상자의 이동성 및 환경과 관련된 관련 자극을 연결하여 팽창된 방광의 국소 자극의 반응 평가에 이용할 수 있을 것이다.

참고문헌

Dulock,H.L., & Holzemer, W.L.(1991). Substruction: Improving linkage from theory to method. *Nursing Science Quarterly*, 4, 83-87.

Jirovec,M.M., & Wells, T.J.(1990) Urinary incontinence in nursing home residents with dementia: The mobility-cognition theory. *Applied Nursing Research*, 3, 112-117.

Jirovec,M.M.,(1991a) Effect of individualized prompted toileting on incontinence in nursing home residents. *Applied Nursing Research*, 4, 188-191.

Jirovec,M.M.,(1991b) The impact of daily excercise on the mobility, balance and urine control cognitively impaired nursing home residents. *International Journal of Nursing Studies*, 28, 145-151.

Jirovec, M.M., Jenkins J., Isenberg, M., Baiardi, J.(1999). Urine Control Theory Derived From Roy's Conceptual Framework. *Nursing Science quarterly*, 12(3), 251-255.

진통제와 부작용간 균형 이론

Theory of a Balance between Analgesia and Side Effects

Marion Good and Shirley Moore

안 숙 희

이 이론은 급성통증관리를 위한 임상실무지침을 중범위 처방이론 개발의 유용한 자원으로 활용하여 개발되었다. 왜냐하면 임상실무지침은 연구를 통한 경험적 증거에 근거하고 있고, 실무에서 즉시 사용할 수 있는 특수 권고안이기 때문이다. 이론개발자의 하나인 Good은 수술 후 환자를 대상으로 음악을 이용한 통증 완화 중재연구를 계속해서 수행하면서(Good, 1995; Good et al., 2001; Good, Anderson, Ahn, Cong, & Stanton-Hicks, 2005; Good, Anderson, Stanton-Hicks, Grass, & Makii, 2002; Good, Stanton-Hicks, Grass, & Anderson, 1999; Siedliecki & Good, 2006; Voss et al., 2004) 이 이론을 계속 검증하여 이론의 타당성을 확보하였다. 또한 미국 뿐 아니라 세계 여러 나라의 급성통증 경험자를 대상으로 수차례의 연구를 수행하여 이 이론의 일반화를 확립하는데 기여하고 있다(Good & Ahn, 2008; Good & Chin, 1998; Lai & Good, 2005; Phumdoung & Good, 2003). 본 장에서는 급성통증관리지침으로부터 중범위 간호이론의 개발과정과 성인에서 진통제와 부작용간 균형을 달성하기 위한 급성통증관리이론을 서술하고자 한다.

이론의 가정

이 이론은 성인을 대상으로 수술절차나 외상으로부터 발생하는 중등도에서 심한 급성통증관리과정을 설명하는 것으로 이론의 가정은 다음과 같다.

- 간호사와 의사는 급성통증을 효과적으로 관리하기 위해 협동한다.
- 마약성 진통제 또는 경막외 국소마취가 적용가능 하다.
- 부작용에 대해 필요시 약물을 투여해야 한다.

- 환자는 증상을 학습하고 목표를 설정하고 증상에 의사소통할 수 있는 능력을 갖춘 성인이다.
- 간호사는 통증관리에 대한 최신지식을 갖는다.

이론의 출처

최근 간호이론과 타학문의 이론

해당없음

문헌고찰

기존 연구에서 심각한 통증이 불필요하고, 비윤리적이고, 합병증과 관련됨을 연구 결과에서 보여주었기 때문에 새로 개발된 통증이론이 고안될 필요가 있었다.

연구, 교육, 실무 분야의 자료와 경험

임상실무지침은 실무가와 환자를 대상으로 특수 임상상황에 대해 적절한 건강관리를 결정할 수 있도록 돕는 권고안이다. 지침은 임상 상황, 중재, 및 결과 간에 연결에 기초한 환자관리 과정을 서술한다. 지침은 처방적이고 중요한 건강 결과를 가져올 것으로 기대한다. 지침은 임상적 알고리듬 또는 출간된 연구에 포함된 권고사항처럼 특수하다. 잘 계획된 연구에 의해 확보된 과학적 근거에 기초한 실무지침은 중범위 처방이론의 출처로서 매우 훌륭한 자원이다. 이러한 임상실무지침은 전문가와 임상전문 조직, 건강관리 기관, 그리고 개별 및 정부기관에 의해 작성된다. 지침이 개발되면 지침에 따라 수행이 이루어지고 평가 단계를 거치는 체계를 갖추게 된다. AHCPR(Agency for Health Care Policy and Research)은 미국 의회가 1989년에 건강관리의 질, 적절성 및 효과성을 개선하기 위해 또한 건강서비스 접근을 향상시키기 위한 목적으로 설립하였다. 이 기관은 임상 상황을 관리하는 데 있어 사용되어져야 할 지침을 개발하고 새롭게 발전시키는 역할을 한다. 이 기관에서 개발된 지침은 연구에 기초한 환자관리를 서술한 것으로 전문가의 동의를 받은 것이며, 건강문제를 개선하기 위한 새로운 방법을 제시한다. 오늘날, 지침이 개발되면 성인에서 우울, 암 통증, 중이염, 급성통증관리, 심부전, 그리고 욕창 예방과 같은 임상문제를 가진 대상자와 전문가에게 배포된다. 실무지침은 미국의 관리의 질을 증대시키는 데 중요한 역할을 감당하고 있다.

*급성통증관리에 대한 임상실무지침*은 1992년에 처음 소개되었다. 이 지침은 (1) 최근의 요구도, 기존의 지침, 및 임상 전문가의 의견에 대한 다학제간 고찰, (2) 수술 후 통증관리에 대한 출간된 연구결과의 종합적 고찰, 그리고 (3) 지침 초안의 전문가 고찰과 계획된 사용자에게 임시 고찰이라는 3가지 과정을 거치게 된다. 따라서 이 지침은 실무가와 연구자를 위해 수술 후 통증관리에 가장 최신의 지식을 대표한다. 실무지침은 간호이론의 양식을 구성하는 지 논란이 생길 수 있다. 그러나 이 지침은 이론이 요구하는 엄격한 구조를 갖지 못하였다. 실무에 직접 사용되도록 개발되었을 뿐, 체계적으로 연구를 위해 요구되는 정밀성을 갖고 있지 못하다. 실무지침에서 이론으로서 잠재적 가치는 이론가에 의해 확인되어야 하고, 개념적으로 조직되어야 하고, 효율적으로 표현되어야 하고, 검정을 위해 조작되어야 한다.

이론 개발과정

시작단계

*급성통증관리를 위한 수술적 또는 내과적 절차와 외상. 임상실무지침*이란 주제로 작성된 AHCPR 책자는 경험적 기반과 분명한 실무권고문을 갖고 있기 때문에 급성통증경감을 위한 중범위이론에 효율적인 자원을 제공한다. 이 권고문은 이론적 진술로 분류할 수 있고 이는 간호의 방향을 제시하는 검정가능한 이론을 생성하는 데 정리될 수 있다. 통증경감이론은 연구자가 간호중재이론을 개발하고 검정하기를 원하였기 때문에 개발되었다. 이 이론의 유용성은 외과적 또는 외상 환자의 통증을 감소하기 위한 지식개발을 촉진하는 연구가 진행될 것이라는 점이다.

실무에서 외상이나 수술적 치료 이후 대상자들이 겪게 되는 중등도에서 심한 급성통증을 감소시키기 위해 간호사를 이끌 처방이론에 대한 요구도가 높다. 통증의 서술적 이론(예를 들면, 특수성, 패턴, 내재성 마약제, 관문통제 이론)은 nociception이 신체에 어떻게 전달되는지, 중재되는 지, 인지되는 지 설명한다. 그러나 통증완화를 위한 또는 실무가가 확실하게 통증을 경감시킬 수 있는 처방이론은 없다. 간호에서 처방이론은 간호 상황에서의 요소, 즉 환자, 간호사, 기술, 결과와 그들을 둘러싸고 있는 맥락과 역동성을 포함해야 한다. 또한 통증경감에 대한 간호이론은 어떤 접근이 가장 효과적인지 처방할 뿐 아니라, 언제, 어떤 상황에서 주어진 접근이 가장 효과적인지 예측할 수 있다.

개발과정

저자들은 중범위 이론이 실무지침을 통해 개발될 수 있다고 주장하면서, 진술 합성과 이론합성이라는 두 가지 전략을 통해 경험적 정보를 범주화하고 조직하였다. 급성통증관리 중범위 이론은 AHCPR로부터 이론을 개발하면서 이 과정을 사용하였다.

진술 합성은 개념간 관계를 서술하는 것이고, 이론 합성은 경험적 진술에서 상호연관된 망 또는 이론으로 집단화 하는데 활용하였다. 실무지침에서 급성통증과 같은 개념은 너무 잘 알려져 있고 구체적이기 때문에, 개념분석은 삭제되었다.

진술 합성

실무지침으로부터 이론적 진술을 합성하기 위해 저자들은 Walker와 Avant의 이론적 진술 합성방법을 사용하여 ***'진통제와 부작용간 균형'*** 이란 제목의 통증경감이론을 개발하여 제시하였다. 진술합성의 1차 단계는 추구하기에 가장 생산적인 처방적 관계의 내용과 범주를 확인하기 위해 지침을 고찰한다. 2차 단계는 처방(중재), 문제(통증), 기대하는 결과(통증완화)를 대표하는 개념을 확인하기 위해 지침을 사용한다. 3차 단계는 목표를 달성하기 우해 가장 유용한 개념과 관계를 확인하기 위해 주제어, 본문, 요약 또는 알고리듬에서 주요 주제에 대한 지침을 찾는 것이다. 그리고 지침은 매우 구체적이기 때문에, 몇 가지 개념을 찾아서 이를 한 개 또는 보다 추상적인 개념으로 분류하는 데 유용하다.

AHCPR 급성통증관리지침에서 통증완화 행위에 대한 기대결과는 환자에게 수용가능한 진통제 수준을 달성하는 것이다. 중등도에서 심한 통증을 완화하기 위해, 환자에게 마약성 진통제 또는 경막외 국소마취제와 같은 강력한 진통제가 필요하다. 또한 강력한 진통제의 사용으로 통증완화를 증대시키면서, 진통제에 대한 사용과 부작용을 경감시키고 위해 비스테로이드성 소염진통제(NSAIDs)와 이완이나 음악과 같은 비약물적 보조서비스가 제공될 수 있다. 기대되는 결과는 진통제와 부작용간 균형이다. 이론적 진술을 기술할 때, 중재와 결과는 다음과 같이 묶어져 있다. *첫째 진술은 '강력한 진통제를 약물적 및 비약물적 보조서비스와 함께 적당량 주는 것이 진통제와 부작용간 균형에 기여한다.'*

급성통증지침은 이론적 진술에서 중재를 지지하는 연구와 전문가의 의견을 요약한 것이다. 연구는 방법론적 엄격성에 따라 분류되어진다. 다른 실무지침은 어떤 연구적 지지 없이 전문가 의견에 기초하기도 한다. 그럼에도 불구하고 이전 발달단계에서 유용한 이론으로 개발하는 데 사용할 수 있다.

이론 합성

통증이론을 합성하는 데 있어 두 개 이상의 진술이 이론을 만들 때 즉각적인 사용을 위해 가장 큰 가능성을 가지고 처음 추가되었다. *둘째 진술은 '통증과 부작용에 대한 규칙적인 사정, 그리고 부적절한 통증완화와 수용할 수 없는 부작용의 확인, 그리고 중재, 재 사정 및 재중재 과정은 진통제와 부작용간의 균형을 유지하는 데 기여한다.'*

이 진술은 심한 급성통증을 가진 대상자가 불필요하게 고통을 경험하고 있음을 보여준 20여년간의 연구에 의해 지지된다. 임상가는 통증이 합병증이나 장기 병원입원과 같은 심각한 후유증을 가져옴에도 불구하고 통증완화가 성취될 때까지 중재를 계속하지 않는다. 이론개발에 있어 이 진술을 추가해야 하는 당위성은 급성통증에 대해 단순히 강력한 진통제와 보조제를 주는 것은 통증과 진통제에 대한 환자의 반응이 매우 다양하기 때문에 균형을 달성하는 데 충분하지 않기 때문이다. 통증완화를 위해 통증이나 부작용을 규칙적으로 계획된 시간을 가지고 사정하지 않았다. 임상가는 중재의 최고행위 시점에서 재사정을 하고, 만일 적절한 통증조절이 이루어지지 않고, 수용할 수 없는 부작용이 초래되고 있다면 약물의 용량을 늘리거나 보조제를 추가하는 등의 재사정을 고려해야 한다. 이러한 과정은 수용가능한 진통제와 부작용간 균형이 유지될 때까지 지속되어야 한다.

이에 세 번째 진술이 합성되어 이론에 추가되었다. *'환자 교육과 통증완화를 위한 목표설정은 진통제와 부작용간의 균형을 유지하는 데 기여한다.'*

환자 교육과 목표설정은 통증완화를 달성하는데 환자의 참여를 격려한다. 환자교육에는 태도와 기대치, 통증 보고, 진통제 받기, 보조제 사용이 들어가야 한다. 목표

설정은 상호적이어야 한다. 환자와 간호사는 환자에게 수용가능한, 현실적인 통증완화 목표를 토론한다. 환자 교육에 대한 경험적 지지가 확인되었다. 통증완화를 위해 상호목표설정의 중요성은 전문가 의견의 일치에 따라, 통증에 대한 중재가 따르지 않으면 통증이 수시간 완화되지 않는 다는 점에 기초한다.

통합, 타당성 확인 및 정련화 단계

통증은 주의깊은 목표지향적 과정, 완화를 위한 몇 가지 전략과 환자 참여에 의해 통증조절을 달성할 수 있다. 이 이론은 처방으로서 요약되었다. 성인에서 중등도에서 심한 급성 통증을 가진 진통제와 부작용간 균형을 달성하기 위해 간호사는 강력한 진통제와 약물적 및 비약물적 보조서비스를 같이 투여해야 한다. 간호사는 규칙적으로 통증과 부작용을 사정해야 하고, 환자가 참여하도록 교육한다. 간호사는 통증완화 목표가 환자와 함께 세워졌을 때에는 간호사는 중재, 재사정 및 재중재를 제공해야 한다.

이론개발자의 하나인 Good은 이 이론을 기초로 한 연구계획서를 제출하여 미국정부로부터 연구비를 수혜받아 수술 후 환자를 대상으로 음악과 이완요법을 이용한 수술 후 환자의 급성 통증 완화를 위한 중재연구를 계속해서 수행하고 있다(Good, 1995; Good et al., 2001; Good, Anderson, Ahn, Cong, & Stanton-Hicks, 2005; Good, Anderson, Stanton-Hicks, Grass, & Makii, 2002; Good, Stanton-Hicks, Grass, & Anderson, 1999; Siedliecki & Good, 2006; Voss et al., 2004). 연구결과는 이 이론을 계속 검증하여 이론의 타당성을 높이고 있다. 또한 미국 뿐 아니라 세계 여러 나라의 사람을 대상으로 음악을 이용한 급성통증 및 수면에 미치는 효과 연구를 수차례 수행하여 이 이론의 일반화를 확립하는데 기여하고 있다(Good & Ahn, 2008; Good & Chin, 1998; Lai & Good, 2005; Phumdoung & Good, 2003).

실례로, 진통제와 부작용간 균형이라는 개념을 연구에 적용할 때, 통증 개념은 pain sensation 과 pain distress로 구분하여 측정 지표로 통증을 평가하였고, 부작용 개념은 오심과 어지러움으로 구분하여 평가하였다.

이론 소개

개념

이론에서 사용하는 개념에 대한 이론적 정의와 조작적 정의는 〈표 1〉과 같이 명시하였다.

표 1. 개념의 정의와 측정

개념	정의	측정
강력한 진통제	환자가 수술후 통증완화를 위해 제공받는 morphine과 같은 합성체 또는 경막외 국소마취	약물명, 용량, 투여빈도, 경로, 24시간 용량
약물적 보조제	강력한 진통제에 보조제로 주어진 NSAIDs	약물명, 용량, 투여빈도, 투약 여부
비약물적 보조제	강력한 진통제에 더하여 통증 완화를 위해 제공되는 이완, 음악, 상상, 마사지 또는 냉 요법	여부, 기술 종류, 효과적인 사용의 관찰
통증과 부작용의 규칙적인 사정	통증이 조절될 때 까지는 2시간 마다 통증척도에 따른 통증보고, 강력한 진통제에 따른 부작용 보고; 이후에는 4시간마다	0~10점 척도의 통증 강도; 4점 척도의 부작용 강도
부적절한 통증 완화와 수용할 수 없는 부작용의 확인	상호 동의한 안전하고 현실적인 목표보다 높은 통증강도 보고, 환자가 수용할 수 없는, 간호사에 의해 안전하지 않다고 판단된 부작용	목표보다 높은 통증강도 또는 수용할 수 없는 부작용의 기록; 간호사에 의해 안전하지 않다고 판단된 내용의 기록
중재, 재 사정 및 재중재	통증과 부작용에 대한 규칙적이고 즉각적인 중재; 최고 효과시점에서의 재사정; 통증이나 부작용이 수용할 수 없는 수준이면 재중재	시간, 통증강도, 중재유형 기록(예 강력한 진통제 용량 증가, 약물투여 간격의 단축, NSAIDs와 비약물적 보조제 추가)
환자 교육	수술 전에 환자에게 교육하고 수술 후 환자의 태도와 기대에 대해 강화, 통증 보고, 약물 확보, 통증유도 활동 방지와 보조제 사용	교육실시내용이 담긴 음성테잎이나 비디오테잎; 점검표에 수술 전에 교육하고 수술 후에 강화하였던 교육항목 기록; 교육에 사용하였던 자료집
통증완화를 위한 목표 설정	환자와 간호사가 매일 상호 결정한 통증완화 수준에 대한 안전하고 현실적인 목표 설정	수술 후 적절하며 환자에 의해 확인된 통증척도를 사용한 기록된 목표
진통제와 부작용간 균형	간호사에 의해 안전하고 현실적인 목표설정에 따른 통증완화에 대한 환자만족도; 안전하고 수용가능한 부작용에 대한 환자 만족도	원치 않는 부작용이 발생하지 않고 안전하고 만족할만한 통증완화를 보고한 환자와 간호사의 기록

개념관계(진술)

1996년 이론 서술시에는 주요 개념간의 관계를 설명하였으나, 1998년 출간된 논문에서는 연구에서 이론의 활용을 소개하면서 진술의 제목을 추가하였다.

다양한 중재 – 강력한 진통제를 약물적 및 비약물적 보조제와 함께 적당량 주는 것이 진통제와 부작용간 균형에 기여한다.

주의깊은 간호 – 통증과 부작용에 대한 규칙적인 사정, 그리고 부적절한 통증완화와 수용할 수 없는 부작용의 확인, 그리고 중재, 재 사정 및 재중재 과정은 진통제와 부작용간의 균형을 유지하는 데 기여한다.

환자 참여 – 환자 교육과 통증완화를 위한 목표설정은 진통제와 부작용간의 균형을 유지하는 데 기여한다.

모델

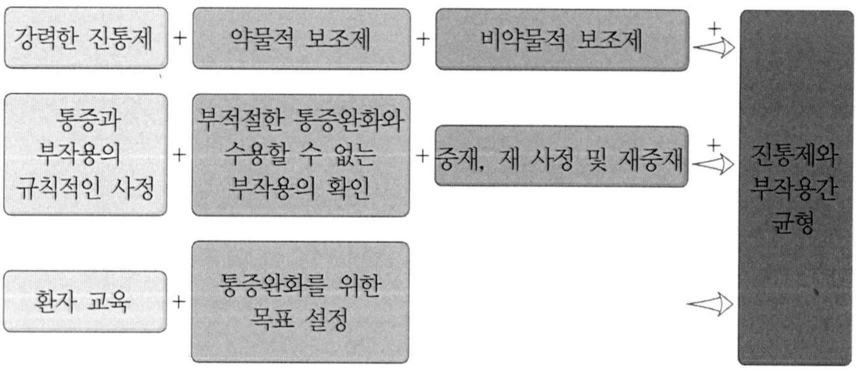

그림 1. 진통제와 부작용간 균형에 대한 중범위 이론

SOURCE: From "Clinical practice guidelines as a new source of middle-range theory: Focus on acute pain" by M. Good and S. M. Moore, 1996, *Nursing Outlook*, 44(2). Reprinted by permission.

맺음말

이 이론의 제한점은 아동, 노인, 특수문제를 가진 환자(마약제 내성자, 간 및 신장 장애, 쇼크, 외상 또는 화상환자와 같은)에서의 급성통증에 대한 고유치료법을 언급하지 않은 것이다. 이들 환자에서 통증 완화는 AHCPR 지침에 소개되어 있고, 또다른 이론을 개발하기 위한 기반이 될 수 있다.

새로 개발된 이론은 처방이론에 대해 적절한 방법을 이용하여 비평을 받아야 한다. 또한 이론 전체가 검정되어야 한다. 통증이론은 3가지 진술이 모두 필요한 지 여부에 대해, 또는 추가적 진술이 통증완화를 달성하는 데 요구되는 지를 결정하기 위해 과학적 지지가 필요하다. 진술의 상호작용적 양상은 문헌의 추가고찰에 의해 탐색되고 연구로 지지되어야 한다. 결국, 새로운 이론은 건강결과, 유병률과 비용과 관련하여 연구되어야 한다. 통증이론의 사용은 회복증진과 광범위한 통증, 합병증, 병원입원기간 및 비용발생의 감소를 제시할 수 있어야 한다.

참고문헌

Good, M., & Moore, S. M. (1996). Clinical practice guidelines as a new source of middle-range theory: Focus on acute pain. *Nursing Outlook*, 44, 74-79.

관련논문

Good, M., & Ahn, S. (2008). Korean and American music reduces pain in Korean women after gynecologic surgery. *Pain Manag Nurs*, 9(3), 96-103.

Good, M., Anderson, G. C., Ahn, S., Cong, X., & Stanton-Hicks, M. (2005). Relaxation and music reduce pain following intestinal surgery. *Res Nurs Health*, 28(3), 240-251.

Good, M., Anderson, G.C., Stanton-Hicks, M., Grass, J.A., & Makii, M. (2002). Relaxation and music reduce pain after gynecologic surgery. *Pain Manag Nurs*, 3(2), 61-70.

Good, M., Stanton-Hicks, M., Grass, J.A., Anderson, G.C., Lai, H.L., Roykulcharoen, V., & Adler, P.A. (2001). Relaxation and music to reduce postsurgical pain. *J Adv Nurs*. ; 33(2), 208-215.

Good, M., Stanton-Hicks, M., Grass, J.A., Anderson, G.C., Choi, C., Schoolmeesters, L.J., & Salman, A. (1999). Relief of postoperative pain with jaw relaxation, music and their combination. *Pain*, 81(1-2), 163-172.

Good, M., & Chin, C.C. (1998). The effects of Western music on postoperative pain in Taiwan. *Kaohsiung J Med Sci*, 14(2), 94-103.

Lai, H.L., & Good, M. (2005). Music improves sleep quality in older adults. *J Adv Nurs*. 49(3), 234-244.

Phumdoung, S., & Good, M. (2003). Music reduces sensation and distress of labor pain. *Pain Manag Nurs*, 4(2), 54-61.

Siedliecki, SL., & Good, M. (2006). Effect of music on power, pain, depression and disability. *J Adv Nurs*, 54(5), 553-562.

Voss, J.A., Good, M., Yates, B., Baun, M.M., Thompson, A., & Hertzog M. (2004). Sedative music reduces anxiety and pain during chair rest after open-heart surgery. *Pain*, 112(1-2):197-203.

영아와 아동을 위한 급성통증관리 처방이론

Prescriptive Theory of Acute Pain Management in Infants and Children

Myra M. Huth and Shirley M. Moore

강 경 아

Huth와 Moore(1998)에 의해 개발된 영아와 아동을 위한 급성통증관리 처방이론은 1998년 Journal of the Society of Pediatric Nurses 저널 3권 1호에 발표되었다. 이 이론은 1992년 미국의 Health and Human Services 부서 주관 하에 급성 통증 관리지침 패널(Acute Pain Management Guideline Panel)에서 펴낸 영아, 아동, 청소년을 위한 급성통증관리지침(1992a ; 1992b) 및 Good과 Moore(1996)가 발표한 Agency for Health Care Policy and Research(AHCPR)의 급성통증관리 지침에 근거하여 연역적 논리로 도출되었다. 이 이론은 급성 통증을 경험하는 6개월~12세 아동을 대상으로 개발되었다. 진술 합성(statement synthesis), 이론합성(theory synthesis) 의 두 방법이 이론 개발을 위해 사용되었다. 모델에서 사용된 개념정의와 측정이 제시되었으며, 통증완화에 유용한 개념 확인을 위해 지침에 있는 주요 주제들이 검토되었다. 마지막으로, 개발된 모델이 비용감소, 입원기간단축, 합병증 및 통증경감에 효과적인지 재검증될 필요성을 제시하였다.

본문내용에서는 영아와 아동을 위한 급성통증관리 처방이론을 급성통증관리이론으로 명명하였으며 Integrative approach의 각 단계에 따라 급성통증관리이론이 개발된 과정을 소개하였다.

이론의 가정

급성통증관리이론의 기본가정에는 영아와 아동의 급성통증 현상에 관한 다양하고 복합적인 요인이 반영되고 있다. 이 이론의 가정은 다음과 같다.

- 간호사, 의사, 다른 의료 전문직(약사, 호흡치료사, 물리치료사)은 영아와 아동의 급성 통증관리를 위해 상호 협력한다.
- 간호사는 통증을 사정하고 중재해야 할 책임이 있다.
- 간호사는 아동 통증관리, 성장과 발달 그리고 약 용량에 대한 최신지식을 가진다.
- 마약성 진통제 또는 진통보조제는 통증경감에 사용된다.
- 필요시 부작용을 해결하기 위한 약물이 투여된다.
- 급성통증관리이론 대상 환자 연령은 6개월~12세 이하이다.
- 과거의 통증경험은 현재 통증경험에 영향을 미친다.

Huth와 Moore는 간호사는 다른 의료인보다 환자의 통증관리에 더 많은 시간을 할애하며 간호사가 일하는 부서에 관계없이 통증은 가장 자주 부딪히는 문제 중 하나라고 본다. 간호사는 환자와 가족들에게 통증 및 통증관리에 관하여 의사소통하고, 통증조절 기법 및 변화를 위한 요구를 확인하는 역할을 하므로 통증을 관리하는 매우 중요한 위치에 있다고 하였다. 또한 간호영역은 통증사정, 진단, 중재에 관해 총체적 접근을 하고, 초기사정, 치료적 중재, 재사정은 간호분과의 목적이며 핵심개념인 반면 의학분야의 통증관리 핵심개념은 주로 약물 중재라고 하였다. 급성통증관리이론에서는 영아 또는 아동은 신체적, 심리적, 발달적, 사회문화적 환경요소와 서로 연관되어 있다는 총체적 견해를 가진다.

이론의 출처

최근 간호이론과 타학문의 이론

급성통증관리이론은 간호학문에서 개발된 거대이론이나 중범위이론을 모체이론으로 하여 개발된 이론이 아니다. 1992년 미국의 Health and Human Services 부서 주관 하에 급성 통증 관리지침 패널에서 펴낸 영아, 아동 청소년을 위한 급성통증관리지침을 근거로 개발되었다. 또한 Good과 Moore(1996)가 발표한 AHCPR의 급성통증관리 지침이 이론개발에 사용되었는데 AHCPR은 실증적 기초와 분명한 실무측면의 장점이 있기 때문에 통증완화를 위한 처방이론을 개발하는데 유용한 근거를 제공한다.

문헌고찰

영아와 아동을 위한 적극적인 통증관리 및 통증완화를 위한 처방이론의 필요성을 확인하기 위해 1970년 이후 약 30년동안 발표된 연구결과를 조사하여 급성통증관리이론 개발을 위한 근거를 확인하였다. 이에 관련된 문헌으로 아동의 통증경험 및 이론, 연구, 실무지침간의 문제점을 분석한 문헌(Eland & Anderson, 1977 ; Stevens, Hunsberger, & Browne, 1987), 심장수술 후 성인과 아동환자 진통제 사용 관련 문헌(Beyer, DeGood, Ashley, & Russell, 1983), 아동의 수술 후 통증발생 및 관리에 관한 문헌(Mather & Mackie, 1983 ; Altmier, Norwood, Dick, Holdithc-Davis, & Lawless, 1994 ; Asprey, 1994 ; Tesler, Wilkie, Holzemer, & Savedra, 1994), 아동의 통증관리내용 조사연구(Hester, Foster, & Kristensen, 1990; Hester & Foster, 1992; Johnston, Abbott, Gray-Donald, & Jeans, 1992; Broome, Richtsmeier, Maikler, & Alexander, 1996), 말기암환아 통증관리 관련문헌(Maunuksela, Sarinen, & Lahteenoja, 1990) 등이 조사 분석되었다.

급성통증관리이론의 실제적인 근거가 된 문헌조사 내용은 첫째, 미국정부에서 발표된 자료로서 1992년 Health and Human Services의 주관하에 급성 통증 관리지침 패널이 발표한 영아, 아동, 청소년을 위한 급성통증관리지침이었다. 두 번째 문헌고찰 자료는 실제적인 실무지침인 Good과 Moore(1996)가 발표한 AHCPR의 급성통증관리 임상수행지침이었다. AHCPR의 지침은 건강 전문인과 환자가 특수한 임상상황에서 적절한 건강관리 결정을 할 수 있도록 돕는 체계적으로 개발된 진술들이다. 아동의 급성통증관리에 관한 임상수행지침은 최신의 요구, 치료적 수행과 원칙 및 통증사정과 관리를 위한 기술적 문제를 다루기 위해 다학제간 패널을 활용하여 AHCPR에서 개발했다. 이 전문가 패널 집단은 존재하는 지식의 이론적 근거를 정의하고 가정들과 해당분야의 실질적인 지식을 평가하였다. 최종적으로 지침서 초안이 동료들에 의해 검토되고 임상에서 이 지침서를 이용할 사용자를 정하였다. 위 세 종류의 문헌고찰자료가 급성통증관리이론 개발의 근거가 되는 핵심내용이며, 이론화 과정에 반영되었다.

연구, 교육, 실무 분야의 자료와 경험

연구 프로젝트나 교육 프로그램의 결과와 경험, 병원이나 지역사회의 실무경험은 이론개발을 위한 좋은 자원이다. 급성통증관리이론 개발과정에서는 급성통증관리이론 개발자가 참여하고 해당분야의 임상실무 전문가로 구성된 다학제간 패널을 통해 도출된 영아, 아동 청소년을 위한 급성통증관리지침과 AHCPR이 사용되었다. 이러한 자원들은 임상전문가들이 아동의 급성통증관리에 있어 효율적인 통증사정과 관리방안을 제시하는 진술들을 포함하고 있고 이러한 결과는 이론화 과정에 통합되어 급성통증관리이론 개발에 훌륭한 자원이 되었다.

이론 개발과정

Huth와 Moore의 급성통증관리이론 개발과정을 시작단계, 개발과정, 통합, 이론의 타당성 확인, 이론의 정련화에 따라 단계적으로 설명하면 다음과 같다.

시작단계

1970년대 후반과 1980년 초에 수행된 연구들은 아동의 통증을 소홀히 다루었고 아동의 통증경감에 대해 큰 관심을 보이지 않았다(Eland & Enderson, 1977; Beyer et al, 1983; Mather & Mackie, 1983). 1990년대, 통증관리에 대한 기술적 발전과 국가적인 지침이 발표되었음에도 불구하고(Acute Pain Management Guideline Panel, 1992a; 1992b), 소아통증에 대한 관심은 저조하여 입원아동의 35~93%에서 통증을 경험하였으나 아동의 통증은 정확히 사정·관리되지 않아 많은 영아와 아동들이 불필요한 통증으로 고통받고 있음이 보고되었다(Hester et al, 1990; Johnston et al, 1992; Bennett-Branson & Craig, 1993; Altimier et al, 1994; Asprey, 1994; Tesler et al, 1994; Broome et al, 1996).

또한 1980년대 후반까지 발표된 통증이론은 단지 아동의 통증기전과 통증의 감각적, 인지적, 경험적 요소를 기술하고 설명하는데 그치고 있었다(Stevens et al, 1987). 한편 영아와 아동의 급성통증관리 임상실무지침(Acute Pain Management Guideline Panel, 1992a ; 1992b; Good & Moore, 1996)은 임상전문가들이 아동의 안위와 만족 증진, 결과 향상 및 입원기간 단축에 필요한 통증 사정과 관리 방안을 제공하며 임상적 상황, 중재, 결과간의 연결성을 고려한 통증관리 과정을 제시하였다. 그러나 이 지침은 임상실무를 지시하기 위한 것으로 간호이론구성에 필요한 짜

임새 있는 구성이 부족했고 연구에 필요한 정확하고 체계적인 나열이 부족했다.

임상전문가들이 아동의 통증을 감소하기 위해서는 통증에 대한 생리적 과정, 인지적 현상, 주관적 경험 등을 단순히 기술하고 설명하는 것이 아니라 통증완화를 위한 처방이론이 필요하였다.

개발과정

급성통증관리이론은 **진술합성, 이론합성**의 두 가지 전략이 이론개발에 사용되었다. **진술합성**은 둘 또는 그 이상의 개념들 간의 관계를 설명한다. 이론적 진술은 급성통증지침의 개념적 관계의 내용과 범위를 확인함으로써 이론으로 구성 되어졌다. 통증완화를 위해 유용한 개념 확인을 위해서 지침에 있는 주요 주제들이 검토되었다. 마지막으로, 진술들이 검증가능한 가설을 이끌어 낼 수 있고 실무를 가이드 할 수 있는지 그 가능성이 검토되었다. 이론에서 효과적 결과는 아동과 부모, 간호사가 만족하는 통증경감으로 정의된다. 이 이론에 따르면 영아와 아동의 급성 통증을 줄이기 위해서 간호사는 통증에 대한 과거력과 현재 통증 상태를 사정해야 한다. 사정 전략은 영아와 아동의 발달수준, 대응전략, 문화적 배경에 기초해야 한다. 치료적 중재는 아동 또는 부모에게 통증경감 기술을 교육하고 마약성 진통제를 진통보조제 및 비약물 치료와 함께 투여하는 것으로 이루어진다. 행동적/심리적 사정과 부작용에 관한 아동의 자가보고와 부모의 보고에 기초한 통증사정은 사정과 재사정 과정의 한 부분이다. 만일 간호사가 사정단계에서 부적절한 통증경감상태를 아동 또는 부모의 보고, 행동양상(불안과 두려움을 보이는 명백한 신체적 징후), 그리고 비정상적 신체증상(활력징후의 증가 또는 감소) 또는 부작용을 통해 확인했다면, 통증중재를 중단하고 재사정을 해야 한다.

이론합성은 관련진술들 또는 명제를 실증적 관찰에서 개념적 형태 즉 이론으로 결합시키는 것을 의미한다. 이 연구에서 개발된 이론은 아동 통증관리는 사정전략, 약물/비약물적 통증완화법, 그리고 아동/부모의 참여를 통해 이루어질 수 있음을 구체적으로 나타내고 있다.

이것은 목적달성을 위한 목표와 규범(prescription)을 포함하고 있으므로 처방이론이다. 세 가지 진술(또는 명제)이 영아와 아동의 급성 통증관리 이론 합성에 채택되었다.

① 초기사정은 과거 통증력, 현 통증력, 발달수준사정, 대응전략 사정, 문화적 배경 사정으로 구성되며 이것은 적절한 치료적 중재방법을 선택할 수 있도록 해준다.

② 치료적 중재는 아동/부모 교육, 마약성 진통제, 진통 보조제, 비약물 치료로 구성되며 이것은 아동, 부모, 간호사가 만족하는 통증감소에 기여한다.

③ 재사정은 아동 또는 부모의 보고에 의한 규칙적인 통증사정, 행동 및 신체상태 사정, 부작용 관찰로 이루어진다. 재 사정을 통해 부적절한 통증경험 및 행동양상, 비정상적 신체증상과 부작용 확인이 가능하며 적절한 치료적 중재 선택을 할 수 있다.

통합, 타당성 확인 및 정련화 단계

위 세 가지 진술이 개념구조정립(conceptual scheme)과 심사숙고과정(reflectivity)을 통해 통합되고, 선행문헌 비교분석을 통하여 타당성이 확인되며 정련화 된 과정은 다음과 같다.

첫 번째 진술 : 통증관리는 아동과 부모가 통증에 대한 과거력 조사와 최근의 통증상태 사정에 참여할 때 가장 잘 이루어질 수 있다(Hester & Foster, 1992). 왜냐하면 자가보고는 통증측정에서 가장 중요한 표준이기 때문이다. 영아와 아동의 발달 수준에 근거한 사정과 대응전략, 문화적 배경 또한 치료적 중재에 영향을 미친다. 이 진술은 다른 연구들에 의해 지지되고 있는데 여러 연구에서 아동의 통증에 대한 이해정도는 아동의 인지발달정도에 영향을 받는다고 보고되었다(Gaffney & Dunne, 1987; Ross & Ross, 1988; Harbeck & Peterson, 1992). 대응전략 또한 인지발달과 연령에 따라 다르다(Ryan-Wenger, 1994). 아동은 좀 더 많은 대응전략과 방법을 사용하고 수동적인 통증경감 방법을 사용하다가 나이가 들어가면서 인지적인 방법을 사용하게 된다(Brown, O'Keefe, Sanders, & Baker, 1986; Ryan, 1989; Sharrer & Ryan-Wenger, 1995). 예를들어 8세된 아동은 흔히 책임과 사회적 지지를 수용하는 방법으로 대처하는 반면 12세 된 아동은 인지적 전환, 문제해결, 이완, 습관적 행동 등의 대처방법을 사용한다(Ryan; 1989; Sharrer & Ryan-Wenger, 1995). 문화적 규범은 통증관리의 중요한 변수인데 다양한 인종에 따라 아동의 통증경험이 매우 다르다고 보고되었다(Abu-Saad, 1990; Pfefferbaum, Adams, & Aceves, 1990; Beyer, Villarruel, & Denyes, 1995). 아동의 의사소통과 통증에 대한 대처능력은 발달적, 문화적 요인에 따라 영향을 받으므로 발달수준, 대응, 문화적 배경은 효과적인 통증중재를 위해 파악되어야 한다.

두 번째 진술 : 효과적인 부모-아동 교육은 불안과 두려움을 경감하는 것이어야 하며 반드시 통증을 보고하게하고 통증감소에 유용한 진통 보조제 및 비약물 치료 방법에 관한 정보를 주어야 한다. 이 진술은 문헌을 통해 지지되고 있는데 여러 연구에서 아동과 부모에게 우울 감소를 위해 잘 계획된 절차와 수술 후 일어나는 과정에 대한 정보제공의 필요성이 제시되고 있다(Campbell, Kirkpatrick, Berry, & Lamberti, 1995; Reeb & Bush, 1996). 또 다른 연구에서는 아동의 통증이 잘 치료되고 있지 못하고 소홀히 다루어지고 있음이 보고되었다(Acute Pain Management Guideline Panel, 1992a; 1992b). 아동전문 간호사는 적합한 통증감소 약물을 자주 주지 않고, 비약물적 중재를 아주 제한적으로 사용하며 통증이 완전히 완화될 때 까지 중재를 계속해주지 않는다고 보고되었다(Anand, Carr, & Hickey, 1987; Melzack, 1990; Altimier et al, 1994; Asprey, 1994; Tesler et al, 1994).

추가적인 약물사용과 보조약물 사용에 대한 근거는 한 종류의 진통제만 주는 것은 통증경감에 효과적이지 않다는 사실에 기초한다. 통증은 다른 감각적 경험보다 참기 힘들기 때문에 통증경감을 위해 정서적, 인지적 요소도 사용되어야 한다(Melzack & Wall, 1965; McGrath, 1993; Chapman, 1995; Craig, 1995). 통증관리를 위해 약물치료만 하는 것은 아동의 자가조절, 자아 존중감 강화에 비효과적이며 어떤 아동들의 경우는 무력감이 강화될 수 있다(Anderson, Zelter, & Fanurik, 1993). 통증은 정서적 요소를 포함하고 있기 때문에 진통제만으로 모든 불편감을 경감시킬 수는 없다. 또한 통증약물은 영아-아동의 상태, 약물의 부작용, 투여경로, 아동의 통증에 대한 과거 경험, 투약에 대한 아동과 부모의 신념 등에 따라 부적합 할 수 있고 금기시 되는 경우도 있다. 진통 보조제 및 비약물 치료 방법을 적용하기 전, 통증경감을 위한 중재가 잘 수행되었는지 여부를 확인하는 과정이 필요하다. 부모-아동의 교육, 진통 보조제 및 비약물 치료와 함께 마약성 진통제로 통증을 경감하는 과정은 통증경감 효과가 아동과 부모 그리고 간호사가 만족스러운 수준으로 이루어질 때까지 계속되어야 한다.

세 번째 진술 : 이 진술은 아동의 통증을 사정하고 치료해야 된다고 제안하는 여

러 연구결과에 의해 지지되고 있다(Altimier et al, 1994; Asprey, 1994; Tesler et al, 1994). 통증관리는 간호영역의 핵심부분이며 통증은 사정없이 치료될 수 없으므로 간호사 주도적인 총체적 재사정은 최상의 통증관리 방법이다(Yaster, 1997). 그러므로 복합적인 재사정 방법은 이러한 발전된 이론에 근거하여 효과적인 통증경감을 위해 꼭 시행되어야 한다. 통증상태와 아동의 대처양상에 대한 재사정 또한 통증이 조정될 때까지 매시간 이루어져야 한다. 과거 통증력, 발달수준, 문화적 배경에 대한 재 사정은 치료기간 동안 변하는 것이 아니므로 불필요 하다. 만일 아동/또는 부모가 통증중재가 별 효과가 없었다고 할 경우 또는 통증중재가 오히려 부적절한 행동양상, 신체적 증상악화, 부작용을 유발하였다면 간호사는 치료적 중재 선택을 다시 해야 한다. 이차적 중재는 부모-아동의 추후 교육, 약용량 증가, 약물적/비약물적 방법 사용 등으로 이루어진다. 통증관리를 위한 재사정과 이차적 중재 과정은 만족할 만한 통증 경감이 이루어질 때까지 계속된다. 이는 아동 또는 부모가 완화되지 않는 통증 때문에 불편감을 호소할 때까지 통증에 대한 재사정을 하지 않았던 예전의 접근법과는 매우 다른 통증관리 방법이다.

이론 소개

급성통증관리이론은 급성 통증을 경험하는 6개월에서 12세 아동을 대상으로 개발되었으며 이 이론에서 소개되고 있는 12개의 개념과 측정, 3개의 진술 및 각 개념간의 관계를 설명한 모델을 정리하면 다음과 같다.

개념과 측정

급성통증관리이론의 12개의 개념과 측정은 〈표 1〉에 정리되어있다. 또한 Huth와 Moore는 개발된 급성통증관리이론의 검증을 위해 각 개념측정을 위한 내용을 제시하고 있다. 예를 들어 첫 번째 진술에서 과거 통증력은 기록에 의해 측정될 수 있다고 제시한다. 현 통증력 사정을 위해 Oucher 또는 VAS 척도와 같은 자가보고 방식은 학령전기와 학령기 아동의 통증상태를 확인하기 위해 사용될 수 있다. 또한 현 통증력은 IPBRS(Infant Pain Behavior Rating Scale) 또는 CHEOPS(Children's Hospital of Eastern Ontario Pain Scale)과 같은 행동관찰 도구로도 측정 될 수 있다.

Denver Ⅱ를 사용한 발달사정, Schoolager's Coping Strategies Inventory를 사용한 대응전략사정 그리고 문화적 배경을 기록하는 것은 효과적인 치료적 중재를 선택할 수 있도록 해준다.

표 1. 개념정의 및 측정

개 념	정 의	측 정
• 과거 통증력	과거 통증경험 다시 말해, 아동의 과거 통증 경험, 통증에 대한 인지상태, 아동이 통증을 표현하는 단어, 아동이 누구에게 통증을 표현하는지, 예전에 통증이 효과적으로 조절된 경험(약물, 비약물 치료방법, 그 외 관련 치료사항), 통증이 있을 때 보이는 행동 등에 관한 아동이나 부모의 보고	과거 통증 경험을 기록(Hester & Barcus, 1986)
• 현 통증력	아동이나 부모의 자가보고 / 영아의 행동사정	• 연령에 적합하고, 신뢰할 수 있고 타당성이 입증된 아동통증측정도구에 의해 측정된 통증정도. 예 : Oucher 척도(Beyer et al, 1995) 또는 VAS(Huskisson, 1974) • 영아와 어린아동의 행동은 IPBRS(Craig et al, 1984) 또는 CHEOPS(McGrath et al, 1985) 행동관찰도구로 측정할 수 있다 • 아동 통증에 대해 Oucher, VAS, 행동관찰도구로 부모가 메긴 점수
• 발달 수준	영아 또는 아동의 근육운동(전체 및 미세근육운동), 언어, 개인-사회성 발달 사정	덴버 II(Frankenburt & Dodds, 1992)
• 대응 전략	영아 또는 아동이 스트레스 또는 불안을 관리하기위해 사용한 방법; 행동적, 인지적 노력(Lazarus, 1990)	영아/아동의 대응전략 사정 및 기록. 즉 아동 연령에 적합하고, 신뢰할 수 있고 타당성이 입증된 대응전략 도구(예 : Schoolager's Coping Strategies Inventory(Ryan-Wenger, 1990))로 측정한 내용을 사정하고 기록한 것을 말한다
• 문화적 배경	개인이 한 그룹의 일원으로 정체성을 갖도록 영향을 주는 사회문화적, 인종, 종교적 요인	부모/아동으로부터 사회문화적 배경을 조사하여 기록
• 아동-부모 교육	아동과 부모가 통증을 보고하고, 투약하고 다른 관련된 방법을 잘 할 수 있도록 수술 전이나 처치 전에 아동과 부모에게 설명하는 것	아동의 연령에 적합한 비디오 ; 수술 전과 수술 후 또는 처치절차에 관한 교육 내용 체크리스트 ; 아동과 부모에게 제공한 교육유인물 ; 현재 통증수준을 사정하기 위해 전화확인 및 통증정도 기록

개 념	정 의	측 정
• 마약성 진통제	영아와 아동을 위해 사용되는 표준용량의 몰핀 ; 몰핀에 대해 알러지나 기타 부작용이 있을 때 하이드로 몰핀 사용(AHCPR Guidelines)	약물이름, 용량(mg/kg), 빈도, 투여방법
• 진통 보조제	비마약성 진통제를 마약성 진통제의 보조약물로 투여한다. 아세트아미노펜이 영아/아동에게 비스테로이드성 항염증제(NSAID)로 투여된다(AHCPR Guidelines)	약물이름, 용량(mg/kg), 빈도, 투여방법
• 비약물 치료	마약성진통제와 진통보조제 투여 이외에 부모가 함께 있음, 이완, 아동이 좋아하는 장난감이나 담요, 상상요법, 놀이, 관심전환기법, 안아줌, 쓰다듬어줌, 마사지, 냉·온요법 적용	비약물치료 적용 후 통증유무, 사용된 치료유형, 아동의 자가보고, 부모의 보고 및 행동사정
• 통증, 행동, 신체상태, 부작용의 규칙적 사정	통증이 조절될 때까지 매시간 아동의 자가보고, 부모의 보고, 영아의 행동사정, 신체적 상태 사정, 투약부작용 관찰. 그 다음 매 2~3시간 마다 위의 내용 재 사정. 어떤 아동은 통증에 대해 민감하지 않을 수 있으므로 신체적 상태 측정은 자가보고와 행동사정의 보조수단으로만 사용된다(AHCPR Guidelines)	• 연령에 적합하고, 신뢰할 수 있고 타당성이 입증된 아동통증측정도구에 의해 측정된 통증정도. 예 : Oucher 척도(Beyer et al, 1995) 또는 VAS(Huskisson, 1974). • 영아와 어린아동의 행동은 IPBRS(Craig et al, 1984) 또는 CHEOPS(McGrath et al, 1985) 행동관찰도구로 측정할 수 있다 • 아동 통증에 대해 Oucher, VAS, 행동관찰도구로 부모가 메긴 점수 • 신체적 상태는 심박동수, 혈압, 호흡수, 산소포화도, 발한 정도를 측정한다
• 부적절한 통증경감 및 행동양상, 비정상적 신체증상, 부작용의 확인	• 통증의 정도에 대한 아동의 자가보고 및 부모의 보고 • 명백한 신체적 증상 • 약물치료 및 비약물 치료 중재 후 경감되지 않는 신체적 측정지표 • 아동과 부모에게 불편감을 주고 간호사가 안전하지 않다고 판단한 부작용	• 연령에 적합하고, 신뢰할 수 있고 타당성이 입증된 아동통증측정도구에 의해 측정된 통증정도. 예 : Oucher 척도(Beyer et al, 1995) 또는 VAS(Huskisson, 1974) • 영아와 어린아동의 행동은 IPBRS(Craig et al, 1984) 또는 CHEOPS(McGrath et al, 1985) 행동관찰도구로 측정할 수 있다 • 아동 통증에 대해 Oucher, VAS, 행동관찰도구로 부모가 메긴 점수 • 신체적 상태는 심박동수, 혈압, 호흡수, 산소포화도, 발한 정도를 측정한다
• 효과적 결과	아동과 부모 및 간호사가 만족하는 통증감소	아동/부모, 간호사가 만족하는 통증감소 정도 기록

진술

- 첫째 진술 : 초기사정은 과거 통증력, 현 통증력, 발달수준사정, 대응전략 사정, 문화적 배경 사정으로 구성되며 이것은 적절한 치료적 중재방법을 선택할 수 있도록 해준다.
- 둘째 진술 : 치료적 중재는 아동/부모 교육, 마약성 진통제, 진통 보조제, 비약물 치료로 구성되며 이것은 아동, 부모, 간호사가 만족하는 통증감소에 기여한다.
- 셋째 진술 : 재사정은 아동 또는 부모의 보고에 의한 규칙적인 통증사정, 행동 및 신체상태 사정, 부작용 관찰로 이루어진다. 재 사정을 통해 부적절한 통증경험 및 행동양상, 비정상적 신체증상과 부작용 확인이 가능하며 적절한 치료적 중재 선택을 할 수 있다.

모델

급성통증관리이론의 모델은 〈그림 1〉에 제시되어있다.

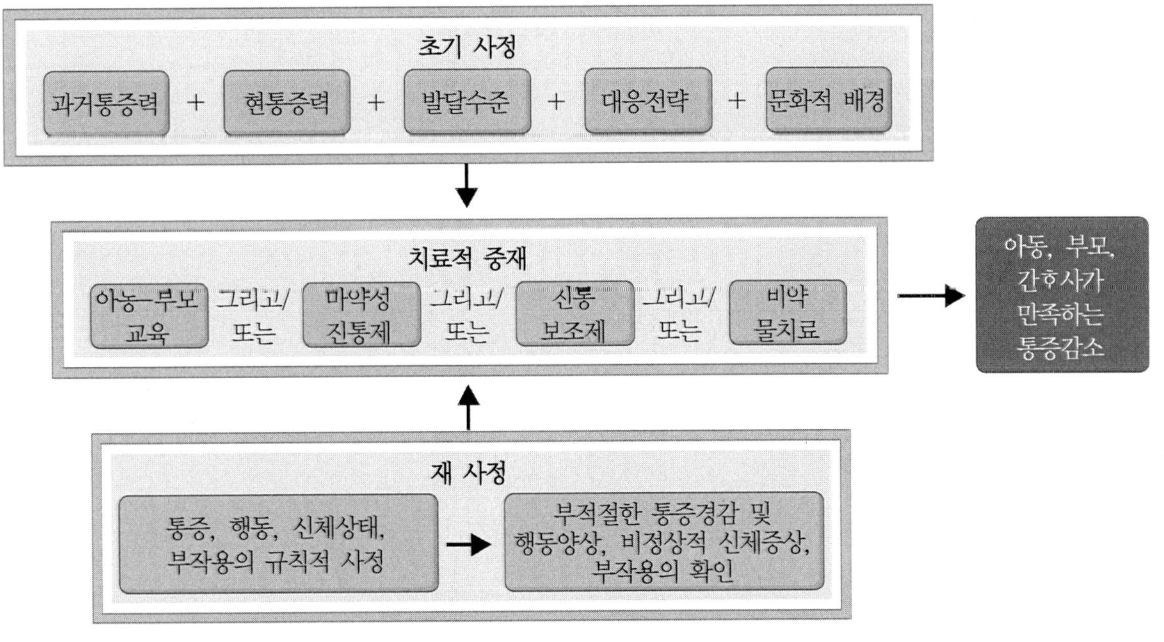

그림 1. 영아와 아동을 위한 급성통증관리 처방이론 모델

SOURCE: From "Prescriptive theory of acute pain management in infants and children" by M. M. Huth and S. M. Moore, 1998, *Journal of the Society of Pediatric Nurses*, 3(1). Reprinted by permission.

맺음말

Huth와 Moore의 영아와 아동을 위한 급성통증관리이론은 간호실무에 통증감소를 위한 처방과 통증중재에 대한 개념적 근거를 제공하였으며 아동 통증연구의 이론적 근거를 확장할 수 있는 가능성을 제시하였다는 간호학적 의의를 갖는다.

급성통증관리이론의 경우 임상지침을 근거로 개발되었으므로 매우 효과적으로 이론이 검증될 수 있는 장점이 있다. 급성 통증이 있는 보다 많은 영아와 아동을 대상으로 이론의 적합성 확인을 위한 검증이 이루어져야 한다. 예를 들면, 초기 사정에 제시된 5개 변수간의 상호작용은 만일 5개의 변수가 모두 필요한 것인지 또는 만족스러운 통증 경감을 위한 효과적인 중재를 위해 또 다른 변수가 필요한 것인지 결정하기 위해 실증적 타당도를 필요로 한다. 또한 전체 이론은 비용감소, 입원기간단축, 합병증과 통증경감에 효과적인지도 검토되어야 한다.

한편 급성통증관리이론은 미숙아의 급성통증, 신경계 손상, 폐질환, 화상, sickle-cell 질환, 다른 만성 통증상태에 있는 미숙아, 영아와 아동에게는 부적절 할 수 있으며, 청소년, 성인 집단에게는 제한점이 있다.

참고문헌

1. Huth.M.M.,& Moore.S.M.(1998). Prescriptive Theory of Acute Pain Management in Infants and Children. *Journal of the Society of Pediatric Nurses, 3*(1), 23-32.

궤도 이론틀을 바탕으로 한 만성 질병관리 간호 모델

A Nursing Model for Chronic Illness Management Based Upon the Trajectory Framework

Juliet M. Corbin and Anselm Strauss

전 명 희

만성 질병관리 간호 모델은 만성 질환 영역 안에서의 실무, 교육 및 연구의 방향을 제시해주는 설명이론으로서 Strauss와 그의 동료가 개발한 궤도 이론틀을 바탕으로 하고 있다. 본래 궤도 이론은 죽어가는 환자 간호에 대한 근거이론 연구를 하면서 궤도이론에 대한 아이디어를 처음으로 얻은 것으로서 이후 일련의 근거이론 연구과정을 통해 만성 질환자의 질병관리 간호 모델로 개발되었다. 만성 질환자에 대한 '궤도' 이론틀은 '만성 질환은 시간이 경과함에 따라 변화하는 과정(코스)을 밟는다' 라는 아아디어를 바탕으로 하여 지속적으로 발전시켜나간 개념적 모델이다. 다시말하면, 만성 질환자는 질병과정을 통하여 일련의 단계(위기, 급성기, 안정기, 복귀, 불안정기, 하향기, 죽음)로 이루어진 궤도를 밟으며, 각 단계마다 연관된 문제와 관리상의 차이가 있고, 이를 고려한 간호관리를 제시하였다.

이와 같은 질병 궤도에 따라 환자와 가족은 만성 질환의 코스를 관리할 수 있다. 경우에 따라서는 질병코스를 확상시킬 수도 있고, 안정화시킬 수도 있으며, 적질한 관리를 통해 증상을 통제할 수 있다.

이 장에서는 이와 같은 궤도 이론틀에 입각하여 구축된 만성 질환 관리를 위한 간호모형이 어떻게 생성되었는지, 간호 현상에 어떻게 적용시켜 이론의 타당성을 확인하였는지를 설명하고자 한다.

이론의 가정

저자의 기본 가정에 대한 언급이 없었으므로 이 부분은 기술하지 않기로 한다.

이론의 출처

궤도 이론틀은 다음과 같은 것으로부터 얻은 질적 자료를 근거하여 귀납적으로 도출되었다 : (a)다양한 출처, (b)다른 만성 상태를 지닌 많은 수의 환자, 그리고 (c)여러 해에 걸쳐 다양한 현장에서 수집된 자료. 그 외에도 Strauss와 그의 동료들의 연구뿐만 아니라 간호학생들이 마련한 자료들도 포함하고 있다.

초기 이론개발 시 사회학과 박사과정생의 경험과 간호학과 과정생의 경험을 모두 이용한 점에서 타학문과의 공동작업 노력을 엿볼 수 있다.

이론 개발과정

시작단계

Corbin과 Strauss(1991a)는 만성 질환의 특성상 질병관리는 단순한 현상이 아님을 인식하면서 본 이론틀의 개념을 구상하기 시작하였다. 만성 질환의 관리는 단순히 증상 조절만의 문제 또는 불구와 함께 살아가는 문제 혹은 치료될 수 없는 장기적 질병이 환자와 그들 가족의 삶에 초래한 심리적, 사회적 변화에 적응하는 문제 이상의 것을 다루게 된다. 그러므로 만성 질환과 그들 가족을 위한 간호는 통합적으로 접근해야하며, 만성 질병이 가져올 수 있는 문제의 다양성, 복합성, 다중성을 고려해야만 한다고 생각하였다.

그러나 만성 질환과 관련된 간호문헌이 무수히 많이 존재하고 있지만, 대부분의 문헌자료들은 질병중심적이고 특정 문제관리에만 초점을 두고 몇 가지 변수 사이의 관계만을 조사하는데 그치고 있음을 문제점으로 지적하였다. 간호연구들은 다양한 개념틀이나 이론틀을 바탕으로 이루어지고 있으며, 아직 만성 질환 관련 문헌들이 크게 통합되지 않은 상태에 머물러 있다. 지금까지 개발된 몇 개 안 되는 만성 질병 이론틀은 다른 이론틀을 변용하여 만성 질환에 적용한 것이었다.

궤도 이론틀은 만성 질환은 시간이 경과함에 따라 변화해가는 과정(코스)을 가지고 있다는 아아디어 안에서 구축된 되었다. 이런 질병 코스는 만들어 질 수도 있고 관리될 수도 있다. 비록 일부 만성 문제시에는 어쩔 수 없겠지만, 코스를 만들어나가는 것은 반드시 코스의 방향을 변경시키는 것을 의미하는 것은 아니다. 질병코스를 확장시킬 수 있고, 안정화시킬 수 있고 적절한 관리를 통해 증상을 통제할 수 있다. 테크놀로지가 매우 복합적이고 부작용을 일으킬 잠재성이 있다는 점을 고려할 때 질병 과정을 만드는 것(shaping course)은 복합적이다. 질병과 이의 관리 시 사용된 테크놀로지는 환자 개인의 신체적 안녕에 영향을 줄 뿐만 아니라 생애에 따른 (시간에 따른 정체성) 성취와 일상생활 활동 수행에도 영향을 끼친다. 예를 들어, 투석환자는 식이와 수분섭취 제한을 이행하는 데 많은 어려움을 느낄 수 있다; 이는 치료의 효율성에 영향을 미치고 결국에는 질병 코스에도 영향을 주게 된다. 혹은 암환자는 치료 효과와 치료로 인한 삶의 질의 변화가 암 질환 자체 보다 더 힘들어서 더 이상의 치료를 거절할 수도 있다(Strauss and Corbin, 1991a)

이와 같이 연구를 바탕으로 한 지식은 특정 학문분야만을 위해 디자인되어서는 안 된다. 오히려 어떤 학문 분야에서도 사용할 수 있도록 만들어져야 한다. 여러 해에 걸쳐, 이 이론틀의 개념은 여러 연구자들이 수행한 연구를 통해 지지되었다(예, Yarcheski, 1988). 만성 질환과 관련된 많은 간호 문헌을 통합시키기 위해 궤도이론을 제시할 수 있지만, 이론을 확장시키고 강화시키기 위하여 현존 문헌을 사용할 수도 있다. 예를 들어, 만성 질환 적응 시 강인성의 역할을 조사하는 연구를 실시할 수도 있다. 강인성은 적응을 촉진시키므로, 연구자가 궤도 이론틀에서 이해했던 만성 질환 관리를 도와줄 수 있다.

개발과정

궤도 이론틀은 약 48년 정도의 오랜 역사를 지닌다. 이 이론틀은 만성상태에 관한 일련의 연구프로젝트와 다양한 만성 질병 환자를 돌본 경험을 수업시간에 발표한 간호사들의 간호실무를 통해서 발전시켜왔다.

만성 질병에 "궤도"라는 용어는 1960년부터 1961년까지 Strauss, Glaser 및 Benoleil가 죽어가는 환자 간호를 연구하는 동안 얻은 통찰력에서 비롯되었다(Glaser & Strauss, 1965; Glaser & Strauss, 1968; Quint Benoliel, 1967; Strauss & Glaser, 1970). 그들은 이때 죽음은 시간을 필요로 하며, 의료인, 가족 및 죽어가는 환자들은 죽음의 코스를 관리하고 가꾸어나가기 위하여 많은 전략을 사용하고 있음을 알게 되었다. "발전해가는 코스를 관리하기" 현상을 개념화할 방법을 찾으면서, 연구자들은 "궤도"라는 용어를 사용하기로 결정하였다. 1971년 봄, Strauss는 대학원생들에게 만성 질병 코스를 가르치기 시작하였다. 이 때, 간호사들에게 만성상태를 돌본 경험이나 면담한 만성환자사례를 수업시간에 가져오게 하였다. 또한 간호학과 사회학 양쪽 대학원 박사과정생들에게 질적연구를 이수하게 하여 다양한 만성 문제와 관련된 관리문제를 조사하게 하였다. 이 연구들은 일련의 논문으로 발표되었다 (Fagerhaugh, 1973; Reif, 1973; Wiener, 1975). 후에 Strauss와 Glaser(1975)는 이를 책으로 재출판하였다.(157쪽)

만성 질병관리 간호모형의 개발방법과 만성 질환 현상에 관하여 귀납적 이론개발 과정을 강조하고 있다.

첫째, 지식개발 방법면에서 귀납적 과정과 연구를 바탕으로 하여 도출된다고 보고 있다. 궤도이론은 근거이론 연구방법에 의해 도출되었고, 이를 근거하여 만성 질환자 간호관리 영역에 연역적 논리로 간호모형을 도출하였다.

개발된 모형을 제시하기 전에, 2가지 질문이 진술되어야만 한다. 첫째, 궤도 이론 틀이 만성상태와 연관된 문제와 이의 관리를 이해하는데 타당한가? 둘째, 이론적 틀은 간호사가 간호모형 개발을 위해 사용할 수 있을까? 첫째 질문에 대하여 저자들은 이를 만성 질병관리의 이론적 틀로 타당하다고 믿었다. 그 이유는 다음과 같은 몇 가지 이유 때문에 그렇다고 말할 수 있다 : 이론적 틀은 다음과 같은 것으로부터 얻은 질적 자료를 근거하여 귀납적으로 도출된다 : (a)다양한 출처, (b)다른 만성 상태를 지닌 많은 수의 환자, 그리고 (c)여러 해에 걸쳐 다양한 현장에서 수집된 자료. 자료 출처는 Strauss와 그의 동료들의 연구뿐만 아니라 간호학생들이 마련한 자료들을 포함하고 있다.

이론구축을 위해 사용된 연구방법은 "근거이론" 이었다. 이런 특정한 방법은 실재로 Glaser와 Strauss가 죽어가는 환자를 연구하면서 개발되었다. 관찰, 기록, 면담, 사례발표, 문서, 일기, 등 기타 자료원을 통해 얻은 질적자료를 사용하여 개념과 개념의 정의를 생성하고 개념 사이의 관계를 밝힌다. 근거이론 절차는 현상과 이의 속성을 발견하고, 이런 현상을 야기하는 조건을 밝히고, 관리 될 행동을 탐색하고, 행동이 취해지거나 발생하지 않을 때 발생할 수 있는 결과의 범위를 추론한다. 또한 이론 구축가들은 무엇이 발생할 지, 조건이 변화할 때 관련된 행동이 무엇인지를 결정해 준다.

근거이론방법의 특성은 개념간의 관계에 대한 가정을 만들고, 이론개발 과정의 자료에 대해 임시 검증이 이루어진다는 점에 있다. 이와 같은 가설은 이후 사례를 가지고 꼼꼼하게 점검해 봐야한다. 가설이 사례와 맞지 않는 경우에는 이런 변이를 초래한 상황에 대해 설명할 필요가 있다.

이런 연구 방법은 자료수집과 자료분석을 위한 구체적인 절차를 가지고 있으므로, 이런 절차를 잘 따르면 훌륭한 과학 수행의 준거를 잘 만족시켜 주는 절차들이다.

두 번째 질문은 간호사가 사용할 수 있는 것인가? 이다. 이런 질문은 이론틀의 실무적 가치에 관심을 두고 있다.

둘째, 궤도 이론틀을 기반으로 한 만성 질환 이론은 만성 질병관리 현상에 관한 다양하고 복합적인 요인을 반영하고 있다. 이 이론의 가정은 다음과 같다.

우리가 필요로 하는 것은 간호사가 다음과 같은 것에 사용할 수 있는, 만성 질환 연구 안에서 근거된 이론적 틀이다 : (a) 만성에 특히 관련된 문제를 통찰하고 이해할 수 있는, (2) 만성 문제와 관련된 현존 문헌들을 통합하고 서열화하기 위하여, (3) 실무, 교육, 연구 및 정책 결정을 이끌어주는 간호모형 구축의 방향을 마련하기 위하여 사용할 수 있다. Strauss와 동료들이 개발한 궤도 이론틀(Corbin & Strauss, 1988; Fagerhaugh & Strauss, 1977; Galser & Strauss, 1968; Strauss, Fagerhaugh, Suzeck, & Wiener, 1985)은 이런 면에서 도움이 된다고 본다. 이는 병원과 가정 모두에서 만성 질환관리 문제를 수년 간 연구하여 얻어진 것이다. 이는 전반적인 만성 문제에 대한 통찰력과 지식을 마련하기 위하여 구체적으로 개발되었고, 만성 질환에 대한 실질적인 이론(substantive theory)을 구성하고 있다.

몇 년이 지난 뒤, Strauss는 만성 질병에 관하여 상당한 지식체를 축적하였다. 이를 모두 합칠 수 있는 방법을 찾으면서, 설명적 이론틀을 작성하기 시작하였는데, 이는 이후 만성 질환 관리에 대한 교육의 기초가 되었다. 간호사들에게 수업시간에 자신의 사례를 발표시키고, 지침 틀로 이 틀을 사용하게 하였다. 매 학기말, 학생들에게 만성 문제를 지닌 사람을 면담하고, 환자의 문제 관리를 이해하고 자신의 중재를 이끌기 위하여 이 틀을 어떻게 사용할 수 있는지를 보고서로 작성하게 하였다.

Strauss는 이 틀을 사용하는 사람들에게 도움이 된다는 것을 발견하고, *만성 질병과 삶의 질*(Strauss & Glaser, 1975)이란 책에 이를 소개하였다. "궤도" 라는 용어는 질병코스를 설명하기 위해 사용되었지만, 이론틀로서 궤도는 아직 원시적 개념이다. 개념이 몇 개 안되고, 이들 사이의 통합과 개발이 조금 밖에 이루어지지 않았다. 요약하면, 만성 문제는 하나의 코스를 지니고 있는데, 이는 적절한 관리를 통해서 만들어질 수 있다. 또한 만성 질병이 특정 일상 생활 문제(치료법 관리, 시간 기록, 고립된 삶 등)를 제시하고, 질병과 가족이 삶의 질과 관련된 어떤 문제를 경험하게 된다면, 관리해 주어야 한다.

1960년대 후기와 1970년대, 1980년대 때 Strauss와 동료들은 병원과 가정 모두에서의 만성 질병관리에 관한 일련의 연구를 수행하였다. 각 연구의 초점-통증, 의료테크놀로지, 부부에 의한 가정간호-이 달랐기 때문에, 각 연구들은 다양한 측면의 만성 질병, 관리 및 적용 외에도 관리과정을 촉진시키거나 방해하는 만성 문제의 상세한 부분을 보여주었다. 각 연구는 선행 연구결과를 타당화시키고 새로운 개념을 추가하면서 이론틀을 확장 발전키고 세련화시켰다.

예를 들어, 통증관리 연구(Fagerhaugh & Strauss, 1977)시, 만성 문제 때문에 통증을 갖고 병원에 입원하는 것을 발견하였다. 이는 환자들이 수년동안 통증관리를 경험하여 왔음을 의미한다. 이들의 경험은 입원 중 통증관리에 영향을 줄 수 있음을 의미한다. 의료인이 환자의 의학적 병력을 알고 있다고 해도 질병, 통증 혹은 과거 치료와 관련된 경험에 대해서는 많이 알지 못한다. 그러나 이런 경험들은 환자-의료인 사이의 상호작용과 환자 간호에 대한 반응에 영향을 줄 가능성이 높다. 만성 환자들은 자신의 통증이나 과거의 다른 만성 질병이 다루어졌느냐에 따라 반응하기 때문에 의료인이 잘 알지 못하는 환자들인 경우, 많은 환자들은 "힘든" 환자로 낙인찍히기도 한다.

후기 테크놀로지 연구에서 *의료관리사회 조직(The Social Organization of Medical Care)*(Strauss, Fagerhaugh, Suzeck, & Wiener, 1985)으로 출판된 책에서 만성상태는 생명연장 및 질병코스를 형성하기 위하여 복잡한 테크놀로지를 이용한 중재가 흔히 요구된다는 것을 알게되었다. 이런 테크놀로지의 사용으로 인하여 전문화된 의학적, 간호학적 문제를 창출한다. 또한 환자는 좀더 치료선택에 관한 의사결정과정을 통하여 좀더 적극적으로 참여하게 될 뿐만 아니라 오랜 기간 멈추어있어야하기 모든 유형에 따라 대비 해야 한다. 또한 기계와 다른 유형의 테크놀로지를 사용해야하고 안전한 상태인지를 모니터도 해야 한다.

테크놀로지 사용으로 탈인격적 돌봄상황에 처할 수도 있기 때문에 환자의 안위와 감정적 요구에 신경써야하고 친지의 요구까지 돌봐주어야 한다. 누군가가 환자가 제공받고 있는 많은 유형의 돌봄, 예를 들어, 진단적 검사, 호흡치료, 물리치료 등을 조정해주어야만 한다. 흔히 간호사가 이런 조정을 책임질 가능성이 많다.

개정된 만성 질병과 *삶의 질*(Strauss, et al., 1984)에서 저자들은 만성 질병에 관한 정보를 강조하였다. 이때 만성 질병 이론틀을 개정하고 확장시켰고 '궤도' 라는 용어가 이 책의 중심 구성개념과 개념 틀로 제시되었다.

연구자들은 가정에서의 관리로 관심을 돌려서 만성 질병관리의 추가적인 흥미로운 특성을 제시하였다(Corbin & Strauss, 1988). 만성 질환자와 배우자 혹은 파트너가 진술한 장시간의 구술사를 통해 만성상태가 통과하는 궤도의 단계(위기, 급성기, 안정기, 복귀, 불안정기, 하향기, 죽음), 각 단계와 연관된 문제와 관리상의 차이를 제시하였다.

더욱이 여러 해에 걸친 질병기간동안 어떻게 관리가 이루어지는지 면밀히 관찰했을 때, 이중 아주 작은 부분만이 병원, 재활센터 혹은 기타 건강기관에서 나타나고 있음을 알게 되었다. 일상의 관리 중 대부분은 가정에서 이루어지고, 이는 환자 혹은 가족에 의해 수행되고 있다. 질병이 환자 생애에 미치는 결과와 치료법을 수행하면서 마주치는 어려움(일하면서 혹은 놀면서)은 가정에서 관찰되고, 말하게 된다; 또한 생활 적응을 위해 필요한 노력을 해야 한다. 예를 들어, 심장질환자는 가정에서 음식을 먹으면서 어떻게 나트륨을 제한시킬 지 배워야한다. 환자의 가정에서, 우리는 만성 질환에 따른 신체적 활동제한과 정신적 제한점으로 인해 환자들이 일상생활에서 마주치는 문제점들을 선명하게 관찰할 수 있다- 예를 들어, 관절이 거의 굳어버리고 관절통이 있는 관절염 환자가 매일 아침 옷을 입을 때 마다 고통을 겪게 된다.

이와 같은 후기 연구를 마친 뒤 저자 중 Corbin은 학사학위를 위해 되돌아온 RN 학생들에게 만성 질병코스를 가르치게 되었다. 대부분의 학생들은 병원에서 근무하였고 질병의 병태생리를 이미 배운 상태에서 이 프로그램에 입학하였다. Corbin은 만성 질병 삶과 연관된 문제에 대한 학생들의 지식체를 구축하고 이를 확장시키고 뿐만 아니라 이들 지식을 중환자실 혹은 가정에서 발생하건 관계없이 간호전달시 적용하고자 하였다.

Corbin은 동시에 만성환자의 가정을 방문하여 환자를 만났다. 산호세 주립 대학의 간호 관리 센터에서 이 연구를 수행하였다. 배정받은 환자에게 복잡한 것은 없었고, Corbin은 문제점을 개념화시킬 방법을 찾고 좀더 포괄적이고 효율적인 간호를 제공할 수 있었다. 학생이었던 간호사가 환자에게 이를 적용하고 제출한 보고서에 자신의 실무를 반성적으로 기술하였을 때, 궤도 이론틀을 이용하여 형식적이고 체계적 간호모형을 개발하지 못했었다. 간호실무에 쓸모있는 이론틀이 되기 위해서는 전반적인 만성 질병 이론으로부터 간호사가 사용할 수 있는 실무모형으로 전환했어야만 했었다.

통합/타당성 확인 및 정련화 단계

근거 이론에 대한 책에서 Glasser와 Strauss(1967, pp.237-250)는 이론의 실무적 가치를 평가하기 위해 사용할 수 있는 4가지 준거를 확인하고 있다. 첫 번째 준거로서 이론은 이를 사용하게 될 실질적 영역에 잘 맞아야 한다. 만성 질병 궤도에 관한 이와 같은 이론은 만성 상태를 연구하면서 얻은 것이다 - 그리고 이론의 많은 진술문들이 만성 질환 영역에서 연구하는 다른 연구자의 연구에 의해서도 지지 되어야한다. 두 번째 준거는 이론이 이해가능 해야 한다는 점이다. 특히 1975년도의 저술을 포함한 그녀의 저서와 연구보고서를 통하여 그녀의 이론은 수를 셀 수 없을 만큼 많은 실무가는 물론 일반인들도 읽었을 때, 이 이론은 확실히 어느 정도의 이해가능 하였을 뿐만 아니라 만성 질환과 관리 경험에 대한 통찰력과 이해를 갖게 해 주었다. 세 번째 준거는 실질적인 영역 범위 안에서, 다양한 여러 상황에 일반적으로 적용할 수 있어야 한다. 만성 질환에 대한 이 이론은 수많은 다양한 유형의 만성상태, 다양한 장소에서 도출되었고, 다양한 유형에 초점을 두고 사용하였기 때문에 전반적으로 적용 될 수 있다. 네 번째 준거는 적어도 시간에 걸쳐 변화함에 따라 사용자가 상황의 구조와 과정에 걸쳐 적어도 부분적이나마 이를 통제할 수 있게 해주어야만 한다. 이런 특정한 이론은 맥락, 조건, 행위 목적 및 가능한 결과를 구체화 시켜주기 때문에, 사용자가 예측할 수 있고 그러므로 바람직한 결과를 위해 상황을 조절할 수 있어야 한다. 본래, 이는 전반적인 만성 질환 관리 이론이고, 특정 질환 혹은 모든 질병과정에 국한되는 것이 아니기 때문에 각각의 특정 사례에 적용하기 위한 구체적인 면은 이를 사용하는 자가 만들어가야 한다. 좀더 구체성을 띠고 작업하면 할수록 이 이론은 좀 더 효율적으로 적용할 수 있게 되고 바람직한 결과를 위해 더욱 조절할 수 있게 될 것이다.

간호 메타파라다임에 적용

궤도 이론틀은 다음과 같은 간호모델을 개발하는데 기초를 제공하고 있다:(a) 만성 질병 문제를 위해 구체적으로 조율된 간호 (b) 포괄적 범위의 간호, (c) 실무, 교육, 연구 및 정책의 방향을 제공하는 간호. 모델은 철학을 기초로 개발되며, 궤도틀을 탄생시킨 철학적 오리엔테이션은 "만성(chronicity)"이라고 명명할 수 있다. Corbin과 Strauss(1991A)는 이 용어를 간호의 네 가지 메타파라다임에 적용 논의하면서 간호모델 개발 면에서 타당화 시켰다.

인간

가장 어린 사람으로부터 가장 나이가 많은 사람까지 누구나 만성 상태에 이환될 수 있다. 누구나 사람들은 이런 만성 상태를 미리 예방할 수 있기를 원하고, 예방이 가능하지 않으면, 이를 조절하면서 살기를 원한다. 예방과 관리는 평생에 걸쳐 일상 활동을 통해 이루어져야 한다. 환자가 입원하지 않는다면, 일상생활 속의 예방과 관리 활동은 개인과 친지들의 손에 달려있다. 그러므로 개인과 그들의 가족은 예방과 관리 과정의 주요 책임을 지고 있고, 이런 과정의 적극적인 참여자들이 된다.

그런데 이 과정이 단순하지 않고 복잡한데 그 이유는 질병 예방과 관리는 상황적 맥락 안에서 이루어져야하기 때문이다. 이런 맥락은 질병과 치료의 특수성, 이에 대한 환자의 반응뿐만 아니라 개인의 생애사와 일상활동까지 포함하기 때문이다. 인생이 계속되는 한 질병 혹은 질병발생 가능성이 있음에도 불구하고 이런 활동들은 계속 진행된다. 질병관리에서 중요한 것은 인생(생애사)을 어떻게 살아갈 것이며 일상생활 활동을 어떻게 수행할 것인지를 결정하여 질병 예방과 관리에 능숙해질 수 있게 될 것이라는 점이다. 누군가 실재로 만성 질병상태에 처하면 이런 결정은 매우 어려워지고 간혹 고통스러울 수도 있다.

건강

만성 환자 간호는 치료에 초점을 두는 것이 아니라 가장 중요한 것은 만성 상태를 예방한 뒤 질병관리를 돕고, 질병과 함께 생활하는 법을 찾도록 도와주어야 한다. 간호 중재는 삶의 질을 증진 유지하면서 만성 질병을 예방하거나 이와 함께 살아가고, 만성 질병 코스를 만들어가도록 도와준다. 특히 테크놀로지면에서 복잡한 관리를 요하는 경우 이런 중재가 필요해진다. 간호중재의 효과를 최대화시키기 위하여, 질병, 생애사, 일상생활활동 수행 사이의 상호작용 효과를 반드시 고려해야 한다. 장기적인 중재 효과를 위해서는 반드시 간호가 지속적으로 제공되어야 한다. 여기서는 "지속성(continuity)"이란 단순히 지지적 도움이 지속되는 것 이상의 것을 의미한다. 이는 질병을 하나의 궤도 즉 과거와 미래를 포함한 것으로 생각하고, 현재 간호를 계획시 반드시 이를 고려해야만 한다.

환경

가정에서 만성 상태를 예방하고 관리하는 일상활동이 너무 많이 이루어지기 때문에, 가정을 돌봄센터로 간주해야 한다(Strauss & Corbin, 1988). 반면에 병원, 재활병동, 및 기타 의료시설과 서비스는 필요시 가정간호를 보완해주고 촉진시켜주는 일종의 지지 자원으로 간주된다. 환경은 질병단계 안에서 변화됨에 따라 변화될 수 있고 어떤 단계에서는 다른 단계에 비하여 테크놀로지를 훨씬 더 많이 사용하기도 한다. 중요한 점은 환경이 인간에게 맞추어져야 하며, 테크놀로지 보다 인간이 우선이어야 한다. 또한 환자와 그의 가족은 병원에서 가정 혹은 너싱홈으로 환경이 바뀔 때 심리적, 지적, 테크놀로지 면(장비 사용법과 유지법)에서 미리 준비를 갖추어야 한다.

간호

만성 질병 간호의 궁극적인 목적은 대상자가 삶의 질을 유지하면서 질병과정을 만들어가도록 도와주는 것이다. 이와 같은 이중적인 목적은 "지지적 도움(supportive assistance)"이라고 명명된 전형적인 간호를 마련함으로써 달성된다. 우선 간호는 질병 예방을 도와주고, 질병 발생 시 생애사적 요구와 일상생활 활동 수행을 고려하면서 만성 상태를 관리해야한다. 간호는 개인, 가족, 지역사회 및 사회를 대상으로 한다. 간호과정은 지지적 도움을 제공하기 위한 조작적 수단을 마련해준다. 구체적인 간호 활동에는 직접 간호 외에도 이것만큼 중요하게 여기는 교육, 상담, 의뢰, 조정 및 모니터도 포함된다. 치료는 불가능하므로, 지지적 도움은 '궤도' 개념을 포함하는 지속적인 과정으로 간주해야 한다. 이는 본래 대상자의 질병과 가족의 생활상태의 변화와 일치시키며 변화되어야 한다.

간호사들은 복잡한 테크닉을 요하는 한 간호를 제공하는데 정통하다. 만성상태를 예방하고 관리 시 교육, 상담, 모니터, 여러 가지 의사결정 등에도 정통해야만 한다. 간호사들은 만성 질환자를 돌보게 될 때 특유의 공헌할 기회를 갖게 된다. 모든 건강

전문가들 중 오직 간호사들만이 만성 질환자들이 요구하는 포괄적이고 테크놀로지 면에서 복잡한 간호를 조직하고 제공하는 데 필요한 기술, 지식 및 비전을 갖고 있다.

간호과정에의 통합

궤도 이론틀의 개념들은 간호과정의 방향을 제시해주는 명료한 구조를 제공해준다. 복잡한 간호과정 운영은 질병관리, 생애 및 일상생활 활동뿐만 아니라 복잡하고 상호작용적일 수 있는 관리에 따른 다른 조건들 사이의 상호작용효과라고 할 수 있다.

일반적으로 관리문제와 관련된 상태는 한 가지만 존재하는 것이 아니라 많은 상황들의 상호작용에 의한다. 질병 혹은 인생 모두가 정적인 것이 아니기 때문에, 간호과정은 융통적이고 변화에 반응하고 우연히 발생한 사건에 대비하여 대안적 계획을 마련하고 있어야한다. 이런 계획에 해당하는 것을 예를 들면, 당뇨환자가 출장을 가게 되어 식사와 투약 스케줄 관리 방법을 강구할 때 도와 줄 수 있고 또는 남편이 파키슨 질환자인 노부부의 경우 할머니가 잠시 아픈 경우 그들이 도움을 받을 수 있는 친지들의 명단을 작성해 놓도록 도와줄 수 있다.

궤도 이론틀을 각 간호과정에 적용하면 다음과 같다.

1 **단계 : 대상자와 가족을 확인하고, 목표 설정하기.** 궤도 개념을 지침으로 사용한 첫 단계는 대상자와 가족을 관리 과정의 관계 안에서 어떠한지 확인한다. 예를 들어, 이 사례의 질병, 생애사적, 일상생활 관리상 요구를 충족시키기에 적절하고 효율적이고 포괄적인 관계를 맺고 있는가? 간호사에 의한 "확인(locating)"은 관리문제를 확인하는 것을 의미하고 중재의 구체적인 목표를 설정하는데 기초가 된다. 질병, 생애사 및 일상생활 활동 사이의 관계는 본래 상호 호혜적인 것이기 때문에 간호사는 이와 같은 3가지 차원에서 환자를 확인해야 하며– 이들 3가지 사이의 상호작용적 효과가 있는지 찾아봐야 한다.

확인해야 할 영역은 다음과 같다 : 구체적인 궤도의 단계와 하부단계, 과거 단계 및 이런 단계 안에서 경험된 증상과 불구(disability) : 관리 과정에 참여한 사람들이 보여준 궤도 전망(projection) ; 궤도 관리 계획(scheme)으로서 의학적 치료와 보완

대체 유형의 관리; 계획 수행 및 결과; 각 가족구성원이 "익숙해지는(coming to terms)" 과정의 어디에 관여했는지; 일상생활 활동을 수행하기 위한 절절한 배치.

일단 확인이 이루지면, 간호사는 관리의 목표를 설정할 준비를 갖추게 된다. 대상자와 가족은 관리과정에 적극적으로 참여하게 되므로, 목표 설정을 함께 설정해야 하며, 대상자에게 충분한 정보를 제공하여 사전 설명 아래 선택할 수 있게 해준다. 목표는 단계에 따라 달라져야 한다. 가장 전반적인 목표인 삶의 질을 염두에 두면서, 각 단계에 따라 기대되는 결과를 달성할 수 있어야 한다.

간호사가 설정할 수 있는 목표의 예를 들면 다음과 같다:

1. 대상자의 재활치료 이행률이 증가하여 복귀단계에 이르러 평온한 시기(plateau)를 잘 넘기도록 도와줌으로써 제한된 불구 안에서 최대 수준의 기능적 능력을 발휘할 수 있게 해준다.
2. 건강증진과 질병 예방에 필요한 태도와 생활방식을 변경하도록 돕는다.
3. 하향궤도에 처한 대상자를 도와서 점차 악화되는 신체에 적응하도록 생애사와 일상생활 활동 안에서 적응과 재적응을 이루게 해준다.
4. 불안정 단계에 있는 대상자를 도와 일상생활 활동 수행을 방해하는 증상을 좀 더 잘 통제하게 한다.
5. 대상자를 도와서 질병관리 활동을 생애사적 활동 및 일상생활 활동과 잘 혼합시켜서 질병 중에도 안정을 유지시킬 수 있게 한다.

구체적인 대상자-중심의 목표로 목적을 세분화 시킬 수 있다. 목표로 설정된 것은 각 중재의 효율성을 평가하는데 사용할 수 있는 평가기준이 된다. 여기서 중요한 것은 목적을 향해 나아갈 때 최종적으로 무엇이 발생했는지를 살펴봐야할 뿐만 아니라 주어진 시간 안에서 성취될 수 있을 지(현실적인지), 대상자와 가족이 원하는 것인지 그들 능력에 맞는지도 확인해 봐야한다.

2단계 : 질병관리에 관련된 상태를 사정하기. 다음 단계는 해당 사례를 관리하는데 영향을 주는 상태를 사정하는 것이다. 예를 들어, 질병관리를 촉진시켜주는 상태 혹은 질병관리 목표 달성 능력을 방해하는 것을 확인한다. 이 단계는 중재 과정 안에서 이미 결정된 목표를 달성하기 위하여 조작해야 될 변수를 알려주므로 중요하다.

사정되어야 될 영역은 다음과 같다 : 자원–시간, 돈, 에너지, 인력, 장비, 테크놀로지, 지식 등–이들은 해당 사례를 관리하는 데 필요한 것이다. 그러므로 중요하게 사정해야 하는 것은 돌봄 세팅, 적절성뿐만 아니라 해당 궤도의 단계 혹은 하부 단계에 처한 대상자와 가족의 요구를 충족시킬 수 있는지 혹은 부족한 지 등이다. 간호사는 다음을 알고 싶어 한다: 대상자가 질병과 질병관리 경험이 있는지, 이런 것들이 현재관리에 어떤 영향을 미쳤는지; 대상자와 가족이 어느 정도로 얼마나 오래 동안 가정에서의 관리를 수행하고자 하는지; 그들 생활 양식 및 관련된 신념; 상호작용 특성, 특히 질병관리와의 관계. 간호사는 좀 더 폭넓은 면에서, 좀더 커다란 경제적, 정책적 문제를 이해하는 것이 중요하다. 즉, 환자의 병원체류에 영향을 주는 법안, 지역사회에서 이용가능한 지지 서비스, 가정간호와 서비스가 제공될 수 있는 시간, 무엇이 지불되었는지 아니면 지불되지 않았는지, 환자의 질문은 정확하게 답변될 수 있는지, 적절한 교육과 상담이 제공되었는지 등이다.

3단계 : 중재의 초점을 정하기. 3 단계는 중재목표를 정하는 것이다. 즉, 기대하는 목표 달성하도록 대상자를 돕기 위하여 어떤 상태를 조절해야 할지를 정한다. 예를 들어, 대상자가 부정확하게 궤도를 전망하고, 질병을 안정시키는데 필요한 의학적 치료를 수행하려면 궤도를 정확하게 전망할 필요가 있는 경우라면, 간호사는 대상자의 질병에 대한 지식수준을 사정하고 싶을 것이다. 대상자가 얼마나 알고 있는지, 이런 지식은 어디서 오는지를 정확히 알게되면, 그것이 대상자의 신념 및 가치에 얼마나 잘 부합하는지? 부정확한 지식에 근거를 두고 전망하거나 가치관이나 신념에 근거를 둔 오해가 있다면, 간호사는 정확하지 않은 것을 수정하고, 오해를 일으킨 가치관이나 신념에 대해 대상자와 함께 탐색할 수 있을 것이다. 또한 대상자와 가족으로부터 중재의 목표(target)가 가장 잘 달성 될 수 있는 방법을 제안 받으면서, 중재의 목표가 타당한지 확인받아야 한다.

4단계 : 중재. 이 단계에서, 간호사는 직접 간호, 상담, 교육, 서비스 배치 등을 통하여 문제가 되는 상대를 소설하고 어느 정도 이를 변경시킨다. 부정확한 정보 시 간호사는 교육을 통하여 대상자가 좀 더 현실적으로 궤도를 전망하도록 도울 수 있다. 더욱이 만성 상태는 치료 불가능하므로, 질병상태와 생애사 안에서 그리고 일상생활 활동 안에서의 변화를 겪지 않을 수 없다. 그러므로 간호사는 상황이 변경될 때마다 새롭게 접근해야 한다는 점을 알고 있어야 한다. 기대하는 목적을 달성하려면 반복적이고, 지속적이며, 융통성 있는 중재가 필요하다.

5단계 : 중재 효과 평가. 비록 간호사가 대상자의 상태를 관리하기 위하여 명료한 목적과 준거를 가지고 있다고 하여도, "만성" 안에서의 평가는 미리 준비된 것도 아니며 쉬운 과정도 아니다. 흔히 간호사는 생활양식 혹은 활동 수행 방식을 변경시키려고 노력하거나 대상자들의 치료법 수행을 도울 수 있는 좀 더 나은 방법을 찾거나 서비스들을 배치시키는 것을 도와줄 수 있다; 그러므로 중재 후 즉각적인 결과를 기대하게 되면 간호사와 대상자 모두가 좌절하게 된다. 변화 자체를 추구하기 보다는 변화를 향해 나가려는 것이 오히려 더 현실적이면서 효율적이다- 그리고 간혹 진전이 매우 더디게 나타나고 진전 징후를 거의 인지하기 어렵다. 만성 질환자와 함께 일하는 간호사는 "씨를 뿌리고", 이것이 자라도록 놔두는 것을 배워야 한다. 흔히 현실적인 목표 달성을 하려면 여러 가지 다양한 유형의 중재를 제공하고 대상자가 적정한 준비 상태를 갖추게 될 때를 기다리고 시간이 경과함에 따라 중재효과를 축적시켜나가야 한다.

또한 오랫동안 중재하지 않아도 된다. 주요 상태가 동일하게 유지되는 동안은 "적응" 혹은 "대처" 혹은 질병의 안정 등과 같은 목표는 달성된 것이다. 질병 안에서, 생애사 안에서, 혹은 일상활동 수행 능력 안에서 변화가 생기면, 새로운 적응이 필요하거나, 또 다시 모든 것에 걸쳐 대처해야만 한다. 대상자에게 "대처하지 않았다"고 명명하기 전에, 모든 과정을 되돌아보고, 대상자가 진정으로 대처하지 않았는지, 혹은 대상자가 새로운 상태로 전환하는 중이어서 정서적으로 신체적으로 분투 중인지 여부를 확인할 필요가 있다. 중재를 한 번에 수행할 수 없을 뿐만 아니라, 한 번에 평가할 수도 없다. 대상자와 가족은 그들의 노력을 쪼개고(나누고), 미래 계획이 중요시 될 때 마다, 그들의 질병관리 활동과 지지적 도움을 지속적으로 모니터할 필요가 있다.

적용

간호모형으로서 궤도 이론틀을 타당화 시킬 수 있는 유일한 방법은 실무와 연구에서 간호사가 이를 사용하는 것 밖에 없다. 실무와 연구 모두를 통해 좀 더 진행된 질문이 제기될 수 있으며 이에 대한 답변을 통해 이론은 좀 더 수정 보완되고 또한 간호의 유용성도 확인될 수 있을 것이다.

실무

오늘날 병원, 가정 및 크리닉에서 볼 수 있는 대부분의 대상자들은 어느 정도의 만성 질환을 겪고 있기 때문에 간호사들은 만성 질환의 삶이 대상자에게 의미하는 것을 의식할 필요가 있고, 이런 의식을 반영해주는 돌봄양식을 제공할 필요가 있다. 궤도 이론틀을 기반으로 한 만성모델은 임상상황에 적용하는 데 철학적 오리엔테이션과 전반적인 지침을 마련해 준다. 아직은 이 모델을 심장간호, 신장 이식 및 종양과 같은 다양한 간호영역에서 일하는 간호사들의 실무에 가장 잘 사용될 수 있는지 구체화 시킬 필요가 있다. 아직은 이 모델이 실재로 어떻게 사용될 수 있을지를 정하고 제한점을 설정할 수 있다.

연구

연구는 실무를 통해 이루어질 것이다. 간호사들이 이 모델을 자신의 영역에 사용하면서, 만성 질병에 대한 전반적인 질문이 생기고, 질병관리에 영향하는 여러 가지 변수들(상황들) 사이의 관계가 나타나고, 어떤 중재가 최상의 효과적인 결과를 얻을 수 있는지를 알게 될 것이다. 이런 연구를 통하여 모델은 검증되고, 타당화되고, 수정되고 견고해질 것이다.

연구는 궤도 이론틀 자체의 개념들과 디들의 관계를 검증하기 위해서도 실시될 수 있고 이에 따라 궤도 모델을 수정하게 될 수 있다.

교육

교육을 통하여 만성(chronicity)의 철학뿐만 아니라 "지지적 도움"을 수행하는데 필요한 기술들 즉, 상담, 교육, 서비스 배정하기 등을 학생들에게 전달할 수 있다. 간호사들이 성인 중환자실 혹은 신생아 중환자실, 노인 크리닉, 재활 병동 혹은 가정

등 어느곳에서 근무하건 관계없이, 간호사들은 만성의 철학을 갖고 일해야 하며, 만성에 적용되는 돌봄을 제공하는데 필요한 기술을 지녀야 한다.

이 모델은 간호사들이 만성 질환을 가지고 살아가는 환자의 의미에 집중함으로써 간호문제를 생각하고, 일상생활 속에서 이 문제를 다루게 만든다. 의사는 심장환자에게 협심통에 대비하여 진통제를 처방할 수 있다. 간호사는 대상자에게 어떤 일상활동이 협심증을 유발하는 지 찾고, 협심통을 유발하는 활동을 피하거나 수정할 수 있는 방법을 모색하고 증상 방지 혹은 완화 약물의 효율적 사용에 대해 논의하고, 위험징후를 강조함으로써 대상자를 도와줄 수 있다.

궤도 모델과 각 개념들은 특정 질병뿐만 아니라 전반적으로 만성과 연관된 문제에 관한 교육을 구성하는데 지침이 된다. 예를 들어, 저변의 구체적인 원인과 생리적 변화, 불구로 인한 증상, 및 질병의 일반적인 과정, 간호적용 될 수 있는 모든 것에 대해 터놓고 논의할 때 "궤도"라는 개념을 사용할 수 있다. 더욱이 "궤도 계획(trajectory scheme)" 개념은 일반적인 치료절차와 이로 인해 발생 할 수 있는 부작용과 같은 간호관리 문제에 대해 논의할 수 있게 길을 열어준다.

간호사가 질병관리로 인한 상태에 대해 무엇인가를 이해하게 되면, 특정 사례에서 일어나는 상태에 좀 더 민감해지고, 이런 상태를 조작하여 환자 문제에 맞는 중재를 제공하는데 도움을 줄 것이다.

정책결정

궤도 이론틀을 정책결정에 적용하기는 다소 거리가 멀다. 현재 건강관리 전달체계 아래에서 병원과 간호 에이전시들은 가정에서건 병원에서건 관계없이 간호사가 테크닉 한 과제를 수행한 것에 대해 수가를 지불받고 있다. 그동안 간호의 교육, 상담, 서비스 배정하기, 옹호하기, 정서적 욕구 만족시키기 등 중요한 간호기능에 대해서는 크게 가치를 두지 않았다. 이런 기능은 만성상태에 처한 대상자들에게도 중요하다. 궤도모델은 간호의 이와 같은 결정적인 역할에 직접 관심을 모으게 한다.

실재로 이런 사람들을 간호하려면 철학, 실무, 교육, 연구 및 정책 면에서 획기적인 변혁을 요구한다(Strauss & Cobin, 1998). 이런 변혁이 이루어지기 전에 만성 환자들은 적절한 간호를 충분히 받지 못하게 되고, 문제가 많은 질병과정을 겪게 될 가능성이 높다. 질병궤도 틀은 만성 질환 간호접근에 변화를 일으키면서, 서서히 질병에 따라 구체화된다.

이론 소개

개념

주요개념

궤도(Trajectory)

궤도이론의 주요 통합적 개념에 해당하며, 이는 질병코스를 의미한다. 이 개념은 이 이론틀의 다른 개념들을 통합시켜준다. 다른 개념들은 질병관리에 따라 달라지는 질병 코스의 차원, 상태로서 혹은 질병코스가 관리된 결과로서 궤도와 관계를 맺고 있다.

질병/만성 상태의 코스로서 궤도는 이를 형성해 가기 위하여 환자, 가족, 건강전문가들의 노력들을 통합하게 만든다. 즉, 궁극적인 결과에 도달하기 위하여 증상을 관리하고 연관된 장애를 다루는 것이다. 흔히 궤도는 불확실하다. 이를 그래프로 나타낼 수는 있지만, 오직 후향적으로만 그릴 수 있다. 각 질병은 나름대로의 잠재적 코스를 가지고 있지만, 상세한 코스는 앞으로 어떻게 결정될 지 충분히 알 수 없다. 환자 개인, 질병 코스를 만들어가기 위해 취해진 행위, 발생한 사건의 전환 등에 따라 많이 달라진다.

궤도의 단계(Trajectory phasing)

궤도의 단계는 만성상태 안에서 만성 코스를 따라 겪을 수 있는 수 많은 변화를 나타낸다. 각 단계와 정의를 〈표 1〉에 제시하였다. 각 단계마다 하부단계가 있다. *하부단계(subphasing)*는 질병 코스 안에서 일상적인 변동 가능성 뿐만 아니라 이후에도 변화할 가능성이 있음을 나타낸다. 전반적인 단계는 상향적일 수 있으나(회복과 같이), 하향적일 수도 있다(악화되어 사망함), 혹은 변동이 없는 것(안정 상태)일 수도 있지만, 각 단계는 몇 주 혹은 몇 달에 걸쳐 거꾸로 되돌아 가기도하고, 변동이 없기도 하고, 좋아지기도 하고 나빠지기도 할 수 있다.

궤도 전망(trajectory projection)

질병코스의 전망(비전)을 나타낸다. 질병의 의미, 증상, 생애사(일대기), 및 시간이 모두 어울려서 궤도를 전망하게 된다(Robinson, 1988). 사람들은 만성 질병 시 다음과 같이 궁금해 한다: 어떻게 될까? 이 상태가 얼마나 갈까? 얼마나 이 상태가 계속 될까? 이 상태는 나 혹은 우리 가족에게 무슨 의미를 지닐까? 예를 들어, 암진단을 받은 사람은 암은 곧 죽음을 의미한다; 그러므로 그들은 머지않아 죽게 되고 삶이 불행하게 될 것으로 전망한다. 이런 전망 때문에 그들은 즉시 과감한 행위를 취하게 될 수도 있다. 어떤 사람들은 암 진단으로 인해 주저 앉아서 질병 코스가 진행되는 것을 넋 놓고 바라보기만 한다. 질병과 질병관리에 직면한 사람들은 –의사, 간호사, 환자, 가족 구성원– 자신들 나름대로의 궤도를 전망하고 있으며, 이를 어떻게 구성해야 할 지 생각 하고 있는데, 이는 지식, 경험, 소문, 신념 등을 토대로 구축된 것이다(Thome & Robinson, 1988).

표 1. 궤도 단계의 정의

단계	정의
1. 궤도진입 이전	질병코스가 시작되기 전, 예방적 단계로서 아무런 징후와 증상이 나타나지 않음
2. 궤도 출발	진단적 기간을 포함하며, 징후와 증상이 나타남
3. 위기	응급 / 중환자 관리가 필요한, 생명을 위협하는 상황
4. 급성기	입원관리가 필요한 급성 질병 혹은 합병증 시기
5. 안정기	치료요법에 의해 질병코스 / 증상을 통제하는 시기
6. 불안정기	치료요법에 의해 질병코스 / 증상이 통제되지 않았지만, 입원을 요하지는 않음
7. 하향기	신체적 / 정신적 상태가 점진적으로 악화되며, 불구 / 증상의 정도가 심해짐
8. 죽음	사망하기 몇 주, 몇 일, 몇 시간 전

궤도 계획(trajectory scheme)

다음과 같은 것의 디자인을 위한 계획을 의미한다 : (1)전반적인 질병코스 만들기, (2)현재 증상 조절, (3)불구 조절. 궤도설계에는 의학적 치료계획과 복잡한 형태의 의료 테크놀로지 뿐만 아니라 허브 치료, 침술, 인정받지 않은 약물, 논란 중에 있는

식이, 기도, 명상, 긍정적 사고, 기타 전략과 같은 대체 치료도 포함하고 있다 (Forsyth, Delaney, & Gresham, 1984).

질병관리에 영향을 주는 조건

궤도 설계가 어떻게 어느 정도로 실행되는 지에 영향하는 수많은 조건들이 있다 (Kruse, 1987). 조건은 정도와 유형 면에서 다양하며, 질병관리를 촉진할 수도, 방해할 수도, 복잡하게 만들 수도 있다. 이들 조건 중 가장 중요한 것은 사용된 테크놀로지의 유형, 양, 및 기간 그리고 이로 인한 부작용의 유형이다.

이런 테크놀로지에 의해 질병관리는 크게 복잡해질 수 있다. 질병관리과정에 영향하는 다른 조건은 인력, 사회적 지지, 지식 및 정보와 같은 *자원*, 시간 및 금전의 유무를 들 수 있다. 그 외 조건들도 고려할 수 있는데 이에는 의학적 상태와 이의 관리에 대한 과거 *경험*, 필요한 행위를 취하려는 *동기*, *관리 장소(setting of care)*, 가정 혹은 건강기관, *생활양식*과 신념, 궤도 관리와 관련된 사람들 사이의 *상호작용과 관계*, 예를 들어 동의하는지 혹은 갈등을 보이는지, 질병 혹은 만성 상태의 *유형*, 신체적 *침범*의 정도, 증상의 *특성*, 건강 관련 입법에 영향을 주는 *정책적, 경제적* 분위기가 있다.

상태는 환자와 가족과의 사이가 아주 먼 경우부터 이들의 사이가 아주 밀접하고 질병관리에 직접 영향을 줄 가능성이 높은 것까지 범위가 다양하다. 정책적, 경제적 분위기는 좀더 원거리 범주 안에 속한다. 이런 것들은 건강관리에 관한 법률 제정과 질병관리에 이용가능한 공공 기금에 영향을 준다. 이런 것들은 일반적으로 대중에게 적용하지만, 반면에 예를들어 생활-양식과 신념은 질병상태와 좀더 밀집한 것들이 된다. 이들은 개인의 특정 세트에 해당한다. 모든 가능한 상태들을 여기에서 열거되지 않았다. 중요한 것은 많은 상태가 질병관리에 영향주며, 이들은 다양하며, 다양한 시점에서 다양하게 어울러져서 질병관리 과정을 촉진시키거나 방해할 수 있다는 점을 알고 있어야 한다.

*궤도관리(trajectory management)*는 질병코스를 형성하고, 모든 단계에 걸쳐 궤도를 계획하는 과정을 나타낸다. 이에는 증상 조절, 부작용 치료, 위기 조절, 합병증 예방, 불구 조절 등이 포함 된다(Shneider & Conrad, 1983). 질병관리의 전반적인 목적은 질병코스를 만들어가는 과정을 통하여 그 안에서 삶의 질을 유지하는 것이지

만, 성취해야 될 실재적인 계획은 질병 단계 마다 구체화되어야 한다.

목적을 설정할 때 이에 도달하기 위해 필요한 것들을 배치(arrangement)해야 한다. 수행해야 될 과제의 특성을 검토한 뒤, 필요한 자원, 과제를 수행할 사람, 장소, 방법, 기대할 수 있는 결과 등을 배치해야만 한다. 예를 들어, 복귀(comeback) 시 목적은 환자가 제한된 범위 안에서 생산적이고 만족스런 생활로 되돌아가는 것이다. 이것은 생리적 안정과 회복을 목표로 할 뿐만 아니라 "제한점 안에서의 확장"이라 말할 수 있는 재활측면과 "다시 뜨개질하기(reknitting)"라고 말할 수 있는 생애사적 측면도 포함하고 있다(Corbin & Strauss, 1991a). 그 뒤 모든 주요 과제를 수행하기 위해서 필요한 배치를 고려해야 한다. 이런 점을 고려하지 않고 배치하게 되면, 한 가지 측면만 너무 고려하여, 궁극에는 다른 두 가지 측면에 악영향을 줄 수 있기 때문이다. 일반적으로 질병관리를 시간에 따라 규칙적으로 배치한다. 시간과 장소를 정하고, 그리고 투약, 치료, 식이조절 방법, 및 휴식 등을 수행하거나 이를 도와줄 사람들을 정한다.

만성 질병에 영향을 주는 생애사적 일상생활

여기서의 *생애사(biography)*는 자아의 많은 측면을 구성하는 인생코스(life course)를 의미한다. 이는 정체성의 시간적 차원에 해당한다. 즉, 생애사와 자아가 합쳐져서 정체성을 구성한다. *생애사적 영향(biographical impact)*은 질병이나 질병관리로 인해 자아의 많은 측면에 영향을 주거나 변경시켜서, 개인 인생 코스를 변경시킬 수 있게 되는 것을 의미한다(Birrer, 1979; Bury, 1982; Charmaz, 1983). *익숙하게 됨(coming to terms)*은 만성상태와 함께 생활하는데 필요한 정체성 적응이 이루어지는 과정이다. 이는 마지막 상태를 의미하기 보다는 하나의 과정으로 보아야 한다. 왜냐하면, 정체성 적응은 질병 코스 안에서의 변화에 따라 계속 반복하여 적응해야 하기 때문이다.

*일상생활 활동(everyday life activities)*은 많은 측면의 자아를 헤쳐나가며 살아가는 일상활동을 의미한다(Locker, 1983 ; Zola, 1982). *제한점 관리(limitations management)*는 이런 활동을 수행하면서 나타나는 변화와 적응을 의미하는 용어이다(Locker, 1983; Zola, 1982). 관절염 환자의 경우 아침에 옷을 입기 전에 관절을 잡아당기고, 따뜻하게 덥히고, 약효가 나타날 때까지 잠시 기다린다. 심장 장애가 있

는 환자는 협심통을 일으키는 활동이 무엇인지 배우고, 필요시 이런 활동을 수정하거나 삼가하면서 제한점을 관리한다. 이를 위한 전략으로 가능한 계단을 오르지 않고, 바람 부는 추운 날 걷지 않고, 외출시에는 음식을 적게 먹는다. 사지마비 환자의 제한점 관리를 위해 도우미를 매일 아침과 밤에 오게 하여 침대에서 나올 때와 침대에 누울 때 도움을 받는다. 혹은 제한점 관리를 위하여 다른 사람의 도움을 받기도 한다. 예를 들어, 부인에게 간단한 식사를 준비하게 한다든지, 도우미가 아침에 와서 저녁에 귀가 하도록 스케줄을 조정하기도 한다.

*상호간의 영향(reciprocal impact)*은 궤도 이론틀에서 매우 중요한 개념이다. 이는 결과적인 요소라고 할 수 있으며, 이는 질병, 생애사 및 일상활동 간의 상호작용으로 인해 발생할 있는 복잡한 관리와 복합적인 문제에 민감해질 수 있게 해준다.

개념관계(명제)

본 모델에서는 개념과의 관계에 대해 특별히 언급한 것이 없다.

모델

궤도 이론틀을 근거로 한 만성 질병관리 간호 모델은 도식적으로 제시한 것은 없지만 기술적으로 설명하면 다음과 같다.

'만성 질환은 시간이 경과함에 따라 변화하는 과정(코스)을 밟는다' 라는 아이디어를 기초로 하여 발전시킨 개념적 모델로서, 만성 질환자는 질병과정을 통하여 위기, 급성기, 안정기, 복귀, 불안정기, 하향기, 죽음 등으로 이루어진 일련의 단계를 거치며, 각 단계마다 연관된 문제와 관리가 달라지며, 이를 고려하여 간호관리도 달라진다.

환자와 가족은 이와 같은 질병 궤도에 따라 만성 질환의 질병코스를 가꾸어 나갈 수도 있고, 관리할 수도 있다. 경우에 따라서는 질병코스를 확장시킬 수도 있고, 안정화시킬 수도 있으며, 적절한 관리를 통해 증상을 통제할 수 있다.

맺음말

죽음에 관한 근거이론을 개발하게 된 과정에서 얻은 아이디어인 궤도 개념을 만성 질환자의 경험과 간호관리를 이해하고 돕기 위하여 다양한 질적 자료를 통해 얻은 궤도 이론틀을 구체적으로 가정과 병원의 만성환자 관리를 체계적으로 이용하려는 실질적인 이론을 도출하였고, 일반적인 만성 질환뿐만 아니라 암환자 등과 같이 구체적인 질병 상황에 적용하고 개념을 좀더 구체화시킬 필요가 있다. 또한 강인성, 사회적지지 등 만성 질환자 관리에 유용한 것으로 알려진 기존의 개념을 합성하여 좀 더 확대된 이론으로 발전시켜 나갈 필요도 있다.

한편 이와 같은 이론적 틀은 수년에 걸쳐 각 간호사들이 실무에 많이 적용해 왔으며, 이는 간호 실무에 통찰력을 제공하고, 실무를 이끌어주는데 효과적이었다. Meleis (1985, p30)가 이 이론은 주로 연구를 지도하는데 유용하다고 하였듯이, 실무 적용을 통하여 실무지침을 개발해 나가는데 도움이 될 수 있을 것이다. 그러나 간호실무에 체계적으로 적용해 보면, 아직도 적절하게 연구되고 탐색되지 않은 부분이 있었다. 좀 더 많은 연구를 통하여 연구, 교육, 및 실무를 위한 모델로 더욱 개발할 필요가 있다. 또한 경험적 타당화 혹은 수정이 완성될 때 까지 실무에서 이 이론을 타당화시켜서 실무의 방향을 제시할 수 있을 정도로 더욱 발전시킬 필요가 있다.

참고문헌

Birrer, C.(1979). *Multiple sclerosis: A personal view*. Springfield, Ill.: Thomas.

Bury, M.(1982). Chronic illness as biographic disruption. *Sociology of Health and Illness*. *4*(2), 167-182.

Charmaz, K.(1983). Loss of self: A fundamental form of suffering in the chronically ill. *Sociology of Health and Illness*. *5*(2), 168-195.

Corbin, J., & Strauss, A.(1988). *Unending work and care: managing chronic illness at home*. San Francisco: Jossey-Bass.

Corbin, J.M. & Strauss, A.(1991a). A nursing model for chronic illness management based upon the trajectory framework. *Scholarly Inquiry for Nursing Practice*, *5*(3), 155-174.

Corbin, J.M. & Strauss, A.(1991b). Commentary. *Scholarly Inquiry for Nursing Practice*, *5*(3), 243-248.

Corbin, M.H.(1995). The triggers of heightened parental uncertainty in chronic, life-threatening childhood illness, *Qualitative Health Research*, *5*(1), 63-77.

Cooley, M.E.(1999). Analysis and evaluation of the trajectory theory of chronic illness management. *Scholarly Inquiry for Nursing Practice*,

13(2), 75-95.

Fagerhaungh, S.(1973). Getting around with emphysema. *American Journal of Nursing. 73,* 94-97.

Fagerhaugh, S., & Strauss, A.(1977). *The politics of rain management.* Menlo Park, CA: Addison-Wesley.

Forsyth, G.L., Delaney, K., & Gresham, M.(1984). Vying for a winning position: Management style of the chronically ill. *Research in Nursing and Health, 7,* 181-188.

Glaser, B., & Strauss, A.(1965). *Awareness of dying.* Chicago: Aldine.

Glaser, B., & Strauss, A.(1967). *The discovery of grounded theory.* Chicago: Aldine.

Glaser, B., & Strauss, A.(1968). *Time for dying.* Chicago: Aldine.

Kruse, A. (1987). Copong with chronic disease, dying and death-a contribution to competence in old age. *Comprehensive Gerontology, 1,* 1-11.

Locker, D.(1983). *Disability and disadvantage: The consequences of chronic illness.* London: Tavistock.

Meleis, A.(1985). *Theoretical nursing development procedures.* Philadelphia : J. B. Lippincott.

Quint Benoliel, J.(1967). *The nurse and the dying patient.* New York: Macmillan.

Reif, L.(1973). Manageing symptoms in chronic disease: Some dimensions of patients' experience. *Intenational Disability Studies, 10*(3), 112-119.

Schneider, J. & Conrad, P.(1983). *Having epilepsy: The experience and control of illness.* Philadelphia: Temple University Press.

Strauss, A., & Glasser, B.(1970). *Anguish: The case history of a dying trajectory.* San Francisco. Sociology Press.

Strauss, A., & Glasser, B.(1975). *Chronic illness and the quality of life.*(1st ed.). St. Louis: Mosby.

Strauss, A., Fagerhaugh, S., Suzeck, B., & Wiener, C.(1981). Patients' work in the technologized hospital. *Nursing Outlook, 29,* 404-12.

Strauss, A., Fagerhaugh, S., Suzeck, B., & Wiener, C.(1985). *The social organization of medical work.* Chicago: University of Chicago.

Strauss, A. & Corbin, J.(1988). *Shaping a new health care system.* San Francisco : Jossey-Bass.

Thorne, S.E., & Robinson, C.A.(1988). Health care relationships: The chronic illness perspective. *Research in Nurisng and Health, 11,* 293-300.

Wiener, C.(1975). The burden of rheumatoid arthritis. *Social Science and Medicine, 9,* 97-104.

Yarcheski, A.(1988). Uncertainty in illness and the future. *Western Journal of Nursing Research, 10*(4), 401-413.

Zola, I.(1982). *Missing pieces: A chronicle of living Weith a disability.* Philadelphia: Temple University Press.

문화교섭 : 간호실무를 위한 구성주의 토대 모델

Cultural Negotiation : A Constructivist-Based Model for Nursing Practice

Joan Engebretson, Lynna Y. Littleton

박 형 숙

간호학 이론의 가장 중요한 두 종류의 동시대 초점은 총체주의(holism)와 간호과정이다. 이 장에서 저자들은 구성주의를 토대로 총체주의와 간호과정을 통합하여 간호학의 교육, 실무 및 연구에 유용하게 적용할 수 있는 중범위 이론을 제시한다.

보건의료 전달체계는 질병을 치료하기보다 질병을 예방하고 건강을 증진하는 방향으로 변화되었다. 건강증진, 질병예방 및 만성질환의 관리는 치료과정에서 대상자의 활발한 참여에 달려있는 바, 유능한 능력을 지닌 대상자와 보건의료 전문지식을 가진 제공자와의 원활한 상호작용을 통해 한 국가내의 보건의료 전달체계에 변화가 일어날 것이다. 그러나 대상자와 제공자 간의 믿음, 가치와 문화유산의 충돌이 일어날 때 문화적인 교섭이 필요함을 저자들은 주장한다.

간호과정은 전문직에서 사용되는 근본적인 문제해결 접근방법이고 전문직에서 새로운 신참자를 교육하는데 있어서 기본이다. 이 장에서는 간호과정에 활동적인 파트너인 대상자를 적극적으로 간호과정에 참여시킴으로써 의학보다는 간호학에 일치하는 문제해결 접근법으로써 확장된 간호과정을 소개한다.

간호실무를 위한 이 문화교섭 모델의 목적은 (a) 실용적인 간호과정에 총체주의의 추상적 구성개념을 결합하는 간호실무 모델을 제공하고 (b) 보건의료 체계와 거대한 문화적 맥락과 환자와의 상호작용에서 문화적 구성주의의 이해를 구체화하고 (c) 간호학이론과 건강의 동시대적 초점을 잘 정렬시키기 위해 간호과정의 명칭을 확장하고 (d) 간호의 고유한 전인적 초점을 유지하기 위한 실무 모델에 관한 간호전문직 지도자들 간의 토론을 고무시키기 위함이다.

이론의 가정

1. 보건의료는 사회적 맥락 안에서 일어난다. 그러므로 보편적 문화와 보건의료 과정에서 상호작용하는 사람의 문화유산은 보건의료 만남에 영향을 준다.
2. 대상자와 보건의료 제공자는 서로 자기결정을 통해 상호작용을 한다.
3. 보건의료는 대상자와 보건의료 제공자 양자의 참여를 요구하는 상호작용의 과정이다.
4. 대상자와 보건의료 제공자 모두 상호작용을 함으로써 보다 더 전문적인 지식을 갖게 된다.

이론의 출처

간호학과 타학문의 이론

이 문화교섭 모델은 간호 메타패러다임, 간호학문헌 및 인류학으로부터의 이론, 임상실습으로부터 유도되었다. 간호사는 간호학이론의 대부분이 접목되고 가장 포괄적으로 간호를 제공하는 대상자 중심와 간호에 총체주의적 접근을 받아들였다. 이 조망은 자율적인 간호실무를 강화하고 생의학적 관점을 감소시키기 위해 사용되었다. 전인간호는 부분의 합보다 크고 독립된 존재를 가진 통합된 전체로써의 관점에 기초한다. 이 전인적 접근은 환경의 내적, 외적 요소와 상호작용하는 인간의 생물학적, 심리적, 사회문화적 및 영적 영역의 상호관계의 이해를 포함한다. 그럼에도 불구하고 간호실무의 많은 부분은 아직도 생의학적인 패러다임을 지키고 있다.

총체주의(holism)라는 단어는 1926년 철학자 J·C·Smuts가 「Holism and Evolution」이라는 책에서 처음으로 사용하였다. 이 홀리즘이라는 단어의 어원은 그리스어의 '홀로스(holos, 전체)'로 이것은 whole, health, heal, holy 등의 파생어를 갖고 있다. '홀리즘'이라는 말이 처음 쓰이게 된 것은 이같이 20세기 초반이었으나, '홀리스틱'이라는 말이 빈번하게 쓰이게 된 것은 최근 2, 30년 전의 일이다. 미국에서 근대 의학의 장래에 위기를 느낀 사람들이 그 대안으로써 '홀리스틱 헬스', '홀리스틱 의학'이라는 말을 쓰기 시작한 것이다. Holism의 간단한 정의는 전체는 부분의 합보다 크다는 것이다.

구성주의는 지식을 객관적인 실제를 반영하는 것이 아니라 환경에 적응하는 과정에서 인간이 자신의 세계를 이해하고 새롭게 해석하며 모든 문제를 해결하기 위해 시스템적으로 실질적인 형태로 구성한 유용한 개념을 실제에 반영하는 도구적 장치를 추구함을 의미한다. 구성주의의 배경이 된 이론들은 행동주의에 대한 Piaget 주도의 인지적 혁명, 후기 실증주의 철학, Kelly의 개인주의적 구성심리학, 러시아 심리학자 Vygotsky의 언어습득에 대한 이론 등이다. Piaget는 우리가 알 수 있는 현상과 우리가 절대로 접근 또는 이해할 수 없는 실체의 분리를 주장함으로써 인간 마음에 대한 관념적 해석을 제공하였다. 또 다른 이론적 가정 및 전제들에 의해 구속되지 않은 감각을 통한 지식의 획득 가능성, 인식 방법으로써의 과학에 부여된 독자적 위치와 이론 발달에 대한 귀납주의 관점에 대한 비판으로 시작된 후기 실증주의 철학이 구성주의적 인식론을 뒷받침하고 있다.

문헌고찰

총체주의를 기초로 한 인류학 학문은 문화적인 맥락에서 간호사와 대상자, 그리고 그들의 상호작용을 개념화하는데 유용한 조망을 제공한다. 간호학의 이 접근은 질병보다는 건강과 질병에 대한 인간의 경험에 초점을 둔다. 이 접근의 중심은 현실의 문화적 구축에 대한 철학이다. 사회과학에서 잘 수용된 이 조망은 현실의 설명과 현실에 대한 오리엔테이션의 많은 지식이 문화 모델에 기초한 선택적인 관찰과 해석으로부터 구축되었다는 것을 가정한다. 그러므로, 현실과 사회적 과정의 설명은 공유되고 종종 무언의 규칙과 가치에 따라 문화적으로 형성된다. 이 조망으로부터 문화는 건강과 질병의 개인적 오리엔테이션과 이해에 영향을 미치는 것으로 본다.

이론 개발과정

시작단계

보건의료 체계의 변화와 함께 전통적인 의학모델이 파괴되기 시작했다. 간호사와 대상자의 관계는 상호존중의 파트너쉽으로 변화되었다. 이 파트너 관계는 대상자가 아프거나 기능을 발휘하지 못할 때 간호사가 더욱 활발하게 역할을 하게 되는데 대상자나 가족이 생활양식의 변화가 필요하거나 만성질환의 관리를 위해 적극적인 역할을 취한다.

보건의료 체계 안에서 볼 때 대상자들은 책, 친구, 대중매체 및 인터넷을 통해 의학과 건강정보에 대해 의외로 많은 유용한 지식을 갖고 있다. 따라서 저자들은 대상자들이 건강관리 전문가인 간호사와 상호작용을 하는 점에 있어서 그들이 서로 다른 신념과 가치관으로 인해 충돌이 일어난다면 문화 측면에서의 협상이 필요하다고 주장한다.

간호실무를 발전시키기 위한 문화교섭 모델은 대상자, 제공자 및 환경 사이에 일어나는 상호작용의 맥락에서 일어난다. 간호과정은 환자간호에 대한 기본적인 문제해결 접근으로 1960년대 이래 간호실무를 이끌어왔다. 간호과정은 문제확인, 해결, 평가에 대한 체계적이고 논리적 접근에 도움이 되고 간호교육의 기본이다. 이 문화교섭 모델은 전통적인 간호과정에 정제된 상호작용 과정을 반영한다. 전통적으로, 간호과정은 사정, 간호진단, 계획, 중재 및 평가 단계이다. 이 문화교섭 모델은 이들 단계 각각을 포함하나, 간호사와 대상자/가족 사이에 협력 관계를 구체화하기 위해서 아래의 개념을 확장하는 언어를 사용한다〈표 1〉.

표 1. 간호과정

전통 모델	문화교섭 모델
간호사정	전문지식의 교류
간호진단	정보의 분석과 해석
계획	공유 의사결정
중재	행위를 위해 상호 이끌어낸 계획의 실행
평가	기대되는 결과의 평가

개발과정

간호사와 대상자는 상호작용 과정의 첫 단계인 *전문지식 교류(exchange of expert knowledge)*에 들어간다(사정). 간호사는 관심인 건강이슈를 탐색하기 위해 대상자와 상호작용한다.

전인 간호과정의 다음 단계는 *정보의 분석과 해석(analysis and interpretation of information)*이다(간호진단). 이 시점에서 간호사는 자료와 관련된 문제, 위험, 이점을 해석하고 분석하기 위해 간호사의 공식적인 지식과 전문가적인 경험을 가져온다.

분석 후에, 간호사와 대상자/가족은 전인 간호과정의 *공유 의사결정(joint decision-making)* (계획) 단계에 들어간다. 이 단계에서 간호사/대상자는 확인된 관심에 대한 접근을 개발하고 일을 해나갈 방향 혹은 특별한 목표를 확립한다. 간호사는 전문가적인 지식과 부가적인 자원을 공유한다.

상호 이끌어낸 계획의 실행(implementation of mutually-derived plans for action) (중재) 단계에서 관계자, 간호사, 대상자/가족 혹은 에이전시는 계획된 전략을 수행한다.

전인 간호과정의 마지막 단계는 *기대되는 결과의 평가(outcomes appraisal of goals and process)*이다(평가). 간호사와 대상자/가족은 계획이 기대한 결과 쪽으로 이동하는데 얼마나 잘 작용했는지 함께 결정한다.

표 2. 전인 간호과정의 간호술기

간호과정 단계	간호술기
지식체	
공식 지식	비판적인 사고와 능숙한 기술 발달
경험 지식	자기반성과 가치 명료화
문화 지식	문화적인 능력
개인 지식	자기반성, 경험, 직관을 포함한 공식, 비공식 지식
상호작용 과정	
전문지식의 교류(사정)	기술적인 의사소통
간호사의 경험, 지식 및 기술	
대상자/가족의 조망과 정보	
정보의 분석과 해석(간호진단)	임상적인 판단과 분석
공유 의사결정(계획)	문제해결, 상담
좋아하는 것, 이해, 요구의 표현	
행위를 위해 상호 이끌어낸 계획의 실행(중재)	기술, 문제해결, 가르침, 상담
결과 평가(평가)	
목표 달성	분석과정
과정	비판적인 사고
사회적인 영향	실습, 이론, 연구 및 정책을 연결하는 비판적인 사고

통합

이 모델에서 대상자와 간호사는, 각자의 지식과 문화적인 태도를 가져오는 문화교섭으로써 협력 관계에 들어간다. 이는 두 관계자가 간호과정의 각각의 단계에 모두 참여하여 간호과정 동안 효과적인 의사소통술을 통해 협력적인 관계가 성립된다는 것을 뜻한다. 이 협력의 역할은 탄력적이며 경우에 따라서는 어느 한 쪽이 지배적인 역할을 할 수도 있다.

이론 소개

개념

인간

간호학 이론가는 종종 간호의 수혜자인 인간을 개인, 가족 및 집단으로 정의한다. 간호학 이론에서 인간 혹은 대상자의 가장 일치하는 철학적 사고는 총체성의 차원 혹은 신체, 정신, 사회, 문화적이고 영적인 면이 통합하는 전인을 의미한다. 그러므로 문화교섭 모델에서 대상자의 이해는 공식적이고 비공식적인 지식뿐만 아니라 문화유산, 개인의 경험, 개인의 독특성, 생리적 상태를 설명할 필요가 있다. 간호의 많은 영역에서 대상자의 이 개념은 가족, 어떤 경우 지역사회와 통합하는 개인을 넘어서 확장된다.

환경

간호학 이론가들은 대상자를 둘러싼 에너지장, 사회체계, 문화 그리고 모든 것으로써 환경을 개념화했다. 덧붙여, 보건의료 체계와 문화는 보건의료에 영향을 주는 중요한 환경적인 요소들로 간주한다.

물리적인 환경

물리적인 환경은 환경의 청결함과 안전뿐만 아니라 분위기, 미학과 편리를 간주한다. 물리적인 환경은 병실과 같은 친숙한 환경을 포함하고 대상자와 가족이 사는 지역사회까지 확장된다. 독성 오염물질의 큰 이슈, 날씨와 도시범죄는 역시 대상자 건강에 영향을 미치는 물리적인 환경의 요소이다.

에너지 측면의 환경

간호학 이론가들은 인간을 기본적으로 에너지장이라고 가정했다. 이 개념화는 접촉치료와 에너지 작용의 다른 형태와 같은 간호중재를 위한 기초를 형성한다. 이것은 건강과 치유의 영적인 면을 통합하는 것으로 이해될 수 있다.

사회적인 환경

최근의 연구는 사회적인 요소가 건강에 미치는 영향을 밝히고 있다. 경제와 교육 환경이 열악할 때 이환율과 사망률의 위험은 증가된다. 사회적인 네트워크와 관계의 중요성은 건강의 모든 면에서 중요한 요소로 작용하는 것이 자주 문서로 증명된다.

문화적인 환경

문화적인 환경의 첫 번째 관점은 간호사와 상호작용하는 환경인 보건의료 체계의 직접적인 환경이다. 간호사가 문화적인 체계로써 보건의료 체계를 이해하고 보건의료 팀의 다른 구성원과 환자와 함께 의미 있는 의사소통을 수행하는데 필요한 기술을 올바르게 인식하는 것이 매우 중요하다. 두 번째 관점은 간호사, 대상자, 그리고 보건의료 체계가 상호작용하는 큰 문화적, 사회적인 환경이다. 보건의료는 보편적인 문화의 사회, 경제, 정치, 역사적 이슈에 의해 영향을 주고 받는다.

건강

과거에는 건강의 정의를 건강과 질병의 연속선상에서 볼 때 질병의 부재로써 질병의 반대편을 건강으로 간주하였으나 최근에는 통합된 전체로서의 건강과 질병으로 분류하였다. 문화교섭 모델에서 건강은 간호행위를 위한 방향을 제공하고, 종종 간호사-대상자 간의 상호작용의 초점이고 목적이다. 건강에 대한 이러한 개념은 건강의 의학적인 모델과 대상자의 문화적인 이해를 통해서 잘 이해될 수 있다.

간호

과학적인 지식과 객관적인 자료를 통해 제공되는 간호는 대상자의 주관적인 경험의 이해와 함께 통합하여 건강과 치유를 촉진한다. 즉 실제적이고 잠재적인 건강문제에 대한 인간의 반응과 모든 경험을 포함하는 것이다. 간호사는 계획된 건강지향 행동에 상호참여하기 위해 대상자와의 역동적인 협력에서 문화, 경험, 공식적이고 전문적인 지식을 사용하는 간호과정을 통해 대상자와 상호작용한다.

간호과정

간호과정은 간호학을 가이드 하는 기본적인 문제해결 접근이다. 이는 체계적이고 논리적이며 문제확인, 해결 및 평가에 있어서 간호사와 대상자/가족을 포함한다.

간호사

간호사 개념의 구성요소는 문화유산, 개인/전문 지식, 공식/비공식 지식, 개인적인 앎이다. 간호사와 대상자는 간호과정을 통하여 상호작용한다. 간호사는 가족, 대중매체, 공식적, 사회적 네트워크로부터의 비공식적인 지식에 의해 영향 받고 전문직 역할에 개인적인 앎을 가져온다. 간호사는 건강/질병 경험을 통하여 대상자/가족의 건강을 촉진하는 목표를 갖고 간호과정에 참여하는 전문가이다. 간호사는 역시 개인적인 경험과 문화의 생산자이다.

대상자/가족

대상자/가족은 보건의료 체계에서 간호과정을 통하여 간호사와 함께 상호작용하는 간호의 수혜자이고 경험과 문화에 의해 영향을 받는다. 대상자/가족 개념의 구성요소는 문화유산, 개인/전문 지식, 공식/비공식 지식, 개인적인 앎이다. 대상자/가족은 건강과 건강추구 행위와 관련된 믿음, 가치 및 실무와 문화유산의 풍부한 배경을 가져온다. 모든 대상자/가족은 이해와 조망에 영향을 주는 개인적 경험의 독특한 내력을 갖는다. 대상자는 건강과 질병의 개인적인 경험에 있어서 전문가이고, 개인적인 앎을 가지며, 상호작용 과정에 공식/비공식 지식을 가져온다.

보건의료 체계

보건의료 체계는 간호사, 대상자/가족, 그리고 다른 보건의료 전문가들이 상호작용하는 보건의료 서비스의 전문가적인 영역이다.

생태학적인 맥락

생태학적인 맥락은 보건의료 체계가 존재하는 물질적, 사회적 영역으로 구성된다.

이는 특별한 시간과 장소를 언급한다. 보건의료 체계는 대상자, 간호사, 보건의료 체계가 상호작용하는 거대한 사회문화적 환경에서 놓여 있다.

모델

간호실무 향상을 위한 문화교섭 모델에 있어서 간호과정은 간호사와 대상자/가족 사이의 상호작용이다〈그림 1〉. 이 완전한 상호작용은 사회문화적인 맥락에 놓여 있으므로 간호사와 대상자의 만남은 시간과 장소에 의존하고 있다. 즉, 캐나다나 미국에서 서로 다를 것이고, 1985년과 2001년에 서로 다를 것이다. 간호사와 대상자는 개인적으로 간호과정을 통하여 그들의 상호작용에 영향을 주는 광범위한 지식과 경험을 가져온다. 간호사와 대상자는 (a) 그들 각자의 문화유산과 관련된 믿음과 가치 ; (b) 개인적이고 전문적인 요소를 포함하는 그들의 경험 ; (c) 전문교육이나 공식적인 연구 프로그램을 통한 지식 및 비공식적인 자원을 통해 알게 된 지식 등의 세 개의 자원으로부터 앎을 획득한다.

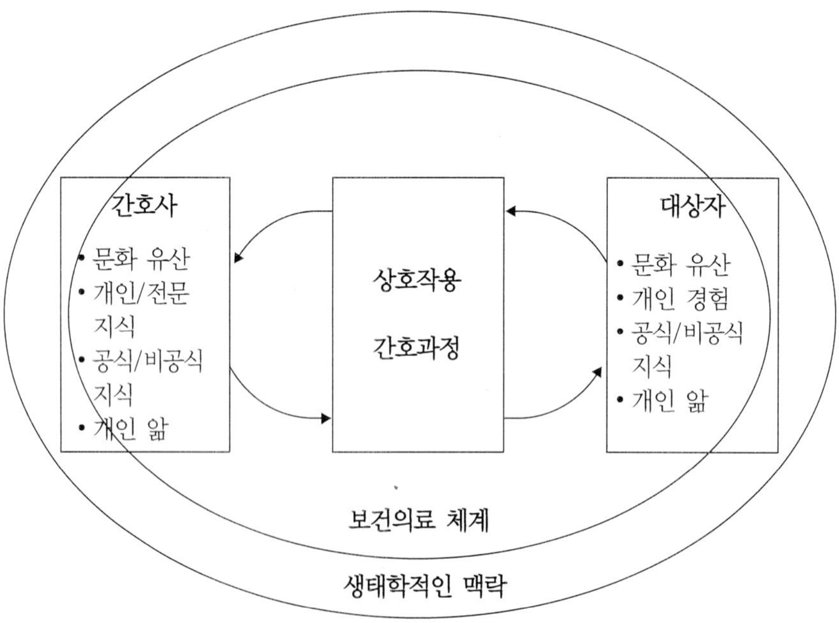

그림 1. 간호실무 문화교섭 모델

SOURCE: From "Cultural negotiation: A constructivist-based model for nursing practice" by J. Engerbretson and L. Y. Littleton, 2001, *Nursing Outlook*, 49(5). Reprinted by permission.

대상자/가족은 건강행위를 하는데 첫 번째로 활동적인 역할을 하고 심리, 사회, 영적, 환경적 상황은 매우 밀접하게 관련되어 있다. 이 모델은 대상자와 간호사가 상호작용 과정에서 공식적인 지식, 경험, 독특한 개인적인 요소 및 문화교섭의 이해를 기초로 한다.

맺음말

최근 들어, 보건의료 전달체계를 포함하여 사회전반에 걸친 대중들의 인식은 과학적인 기술이 필요할 뿐만 아니라 우리들에게 이익이 되는 측면이 많기는 하지만, 다른 한편으로 환원적인 사고가 인간에게 부적절하다고 여기고 있다. 비록 간호계 전문가들이 실무에 환원적인 사고가 더 이상 필요하지 않다는 것을 인식은 하지만 언어에서나 전문직 모델은 여전히 환원적-객관적인 접근을 반영하고 있다. 이러한 사회적인 맥락은 대상자와 간호사를 위한 공식적이고 비공식적인 많은 정보를 제공하고 모든 개인적 경험을 위한 구성주의를 토대로 한 총체주의와 간호과정의 통합의 필요성을 요구했다. 특정한 시간, 장소와 상황에 처해 있는 대상자와 간호사가 상호작용하여 물리적 환경, 자원, 건강에 대한 장벽을 고려하는 총체주의적인 입장에서 간호과정을 적용한 간호실무는 대상자와 함께 간호사의 업무에서 매우 중요하다.

참고문헌

Engebretson, J., & Littleton, L. Y. (2001). Cultural Negotiation: A Constructivist -Based Model for Nursing Practice, *Nurs outlook*, 49, 223-230.

정순광(2006). 구성주의 이론을 통한 노인들의 건강증진교육과 건강행위 및 삶의 질에 관한 연구. *한국스포츠리서치*, 17(1), 67-77.

Sharoff, L. (2007). Metaphors: A Creative Expression of Holistic Nursing. *Spirituality and Health International*, 8, 9-19.

환경 영역

만성통증환자가 지각한 가족 역동성

Perceived Family Dynamics of Persons with Chronic Pain

A. Ann Smith and Marie-Luise Friedmemann

전 명 희

이 장에서는 만성통증환자의 경험, 가족 구성원 사이의 관계 및 만성통증환자가 지각한 전체로서 가족의 역동성을 이해하고자 질적연구를 통해 개발된 이론을 분석 소개하고자 한다. 이 이론은 Friedemann(1995)이 제공한 체계조직(systematic organization)의 틀을 이용하여 가족기능과 관련된 폭 넓은 질문을 작성하고 연구영역을 확인하고 30명의 만성통증환자(연령 31세~82세, 73%는 여성, 83%는 유럽계 미국인, 17%는 아프리카계 미국인)가 참여한 근거이론 연구방법을 통하여 만들어진 이론이다.

이 이론의 주요 개념은 (1) 정서적 고통, (2) 가족구성원과 거리두기 (3) 어려운 감정을 함께 나누지 못함 (4) 가족 구성원들과 강렬하게 서로 관여하게 됨 (5)지역사회와 가족이 고립됨 (6) 치유하려고 노력하는 것이다.

자료로부터 개발되고, 체계적 기관의 틀에 의해 전개된 이와 같은 중범위 이론은 가족과 개인 안에서 조화를 이루기 위하여 균형과 길항적 균형을 이루는 개인의 자율성 혹은 분리감(통제감)과의 연계(영성)라고 할 수 있다. 간혹 통증은 가족 구성원 사이의 거리감과 친밀감을 조절하는 것처럼 작용한다.

이런 정보를 근거로하여 간호사들은 가족구성원들을 잘 이해할 수 있고, 자율성을 발휘하게 해 줄 수 있고, 환자가 좀 더 직접적으로 감정과 요구를 표현하도록 도울 수 있고, 가족구성원들이 각각의 다른 가족 구성원들에게 더욱 잘 반응할 수 있도록 도와줄 수 있을 것이다.

이론의 가정

본 연구는 특정한 진리, 이론발전, 사회 문화적 맥락, 간호학 조망 등 어느 것에 대해서도 기본 가정을 제시하지 않은 초창기 이론에 해당한다.

이론의 출처

최근 간호이론과 타학문의 이론

Friedemann(1995)이 마련한 체계 조직(systematic organization) 이론 틀은 가족 기능을 이해하는데 있어서 통합적 간호모델을 제공한다. 가족치료이론은 가족이 이전의 안정성 혹은 평형성을 재구축하기 위해 노력하는 것으로 보았지만, Friedemann의 체계 조직 이론은 가족을 주변 체계와 끊임없이 상호작용하는 혁신적인 체계로 보았다.

만성환자가 지각한 가족역동성 이론도 가족을 이와 같은 혁신적 과정으로 조망하였다. 이런 틀을 기반으로 질적연구를 진행하였으며, 이런 이론적 틀 안에서 가족기능과 관련된 포괄적인 질문을 구성하고, 연구영역을 정해나갔다.

체계 조직의 이론 틀은 개방체계 원리에 기반을 두고 있으므로 이 이론에서도 가족을 하나의 개방제계로 보았고, 변화를 겪으면서 이에 적응하고, 환경과 조화를 이루기 위하여 노력하는 것으로 간주하였다. 조화(congruence)는 패턴과 리듬의 하모니이자 융합으로서, 체계 안에서 혹은 체계 사이에 에너지가 자유로이 흐를 수 있게 한다고 본다[1]. 조화를 나타내는 지표는 안녕과 만족이며, 부조화는 긴장과 불안으로 나타난다(Friedemann, 1995). 조화 개념은 환자와 가족이 긴장을 줄이고, 치유하려고 노력할 때의 만성통증 경험과 관련 있다고 본다.

Friedemann(1995)에 의하면, 조화를 이루기 위하여, 가족체계는 4가지 목표를 추구해야 하며, 각 가족에게 독특한 역동적 평형을 이루어야 한다; *통제(control)*는 취약성으로 인한 불안을 감소시켜 주며, 가족 체계가 실재로 사용하는 전략과 관련 있다. *안정(stability)*은 가족 붕괴에 대한 불안을 덜어주고, 정규적 일상생활, 의식

1) Friedemann은 체계조직 이론틀을 그림으로 제시한 바 있다. 좀더 정확한 이해를 위하여 다음을 참고하기 바란다: "Perceived family dynamics of persons with chronic pain" by A. A. Smith and M-L. Friedemann, 1999, *Journal of Advanced Nursing*, 30(3), 543-551.

(ritual), 전통, 문화적 패턴, 공유와 커뮤니케이션을 나타낸다. *성장*은 환경 변화에 적응하는 능력을 의미하며, 처리된 정보와 가족 가치관과 조화를 이루는 것이다. 마지막으로 *영성(연계; connectedness)*은 가족이 사회로부터 고립되지 않게 해주고, 사랑과 호감뿐만 아니라 공헌, 목표 및 의미를 전달하는 전략을 의미한다. 이런 조망에서 볼 때 가족이 이러한 목표를 달성하기 위해 다양한 전략을 사용한다.

문헌고찰

본 이론 개발자들은 이론 개발을 위하여 만성통증에 관하여 여러 문헌을 검토하였다.

Bonica(1990)의 만성통증 정의: 통증은 급성 질병의 일반적인 과정을 너머까지 지속되거나, 혹은 손상이 치유되는 데 필요한 시간 이상을 초과하여 지속된다. 만성통증은 건강관리 전달 체계가 다루는 주요 문제로서 가장 많이 접하는 문제이면서도 가장 잘 이해되지 않은 문제에 해당한다.

우선 만성통증에 대해 문헌 고찰을 하였을 때, 만성통증의 정의가 다양함을 알 수 있었다. Payne과 Norfleet(1986)는 만성통증은 전통적인 의학적 외과적 치료에 반응하지 않는다고 하였고, NIH(1986)는 조직 손상이 진행하지 않거나 치유된 사람 혹은 악성 질병과 관련이 없는 사람에게 지속적으로 통증이 나타난 것을 만성통증으로 보고 있다. Beryeman(1982)은 각 개인 마다 독특하기 때문에 만성통증은 통증을 느끼는 사람에 의해 확인되고 존재한다고 하였다.

몇 몇 연구들은 만성통증 출현과 연관된다고 믿는 개인적 요인에 초점을 맞추었고, 통증 양상이 진행되거나 지속될 때 가족 역할에 대한 결정적 증거가 거의 없었다. 통증이 없는 의학적 병력을 지닌 사람 보다 만성통증을 지닌 사람들에게 우울, 불안, 신체화 증상(somatization) 등이 훨씬 더 많이 보고되었다.

한편 저자들은 통증과 질병 행동을 학습하고 조건화시키는 모델링 과정과 연결지어 설명한 연구에 관심을 보였다. 즉, 모델링 과정에 의해 통증이 더욱 강화된다고 주장하는 일부 연구에 주목하였다(Prkachin, & Crag, 1985; Jamison & Walker, 1992). 이런 문헌 들은 만성통증환자의 부모 혹은 배우자와 자녀들에게 통증 증상이 더 많았음을 토대로 모델링과정과 만성통증 가족의 문제를 연결지었다. 더욱이 가족들은 만성통증을 지닌 가족구성원들을 돌볼 일차적인 책임을 지고 있다. 모든 문화적 환경 안에서 볼 때, 질병이 발생하고 해결되는 사회적 맥락에 해당하는 가족은 매우 중요하며, 환자의 증상은 가족구성원과의 상호작용을 바탕으로 표현된다(Turk, et. al., 1987).

여러 연구자들은 가족이 만성통증 진행에 원인적 역할을 한다고 주장하고 있다. 이런 연구를 보면, 다른 가족에 비하여 만성통증환자의 배우자 혹은 자녀에게 통증 증상이 더욱 두드러졌다(Rawat & Knafl, 1985; Dura & Beck, 1988; Jamison & Walker, 1992; Lester, et. al., 1994). 한 명 이상의 환자가 있는 만성통증 가족의 비율은 57%(Lester, et. al., 1994), 78%(Violon & Guirgea, 1984) 혹은 59%(Gentry, et.al., 1974) 임에도 불구하고 아직도 만성통증가족의 과정을 명확히 기술한 연구는 없다. Snelling(1994)은 만성통증이 가족단위의 사회적 고립감, 역할 긴장, 부부 갈등, 성적 활동 감소, 분노, 불안, 후회 및 의기소침 등에 영향 할 수 있음을 확인하였다.

문헌에서는 가족이 만성통증을 유지하고 강화시키는 체계로서 제시되었지만, Turk 등(1987)은 이는 주로 추측이거나 에피소드격인 주장이며 주로 배우자에 미치는 효과를 중심으로 언급된 것이라고 이의를 제기한다. '모델링' 과정은 질병행동이 학습되고 조건화되면서 통증이 강화된다고 말하고 있다. 가족구성원들은 사랑하는 사람의 통증 행동에 대하여 환자를 위로하고, 환자의 과제를 대신 해줌으로써 환자의 통증 역할에 보상해주고 무력감을 증가시키는 것으로 간주되기도 한다(Block, et.al., 1980; Turk, et.al., 1987; Turk, et.al., 1992).

다른 문헌에서는 가족기능을 평형 체계로 보고 있다. 즉, 각 구성원들은 서로의 행위에 의존하고 있으며, 통증이 유지되고 있음은 가족기능장애의 증상이라고 생각하였다(Waring, 1977;, Payne & Norfleet, 1986; Jamison & Virts, 1990). 상호의존하여 가족의 안정성이 지지될 때, 환자와 배우자 사이의 통증 중증도에 대한 일치도가 높을수록 통증의 충격도 높았음을 보고하고 있다(Swanson & Maruta, 1980).

이와 같은 문헌을 검토한 뒤 저자들은 만성통증을 3가지 조망 안에서 고려하게 되었다. 즉, 가족 역동을 통해 나타난 증상, 가족 역동성을 만드는 인자(agent), 가족 과정을 유지하고 강화시키는 힘을 중심으로 만성통증을 고려하게 되었다. 그러므로 체계 조직 이론틀(Friedemann, 1995)이 가족의 만성통증 경험을 설명하는 데 적절하다고 생각하게 되었다.

이론 개발과정

시작단계

저자들은 풍부한 문헌을 통하여 통증은 복합적이고 주관적인 현상이기 때문에, 원인이 명확하지 않은 만성통증은 환자가 꾀병이나 건강 염려증을 호소하는 것으로 오해 받게 만든다. 징후와 증상이 상세하지 않아서 의사들은 환자의 호소가 타당한지 의문을 품게 되고, 자주 통증을 잘못 인식하고 치료하게 된다는 점을 문제점으로 인식하게 되었다.

간호사는 환자의 경험에 총체적으로 반응해야 하면서도 한편으로는 의학적 체계 안에서 증상에 초점을 두어야 하고 종종 부적절한 생리적 사정 기법에 의존하여 실무를 끌어가야 한다. 효율적 간호 중재를 위하여 간호사는 가족과의 맥락 안에서 만성통증 경험을 좀 더 폭넓게 총체적으로 이해할 필요가 있다고 생각하게 되었다.

이런 이해는 건강전문가들이 만성통증환자가 씨름하고 있는 수 많은 저변의 문제점들을 일깨워주고, 이는 다시 환자와 치료적 신뢰 관계를 쌓게 함으로써 환자의 불안과 고립감을 줄여주는데 기여할 수 있을 것으로 기대하고 질적연구를 시작하게 되었다.

개발과정

만성통증환자의 경험, 가족 구성원과의 관계성 및 만성통증환자가 지각한 전체로서의 가족의 역동성을 이해하기 위하여 질적연구를 계획하였다.

Friedemann(1995)이 제공한 체계 조직(systematic organization)의 틀을 이용하여 가족기능과 관련된 폭 넓은 질문을 작성하고 연구영역을 확인하였다. 미국 오하이오 지방의 만성통증 완화 크리닉에서 30명의 대상자를 모집하였다. 크리닉 모집단의 변이가 최대로 반영되도록 목적 표집하였다. 즉, 인구학적 변수와 건강력을 다양하게 하였고, Lincon & Guba(1985)의 질적연구 표본추출법을 따라 표본을 선출하였다. 대상자 선정기준은 다음과 같다: (i) 만성통증을 경험하고 있는 사람, (ii) 적어도 한 명 이상의 가족 구성원과 함께 한 가구에 살고 있는 자, (iii) 영어를 유창하게 말하는 자

연구 목적에 대해 말로 설명을 듣고 신임성을 포함한 연구참여자의 권리를 잘 이해한 뒤 본 연구에 참여할 것을 동의한 자를 본 연구의 대상자로 선정하였다.

연구참여자들의 연령은 31세에서 82세 범위에 있었고 평균 연령은 49세이었다. 여성이 73.3%이었고, 기혼자는 83%이었다. 인종은 83%가 유럽계 미국인, 17%가 아프리카계 미국인이었다. 53%가 고등학교 이상의 학력을 갖추었고, 대부분의 가구 수입은 중등도(약 $28,000)이었으며, 극빈자나 매우 부유한 참여자는 적었다. 약 1/2 정도의 연구참여자들은 18세 이하의 자녀가 있었다. 연구참여자의 통증 기간은 평균은 8.7년 지속되었으며 12개월부터 43년의 범위에 있었다. 많은 참여자들이 근로를 통한 보수를 받고 있었지만, 대부준(73%)는 본 연구 참여시 근로 보수를 받고 있지 않았다.

연구과정은 반 구조화된 면담을 수행하여 통증 경험과 가족 기능에 대한 참여자의 조망을 이야기식으로 기술하였다. Strauss의 지속적 비교법을 사용하여 자료를 분석하여 중심개념을 도출하였다.

반복적으로 등장하는 패턴과 주제를 분석하기 위하여 Strauss(1987, p.81)에 의한 지속적 비교 코딩절차를 사용하였다. 연구참여자와 상의하여 참여자의 가정을 방문하거나 크리닉을 방문하였다. 45~60분에 걸친 반구조화된 면담을 하였고, 녹음테이프에 저장하였다. 연구참여자의 통증 경험과, 가족기능에 대한 주관적 조망을 기술하기 위하여 연구를 실시하였다. 처음에는 연구자의 유도 질문으로 시작하였고, 후에는 연구참여자가 대화를 유도하는 식으로 끌어나갔다.

녹음 테잎을 필사한 뒤 반복적인 패턴이나 주제가 등장하는지 분석하었다(Strauss, 1987). 필사한 것을 반복하여 읽으면서 초기에 등장하는 범주에 이름을 부여하였다. 범주를 모아서 조건, 결과, 전략, 상호작용 등과 관련지으며 분석하였다. 만성통증환자의 경험과 가족에 대한 환자들의 조망을 이해하기 위하여 모는 범수와 하부범주들을 연관지으며 체계적으로 분석하였다. 예를 들어, 가족 정서, 가사 업무 분담, 가치관 등을 의미하는 구절들이 포함된 범주들이 등장하였다. 이례적인 것, 잘 맞지 않는 것, 부적절한 것 등이 있는지 주의깊게 판단하면서, 모든 자료를 해당 범주에 포함시키고, 관련성이 없는 것을 찾아내는 비교분석을 계속하였다.

마지막으로 3명의 가족 간호 전문 간호사 각각에게 본 연구에서 도출된 범주들을 검토받은 뒤, 함께 모여서 각 범주들 사이에 겹치는 것이 있는지 가능한 범주들 간의 관계에 내해 함께 논의하었다. 범수늘 간의 관계가 너욱 견고해진에 따라, 설명 이론의 속성들에 대해 논의하였다.

통합/ 타당성 확인 및 정련화 단계

문헌 고찰을 통해 질적자료 분석에서 도출된 개념을 타당화 시킴

질적 연구결과 도출된 주요 개념들이 문헌 속에서 어떻게 기술되었는지 확인하고 유사한 문헌의 내용을 검토하였다. '감정을 함께 나누지 못함' 과 '긴밀한 상호관여' 는 다른 문헌에서도 유사하게 설명되었음을 확인하였다.

'감정을 함께 나누지 못함' 과 유사한 문헌 중 하나로 Sifnoes 등(1977)은 감정표현불능증(alexithymia)이란 개념을 소개하였으며, Violon(1985)은 이런 인지적 라벨을 사용하는 문제점들은 만성통증 가족에게서 흔히 볼 수 있다고 하였다. Wise 등(1994), Postpone(1986), 및 Mendelson(1982)은 만성통증으로 고통받는 사람들 사이에서 표현불능증이 두드러지게 나타나서, 연관(association) 장애를 일으키곤 한다고 하였다.

'긴밀한 상호 관여' 와 관련하여 질적 연구 참여자들은 다음과 같이 표현하였다 '나는 저의 가족에게 모든 에너지를 소모했어요', '저희 아들은 내게 감정을 숨길 수가 없어요', '우리 중 누군가가 아프면, 우리 모두가 아프게 되요', '그들은 나를 애기처럼 다루어요'. 이러한 표현은 Bowen(1976)과 Minuchin(1974)의 문헌에서도 유사하게 나타났다. 즉, 개인을 가족으로부터 분리시킬 수 없다고 설명한 적이 있는 가족 패턴 즉, 지나치게 함께 하려하고, 서로 얽혀있고, 단단히 결속된, 그리고 과잉보호하는 모습을 표현하였다. 이들은 가족을 통해 자신의 정체성을 확인하였고, 가족과 갈등을 빚지 않으려고 환자 역할을 취하였다. 이런 내용은 Waring(1982)이 제안한 바에 의하면, 신체적 증상은 다른 가족 구성원들의 정서적 요구를 충족시켜줄 수도 있고, 가족체계의 평형을 제공해줄 수 있다. 모든 질병의 탓을 돌리기 위하여, 통증은 '희생양' 이 되기도 한다. 반면에 이런 개인과 가족의 특성은 만성통증 보다 선행된 것 이라기보다는 만성통증으로 인한 결과로 진행된 것이다(Turk, et. al., 1987).

Friedemann(1995)의 체계조직 이론틀을 통한 타당화

만성통증환자가 지각한 가족 역동성의 타당성을 입증하기 위하여 저자는 체계조직

이론 틀 안에서 연구참여자의 진술을 재 검토하였다. 체계조직 이론틀 안에서 볼 때, 전반적으로 만성통증환자의 조망에서 얻어진 주제들은 가족이 통제와 연계감(connectedness)찾고 조화를 이루려고 크게 노력하고 있음을 보여주었다. 이 이론이 중범위 이론 개발 중에 있는 것이지만, 만성질환자 가족에 대한 역동적 총체적 접근을 제시하고 있으며, 실무의 지침으로 기여할 수 있으며, 또한 가족 연구에도 유용한 모델임을 입증받았다.

개인적 차원에서도 통증 환자는 강렬하게 연계감을 갖고 싶어했고 소속되고 싶어하였고, 이해받고 싶다고 보고하였다. 현재 생활 속에서 주위와 조화를 이루지 못하게 되면 강한 정서적 고통, 혼동, 외로움, 실망감을 안게되어 표현하지 못하게 된다. 이런 정서적 분위기를 가족과의 연계하여 설명되지 않았었다. 가족은 환자들이 소속하고 싶어하는 가장 중요한 맥락적 환경에 해당한다.

가족 체계 수준에서 볼 때, 환자의 행동은 가족의 전략과 상호작용으로 변환되었다. 몇 몇 가족의 과정은 가족의 연계감에 직접, 간접적으로 영향을 주면서 기능을 잘 하는 것처럼 보였다. 첫 번째 가족과정은 *주기적인 의무감과 상호 관심*으로 나타난다.[2] 가족 구성원들은 자신과 자율성을 희생해가면서까지 통증을 지닌 다른 가족 구성원을 돌보고 필요한 것을 수행한다. 이런 행위로 인하여 환자에게 상당한 카리스마에 가까운 권력을 행사하고 다른 가족 구성원들을 의무감으로 묶고, 이에 상응하는 보답을 주고 받는다. 통증은 모두의 도움이 필요한 것에 관심을 모으게 되고 지속적으로 이를 상기시키는 점에서 서로 간의 관계를 유지시키는 영향인자이었다.

또 다른 가족 과정인 *최상의 친밀감 유지(maintenance of extreme closeness)*는 통제를 통하여 강화된 연계(conectedness)를 의미한다. 가족뿐만 아니라 통증 환자는 다른 사람의 감성과 행동을 지배하게 되고 다른 가족 구성원의 개인적 공간을 침범하게 된다. 친밀감이 너무 과하게 느껴지는 경우 이를 방어하거나 멀어지려고 할 때 볼 수 있는, 거리감 유지 과정(distancing process)이 등장하여 길항적 균형을 얻게 된다. Block 등(1980)에 의하면 가족의 자율성을 침범하다 다시 거리감을 유지하는 과정이 주기적으로 나타난다고 하였다.

2) Friedemann은 주기적인 의무감과 상호 관심에 관하여 그림으로 이해하기 쉽게 설명하였다. 이를 위하여 다음을 참고하기 바란다: "Perceived family dynamics of persons with chronic pain" by A. A. Smith and M-L. Friedemann, 1999, *Journal of Advanced Nursing*, 30(3), 543-551.

체계조직 이론틀은 개인적 자율성과 분리가 균형을 이루거나 혹은 길항적 균형을 이루는 연계에 대하여 설명하고 있다. 일부 환자의 이야기를 보면 통증이 주기적으로 상황을 안정시키는 인자로 작용하였다. 이와 같이 친밀해졌다 멀어지는 주기적 과정은 모든 가족에게서 나타났다. 환자는 통증이 심해지면서 가족 구성원들이 환자에게 많은 관심을 쏟게 되면 더 이상 그들에 대한 요구가 줄어든다. 즉 가족으로부터 멀어지고 자기-희생적 요구를 거두었다. 이렇게 되면 환자들은 고립감과 죄의식을 느끼기 시작한다. 통증이 사라지면, 다른 가족구성원들과의 삶에 참여하여 다시 연계를 얻기 위한 노력을 기울이게 된다.

자율성을 침범받지 않기 위하여 일시적으로 회피할 때, 가족규칙을 거스르거나 이를 거부하게 된다. 예를 들어 자율성을 발휘하여 청소년 자녀나 가족으로부터 도망치려는 사람은 다른 가족구성원이 통증으로 인하여 도움을 요구할 때 죄의식과 의무감을 느껴 다시 가족에게 되돌아온다.

강한 친밀감과 의무적인 결속력은 통제 영역에 해당한다. 거리두기 과정은 통증과 반항적 행위를 통해 이루어진다. 이와 같은 통제가 성공하는 것은 대상자 마다 크게 달라진다. 그러나 일곱 가족은 문제가 없다고 느끼고, 가족 구성원들이 항상 일치하였다고 생각하였는데 이는 비정상적일만큼 이상적인 것처럼 보였다. 예를 들어, 한 참여자는 가족구성원들이 모두 똑같다고 생각하고 전혀 불일치를 보이지 않는다고 표현하였다. 각 구성원은 날마다 하루 일과를 정하기 전에 만성통증이 있는 아버지의 상태부터 확인하였다.

연구 참여자의 1/2은 반항적 행동이 있었음을 보고하였고 이런 행동들은 합당하게 잘 처리된 듯 보였다. 예를 들어, 한 만성통증 여성은 그녀의 10대 딸이 가족활동에 참여하기를 거부하였다고 말하였다. 그들은 엄마가 딸의 도움을 받을 수 없어서 가족활동에 참여할 수 없게 되었을 때 어느 정도의 갈등을 겪었고, 모녀가 당분간 시간을 두고 서로 거리를 둔 다음 갈등이 해결되었다. 배우자의 역할은 밀접한 동반자로부터 길항적 역할자까지 폭넓은 범위를 담당하게 되며, 이상적으로 친밀한 가족을 이루는데 핵심역할을 담당할 수 있다. 마지막으로 7명의 연구참여자들은 친밀감을 유지하는데 성공하지 못하였고, 가족 중 누군가가 의무를 저버리고 도망칠 때, 강한 분노, 우울, 낙심을 표현하였다. 한 명의 사례에서 만성통증 여성은 자신의 가족 모두가 자신을 포기하였다고 생각하였다.

체계조직 이론틀을 빌려서 만성통증환자가 기술한 가족과정을 잘 설명하게 되었다. 연계성을 목표로 할 때 중요한 역동성이 작용하였다. 가족이 안정성을 유지할 수 있을 뿐만 아니라 이런 질병을 위하여 융통성과 성장을 이룰 수 있도록 통제전략을 사용하여 균형을 유지하는 대신, 연계감(conectedness)을 통제와 강하게 연관지었다. 안정성이 엄격하게 강조되어서 개인이나 가족의 성장을 도모할 수 있는 패턴이 배제될 수 있었다. 결과적으로 가족은 외부사건이나 지역사회 안에서의 기회와 성장으로부터 고립된 채, 내적 문제와 씨름하다가 모든 에너지를 고갈시킨다.

치유란 주기적 의무감을 깨고, 가족과의 결합에서 벗어나는 것을 의미한다. 이론적 용어로 말한다면, 영성과 성장을 향하여 나가기 위하여 통제받지 않게되는 것을 의미한다. 일부 참여자들은 개인의 목표를 설정하고, 교회와 지역사회를 찾아가거나 이들 활동에 참여함으로써 고립감을 극복하는 것을 치유과정이라고 생각하였다. 또 다른 치유과정의 요소로 드러난 것은 다른 사람들과 분리될 때 좀더 강해지는 것이었다. 즉 자신을 덜 심각하게 여기고, 유머 감각을 늘리고, 다른 것들이 진행하는 대로 내버려 두고, 독자적으로 배우는 것 등을 통해 강해지는 것이었다. 치유가 이루어지면, 좀더 도움이 되었던 가족 구성원에 대한 진술은 '애처럼 다룬다' 라는 표현에서 진정한 지지와 이해를 제공하는 사람으로 표현이 바뀌었다.

이론 소개

30명의 가족구성원과 함께 살고 있는 만성통증 환자를 대상으로 근거이론 연구방법을 실시한 결과 가족 안에서 환자 개인의 경험, 가족 구성원들과의 관계 및 안정성이나 성장과 같은 가족 패턴에 대하여 다차원적으로 기술할 수 있게 되었다. 분석 결과 등장한 주요 주제는 정서적 고통, 가족 구성원으로부터의 거리감을 느낌, 어려움을 함께 나누지 못함, 가족 구성원과 함께 상호간의 문제를 확인하는데 긴밀하게 관여함, 지역사회로부터의 가족 고립, 치유 시도 등이었다.

개념

- 정서적 고통(Emotional distress)

연구참여자들 모두는 우울, 불안, 죄의식 혹은 분노의 감정을 나타냈다. 많은 사람들은 이와 같은 고통스런 감정을 다른 사람에게 표현할 수 없을 때 고립감과 외로움을 느꼈고 오해받는 느낌을 가졌다. 효율적인 커뮤니케이션과 가족 활동에 대한 질문 시 응답은 다음과 같다: '누군가 내가 아픈 것에 대해 언급하면, 나는 매우 화가 나요'; '우울하죠'; '자식들과 함께 아무것도 할 수 없을 때 죄의식이 느껴지죠'. 많은 참여자들은 여러 가지 상실을 거친 뒤의 해결되지 않은 비통감을 나타냈다. 그들은 기능 상실, 이전에 익숙했던 방식의 상실, 직업 상실, 자아-가치 및 의미의 상실, 사망이나 별거 등을 통한 가족원 상실 등에 대하여 비통해 했다. 8명의 참여자들은 그들 가족 안에서 비난할 만한 상황에 대해 말하였고, 5명은 과거 여러 번 자살을 감행했음을 시인하였다.

몇 명은 예외였지만, 대부분의 참여자들은 그들의 통증과 연이은 상실감이 정서적 반응을 촉발하였음을 인정하였어도, 그들은 자신의 정서적 고통을 신체적 통증의 원인이 되거나 근원이 된다고 생각하지는 않았다. 그럼에도 불구하고 최근 사건을 보고하면서 참여자들은 가족 갈등과 가족 구성원 간의 정서적 분리가 통증을 악화시켰다고 지적하였다.

• 가족과 거리감을 느낌(Distancing from family)

연구 참여자들은 여러 가족 활동에서 분리된 느낌을 언급하였고, 흔히 가족 자체에서 제외된 느낌도 호소하였다. 그들은 자신의 통증 때문에 비롯되었음을 탓하였다. 그들은 '나는 아래층에 내려가서 아이들과 놀 수가 없어요', '내가 할 수 없게되면 가족들은 화를 내요', '저희 딸이 학교에서 집에 돌아와서, 내가 아프다고 말하면, 몹시 실망하죠. 나는 항상 그 아이가 원하는 것을 해줄 수가 없어요', '가족들이 차를 타고 어디를 나가면, 나는 갈 수가 없어요', '가족들이 배를 타러 나가면, 나는 해변가에 홀로 남아 앉아 있어요', 참여자들은 가족과 동떨어져 있는 것 같은 느낌이 들고, 흔히 마음이 아프지만, 가족 안에 끼여 있기 위하여 혹은 그들의 임무를 위하여 스스로가 동떨어져 있게 된다. 그들의 신체적 통증은 예측할 수 없고, 가족 관계속의 스트레스 원으로 지각된다. 그들이 경험한 분리감은 그들 자신의 정서적 통증의 근원으로 언급되기 보다는 가족과 친구들에게 부과된 스트레스와 관련지어 기술되었다.

• 감정을 함께 나누지 못함(Inability to share feelings)

대부분의 참여자들은 자신의 감정을 효과적으로 표현할 수 없었고, 다른 사람들이 자신이 겪고 있는 것을 이해하지 못한다고 말하였다. 그들이 자신의 느낌을 나누지 못하고 이해받고 있다고 느끼지 못하는 것으로 인해 고립감을 느끼게 될 수도 있었다. 그들은 다음과 같이 말하였다 ; '저는 제 마음을 말할 수 없어요', '나는 모두 말하지 않고 비밀로 하는 것이 있어요', '나의 통증에 대해 말할 수 없어요', '우리는 모든 것을 마음에 품고 있어요', '나는 기분이 나쁠 때 속에 꼭 가두어놓고, 말하지 않아요' 다른 사람의 이해에 대하여 참여자들은 '사람들은 이해하지 않아요', '사람들은 나를 믿지 않아요', '사람들은 내 통증을 들으려 하지 않아요' 라고 말한다. 결과적으로 다른 사람에게 이해받고 있다는 느낌 가운데 스스로를 이해하지 못하게되면, 이는 다시 신체적 통증 경험에 영향을 주기도 한다.

• 긴밀한 상호 관여(Intense mutual involvement)

앞에서도 기술된 진한 고립감에 반박하여 26명의 참여자들은 자신의 가족을 '매우 밀접한', '아주 가까운' 등으로 표현한다. 가족과 함께한다는 것을 매우 강조하면서, 가족 모두가 개인적 자율과 독립심을 포기한 상황임을 표현하였다. 참여자들은 가족 구성원들의 감정과 행동에는 자신의 책임도 있음을 말하였고, 그들에게 충고가 필요하다고 느끼기도 하고, 가족 구성원들의 행동을 통제하려고 노력하고, 제제를 가는데 어려움을 느낀다고 말하였다. 그들이 모든 가족구성원들과 협동하는데 성공하면, 자신의 가족이 다른 가족에 보다 더 도움을 주고, 시려깊고, 서로 존중한다고 훨씬 더 자랑스럽게 표현하였다. 그러나 많은 참여자들은 가장격인 자녀나 배우자, 혹은 반항적인 십대 자녀의 비교적 작은 범죄 등에 대하여 강렬한 고통을 경험하였다. 참여자들은 자신의 이상적 가족을 다음과 같이 말하였다. 즉, 상징적 관계를 하는 사람들로 구성되고, 가족 체계를 통해 강한 정체성을 나타내고, 개인성보다는 닮은 꼴이 더 많은 것으로 표현하였다.

통증으로 고통 받는 사람들은 가족의 일부분으로 남아 있으려고 노력하면서 그들과 좀더 가까워지기를 원하였다. 그들이 다른 사람들도 동일하게 노력하고 있음을 알게 되면, 개인적으로 감정을 억눌렀지만, 자주 양가감정을 느끼고 이에 대해 죄의식을 느끼곤 하였다. 한 참여자가 이에 대해 표현 한 것을 보면, '일반적으로 사람이

슬퍼하거나 흥분하게 되면, 우리 모두가 슬퍼져요. 그들이 느끼는 것을 내게 말해주는 것이 더 나을 수 있어요. 그렇지만, 가끔 나도 내가 느끼는 것을 아이들에게 말하지 않아요. 나는 가족들이 내가 어떻게 느끼는지 염려하지 않았으면 좋겠다고 느낄 때가 있기 때문이예요'.

다른 참여자들은 다음과 같이 표현하였다. '나는 저의 가족에게 모든 에너지를 소모했요', '저희 아들은 내게 감정을 숨길 수가 없어요', '우리 중 누군가가 아프면, 우리 모두가 아프게 되요', '그들은 나를 애기처럼 다루어요'.

• 가족 고립(Family isolation)

참여자들은 지속적으로 그들 가족이 지역사회로부터 고립되었다고 말하였다. '우리는 지역사회의 일부라고 느끼지 않아요', '우리는 우리를 위해 살아요', '나는 세상과 문을 닫았어요', '나는 신문도 읽지 않는 걸요', '우리는 집안에 있는 것이 더 편안해요' 등이 지역사회 활동 참여에 관한 질문의 답이었다. 동일한 참여자들 중 많은 사람들이 교회에 어느 정도 관련되었지만 자신들이 더 큰 지역사회와 연계되었다고 보지 않았다. 일부 참여자들은 교회 활동 참여시 더 큰 스트레스를 받았다고 하였다. 그 이유는 다른 가족이 충분히 참여하지 않아서 화를 내거나, 기대한 것 보다 더 많은 참여할 것을 기대받았기 때문이었다. 만성통증과 관련된 지역사회로 부터의 고립은 문헌에 잘 제시되지 않았다. 지각된 고립감은 가족 외부의 사회적, 대인관계적 역할 발달 결여 혹은 이전에 수행되었던 이런 역할이 단절되었음을 의미하였다.

• 치유(Healing)

자료 분석 결과 강력하게 등장한 주제는 치유하려는 가족의 힘이었다. 참여자들은 그들 가족을 높게 평가하였다. 가족을 자랑스럽게 여기는 주요 이유는 가족 구성원들간의 상호 존중이었다. 정직과 유머를 높게 평가하였다. 많은 참여자들은 종교적 참여를 통해 지지받았다고 하였다. 그들은 자신의 가족에 대하여 '좀더 가까운', '좀더 강한', '좀더 신에 가까운', '좀더 평화로운', '좀더 많은 것을 얘기하는' 것으로 표현하였다.

개인적 차원에서 참여자들은 '진정하고, 이완되고, 모든 것에 대해 심각하게 말하지 않는' 것을 배우게 되었다고 보고하였다. 한 참여자는 만성통증과 중독을 위해 도움을 구하여 주변 생활이 변했고, 그의 가족 안에서의 모든 관계가 긍정적으로 변했다고 말하였다. 이런 변화 결과, 몇몇 참여자들은 그들 배우자가 이제는 좀 더 도움 주었고, 많은 가족은 부부 문제를 좀더 효과적으로 다루기 위해 상담 받았다고 하였다.

개념간의 관계(명제)

질적연구를 통해 제안된지 얼마 안된 모형이므로 아직 개념간의 관계까지 이론개발이 진행되지 않았다.

모델

만성통증환자가 지각한 가족역동성 이론은 자료로부터 개발되고, 체계적 조직이란 이론틀에 의해 전개된 중범위 이론으로서 가족과 개인 안에서 조화를 이루기 위하여 균형과 길항적 균형을 이루는 개인의 자율성 혹은 분리감(통제감)과의 연계(영성)라고 할 수 있다. 간혹 통증은 가족 구성원 사이의 거리감과 친밀감을 조절하는 것처럼 작용한다.

맺음말

임상에서의 돌봄 제공자들에게 만성통증 환자와 임상 면담하고 논의할 때 이 이런 가설적 과정을 기초로 사용할 것을 권장한다. 이런 환자와 가족구성원들은 진정한 전문가들이기 때문에, 이들은 의료 전문가들에게 이런 과정에 대한 가치 있는 통찰력과 법칙에서 벗어난 예외적인 것을 알려주고 그 외에도 새로이 합의점을 찾는 방법까지 알려줄 것으로 기대된다.

의료인은 통증 문제를 진술할 때 통증을 지닌 사람의 지각에 대한 것이 가장 많이 기술한다. 통증 환자들은 자신의 실재상황 혹은 가족과의 친밀성 혹은 상호작용이 어떻게 방해되느냐에 따라 직접적으로 영향을 받기 때문이다. 그러나 이 연구는 다른 가족구성원이 너무 견디기 어려워할 때 도움을 필요로 할 수 있음을 강력히 암시하였다. 그러므로 앞으로의 연구는 배우자와 자녀를 포함시킬 필요가 있고, 가족의 조망까지 넓힐 필요가 있다. 다시 더 고려해야 될 것은 만성통증 보고 시 그리고 통증 전문 크리닉과 관련지었을 때 성별차이가 있었다고 말하기에는 이 연구 표본의 남자 수가 너무 적다는 점이다. 연구자는 만성통증을 해석하고 이에 반응하는데 있어서 성별 차이를 발견하려고 노력하였다.

마지막으로 이 연구 결과는 연구자들에게 추후 연구에서는 다양한 민족, 소득수준, 도시와 지방 등을 포함시키고 모든 범주의 대상자가 될 때까지 계속 자료수집 할 것을 제언한다. 또한 여기서 제안된 모형은 개념이 좀 더 잘 정의되고 조작화 되면 다양한 양적, 관찰 가능한 연구 디자인에 적합할 수 있다.

참고문헌

Byerman, K.(1982). Flawed perceptions about pain. *American Journal of Nursing, 82,* 302-303.

Block, A., Kremer, E. & Gaylor, M.(1980). Behavioral treatment of chronic pain: the spouse as a discriminant cue to pain behavior. *Pain, 9,* 243-252.

Bonica, J.J.(1990). *The management of pain. 2nd ed.* Philadelphia: Lea & Febiger.

Bowen, M.(1976). Theory in the practice of psychotherpy. In Guerin, P.J.(ed.). *Family Therapy: Theory and practice(pp.42-90),* New York: Gardner.

Dura, J.R., & Beck, S.J.(1988). A comparison of family functioning when mothers have chronic pain. *Pain, 27*(10), 63-76.

Friedemann, M.J.(1995). *The framework of system organization: A conceptul approach to families and nursing.* Newbury Park: Sage.

Gentry, W., Shows, W. & Thomas, M.(1974). Chronic low back pain: a psychological profile. *Psychosomatics*, 15, 174-177.

Jamison, R.N., & Virts, K.L.(1990). The influence of family support on chronic pain. *Behavoral Research Therapy, 28*(4), 283-287.

Jamison, R. N. & Walker, L.S.(1992). Illness behavior in children of chronic pain patients. *International Journal of Psychiatry in Medicine, 22*(4), 329-342.

Laser, N., Lefebvre, J. C. & Keefe, F.J. (1994). Pain in young adults: I. relationship to gender and family pain history. *Clinical Journal of Pain,10,* 282-289.

Lincoln, Y.S., Guba, E.G.(1985). Naturlistic inquiry, Nwebury: Sage.

Mendelson, G.(1982). Alexithymia and chronic pain: prevalence, correlates, and treatment results. *Psychotherapy Psychosomatics, 27,* 154-164.

Minuchin, S.(1974). *Families and family therapy.* Cambridge: Harvard University Press.

National Institutes of Health.(1986). The integrated approach to the management of pain. *Consensus Development Conference Statement, 6*(3), 1-8.

Payne, B., & Norfleet, M.(1986). Chronic pain and the family: a review, *Pain, 26,* 122.

Postpone, N.(1986). Alexythmia in chronic pain patients. *General Hospotal Psychiatry, 8,* 163-167.

Prkachin, K.M. & Craig, K.D.(1985). Influencing nonverbal expressions of pain: signal detection analysis. *Pain, 21,* 399-409.

Rowat, K.M. & Knafl, K.A.(1985). Living with chronic pain: the spouse's perspective, *Pain, 23,* 259-271.

Sifnoes, P., Apfel-Savitz, F., & Frankel, F.(1977). The phenomenon of alexithymia. *Psychotherapy Psychosomatics. 28,* 47-57.

Smith, A.S., & Friedemann, M-L, 1999. Perceived family dynamics of persons with chronic pain, *Journal of Advanced Nursing*, 30(3), 543-551.

Snelling, J.(1994). The effect of chronic pain on the family unit. *Journal of Advanced Nursing, 19,* 543-551.

Strauss, A. (1987). *Qualitative analysis for social scientists.* Cambridge: Cambridge University Press.

Swanson, D.W., & Maruta, T.(1980). The family viewpoint of chronic pain. *Pain, 8,* 163-166.

Turk, D.C. Flor, H., & Rudy, T.E.(1987). Pain and families. I. Etiology, maintenance, and psychosocial impact. *Pain, 30,* 327.

Turk, D.S., Kerns, R.D., & Rosenberg, R.(1992). Effects of martial interaction on chronic pain and disability: examinting the down side of social support. *Rehabilitation Psychology, 37*(4), 269-274.

Violon, A.(1985). Family etiology of chronic pain. *International Journal of Psychiatry in Medicine, 7,* 235-246.

Waring. E. M.(1977). The rolo of the family in sympton selection and perpetuation in psychosomatic illness. *Psychotherapy Psychosomatics. 28,* 253-259.

Wise, T.N., Mann, L.S., Jani, N., & Jani, S.(1994). Illness belief and alexithymia in headache patients. *Headache, 34,* 362-365.

이론개발과 적용을 위한
중범위 간호이론
대상자-간호사, 간호실무, 환경영역

발 행	2009년 8월 28일 발행
편집위원	김달숙 · 안숙희
공동저자	강경아 · 고성희 · 김달숙 · 김명애 김수진 · 박형숙 · 안숙희 · 이경숙 임숙빈 · 전명희 · 정복례 (가다나 순)
발 행 인	윤 진 영
발 행 소	대학서림
주 소	110 - 530 서울특별시 종로구 혜화동 78 - 2
전 화	(02) 763 - 1220, 745 - 1220
F A X	(02) 744 - 1210
등 록	1965. 1. 20
번 호	1 - 88

값 22,000원

ISBN 978-89-8016-777-7 93510

www.daihaks.com